双相障碍认知功能损害
——临床医师指导

Cognitive Dysfunction in Bipolar Disorder: A Guide for Clinicians

声　明

我们确保本书在出版时所含信息都是准确的，与综合精神病学和医学标准相一致，关于药物剂量、方案和给药途径与美国食品药品监督管理局（FDA）及全科医学相一致。然而，随着医学研究和实践的不断进步，治疗标准可能会改变。此外，特定情况下可能需要特定的治疗方案，但本书未涉及此问题。所以作者、编辑和出版商不能保证这里所包含的信息完全无误。关于使用本书导致的直接或间接损失，作者、编辑和出版商不承担任何责任。提醒读者在计划使用任何药物或治疗之前，应该遵从医生和家庭照料者的建议。

本书原版由美国精神病学出版社（APA）出版。本书仅代表作者个人的观点和见解，并不代表美国精神病学出版社或美国精神病学协会的政策和意见。

双相障碍认知功能损害
——临床医师指导

Cognitive Dysfunction in Bipolar Disorder:
A Guide for Clinicians

原　著　Joseph F. Goldberg
Katherine E. Burdick

主　译　王学义

译　者　（按姓氏笔画排列）
于鲁璐　王　冉　王　岚　王育梅
王　硕　卢文婷　安翠霞　李云鹏
李　娜　杨佳佳　宋　美　张英东
陈欠欠　赵冉然　赵　栋　荣　蓉
贾立娜　高媛媛　甄凤亚

北京大学医学出版社

SHUANGXIANG ZHANG'AI RENZHI GONGNENG SUNHAI——LINCHUANG YISHI ZHIDAO

图书在版编目（CIP）数据

双相障碍认知功能损害：临床医师指导 /（美）约瑟夫 · 戈德堡（Joseph F. Goldberg），（美）凯瑟琳· 伯迪克（Katherine E. Burdick）原著；王学义主译. —北京：北京大学医学出版社，2018. 4

书名原文：Cognitive Dysfunction in Bipolar disorder：A Guide for Clinicians

ISBN 978-7-5659-1750-9

Ⅰ. ①双… Ⅱ. ①约… ②凯… ③王… Ⅲ. ①认知障碍－功能性疾病－研究 Ⅳ. ① R749.1

中国版本图书馆 CIP 数据核字（2017）第 329846 号

北京市版权局著作权合同登记号：图字：01-2016-1361

英文原著：Cognitive Dysfunction in Bipolar Disorder：A Guide for Clinicians，by Joseph F. Goldberg，Katherine E. Burdick，ISBN 978-1-58562-258-0

双相障碍认知功能损害——临床医师指导

主　　译： 王学义
出版发行： 北京大学医学出版社
地　　址：（100191）北京市海淀区学院路 38 号　北京大学医学部院内
电　　话： 发行部 010-82802230；图书邮购 010-82802495
网　　址： http://www.pumpress.com.cn
E-mail： booksale@bjmu.edu.cn
印　　刷： 中煤（北京）印务有限公司
经　　销： 新华书店
责任编辑： 药　蓉　　**责任校对：** 金彤文　　**责任印制：** 李　啸
开　　本： 880mm×1230mm　1/32　**印张：** 9.125　**彩插：** 1　**字数：** 257 千字
版　　次： 2018 年 4 月第 1 版　2018 年 4 月第 1 次印刷
书　　号： ISBN 978-7-5659-1750-9
定　　价： 60.00 元

原著者名单

Carrie E. Bearden, Ph.D.

Assistant Professor in Residence, Jane & Terry Semel Institute for Neuroscience and Human Behavior, Department of Psychiatry and Biobehavioral Sciences and Department of Psychology, University of California, Los Angeles, California

Katherine E. Burdick, Ph.D.

Assistant Professor of Psychiatry, Albert Einstein College of Medicine, the Bronx, New York; Director, Neurocognitive Assessment Unit, Division of Psychiatry Research, The Zucker Hillside Hospital, North Shore Long Island Jewish Health System, Glen Oaks, New York

Catherine M. Cahill, M.Sc., M.Psychol.

Clinical Psychologist, University of Sydney, Northern Clinical School, Royal North Shore Hospital; Clinical Psychologist, Traumatic Stress Clinic, Westmead Hospital, Sydney, Australia

Luke Clark, D.Phil.

University Lecturer, Department of Experimental Psychology, University of Cambridge, Cambridge, England

Colin M. DeFreitas, M.A.

Graduate Student, Department of Psychology, Simon Fraser University, Burnaby, British Columbia

Melissa P. DelBello, M.D.

Vice-Chair for Clinical Research and Associate Professor of Psychiatry and Pediatrics, University of Cincinnati College of Medicine, Cincinnati, Ohio

Safa Elgamal, M.D., M.Sc., Ph.D.

Schlegel Research Chair in Aging and Assistant Professor of Cognitive Neuroscience, University of Waterloo, Waterloo, Ontario, Canada

David C. Glahn, Ph.D.

Director of Neuroimaging Core in Psychiatry and Associate Professor, Department of Psychiatry and Research Imaging Center, University of Texas Health Science Center at San Antonio, San Antonio, Texas

Joseph F. Goldberg, M.D.

Associate Clinical Professor of Psychiatry, Mount Sinai School of Medicine, New York, New York; Director, Affective Disorders Research Program, Silver Hill Hospital, New Canaan, Connecticut

Terry E. Goldberg, Ph.D.

Professor of Psychiatry, Albert Einstein College of Medicine, Bronx, New York; Director of Research in Neurocognition, Division of Psychiatry Research, The Zucker Hillside Hospital, North Shore Long Island Jewish Health System, Glen Oaks, New York

Frederick K. Goodwin, M.D.

Director, Psychopharmacology Research Center, and Research Professor, Department of Psychiatry and Behavioral Sciences, The George Washington University School of Medicine and Health Sciences, Washington, D.C.

Guy Goodwin, M.D.

W.A. Handley Professor of Psychiatry, University of Oxford, Warneford Hospital, Oxford, England

Glenda MacQueen, M.D., Ph.D.

Head, Mood Disorders Program; Associate Professor, Department of Psychiatry and Behavioral Neurosciences; Adjunct Member, Intestinal Diseases Research Program, McMaster University, Toronto, Ontario, Canada.

Gin S. Malhi, M.B.Ch.B., B.Sc. (Hons), F.R.C.Psych., F.R.A.N.Z.C.P., M.D.

Professor and Head, Discipline of Psychological Medicine, University of Sydney, Sydney, Australia

Anabel Martinez-Aran, Ph.D.

Head of the Neuropsychology Bipolar Disorders Program, Hospital Clinic, Institut d'Investigacions Biomèdiques August Pi i Sunyer, Centro de Investigación Biomédica en Red de Salud Mental, University of Barcelona, Barcelona, Spain

David J. Miklowitz, Ph.D.

Professor of Psychology and Psychiatry, Department of Psychology, University of Colorado, Boulder, Colorado

Philip Mitchell, M.B., B.S., M.D., F.R.A.N.Z.C.P., F.R.C.Psych.

Professor and Head, School of Psychiatry, University of New South Wales, New South Wales, New Zealand

Cory F. Newman, Ph.D.

Director, Center for Cognitive Therapy, Associate Professor of Psychology, Department of Psychiatry, University of Pennsylvania School of Medicine, Philadelphia, Pennsylvania

Paula K. Shear, Ph.D.

Professor of Psychology and Psychiatry, Director of Clinical Training, and Codirector of Graduate Studies, Department of Psychology, University of Cincinnati, Cincinnati, Ohio

Marta Sokolowska, Ph.D.

Research Scientist, Department of Clinical Pharmacology, DecisionLine Clinical Research Corporation, Toronto, Ontario, Canada

Ivan J. Torres, Ph.D.

Associate Professor L.T., Department of Psychology, Simon Fraser University, Burnaby, British Columbia; Clinical Neuropsychologist, Riverview Hospital, Coquitlam, British Columbia; Research Scientist, BC Mental Health and Addiction Services; Research Consultant, Mood Disorders Centre, University of British Columbia, Vancouver, British Columbia, Canada

Eduard Vieta, M.D., Ph.D.

Professor of Psychiatry, University of Barcelona; Director of the Bipolar Disorders Program, Clinical Institute of Neuroscience, Hospital Clinic, Institut d'Investigacions Biomèdiques August Pi i Sunyer, Centro de Investigación Biomédica en Red de Salud Mental, University of Barcelona, Barcelona, Spain

Lakshmi N. Yatham, M.B.B.S., F.R.C.P.C., M.R.C.Psych.

Professor of Psychiatry and Associate Head of Research and International Affairs, Department of Psychiatry, University of British Columbia, Vancouver, British Columbia, Canada

L. Trevor Young, M.D., Ph.D.

Professor and Head, Department of Psychiatry, University of British Columbia, Vancouver, British Columbia, Canada

利益冲突说明

下面说明本书作者与商业支持者、产品制造商、商业服务提供者、非政府组织和（或）政府部门之间的利益关系。

Luke Clark，D.Phil. ——顾问：剑桥认知，葛兰素史克公司。

Melissa P. DelBello，M.D. ——顾问 / 咨询委员会：阿斯利康公司，礼来公司，葛兰素史克公司，辉瑞公司，法国基金会；研究支持：阿斯利康公司，礼来公司，夏尔公司，杨森公司，辉瑞公司，萨默塞特制药；发言人：阿斯利康公司，葛兰素史克公司，辉瑞公司，法国基金会，百时美施贵宝公司。

Joseph F. Goldberg，M.D. ——顾问：阿斯利康公司，瑟法隆公司，礼来公司，葛兰素史克公司；发言人：雅培公司，阿斯利康公司，礼来公司，葛兰素史克公司，辉瑞公司。

Frederick K. Goodwin，M.D. ——顾问：葛兰素史克公司，礼来公司，辉瑞公司，惠氏公司，阿斯利康公司；研究支持：葛兰素史克公司；发言人：葛兰素史克公司，辉瑞公司，礼来公司。

Guy Goodwin，M.D. ——咨询委员会：阿斯利康公司，BMS 公司，礼来公司，灵北制药公司，P1Vital 公司，赛诺菲 - 安万特公司，施维雅公司，惠氏公司；资金支持：赛诺菲 - 安万特公司，施维雅公司；酬金：阿斯利康公司，BMS 公司，卫材公司，灵北制药公司，赛诺菲 - 安万特公司，施维雅公司。

Philip Mitchell，M.D. ——顾问：艾华制药公司；酬金：阿斯利康公司，礼来公司，杨森公司。

Marta Sokolowska，Ph.D. ——受聘于：DecisionLine 临床研究公司。

Eduard Vieta，M.D.，Ph.D. ——资金支持：西班牙卡洛斯三世，IBER-SAM 公司，西班牙；资金支持 / 顾问：阿斯利康公司，百时美施贵宝公司，礼来公司，葛兰素史克公司，杨森公司，默沙东公司，诺华公司，欧加农公司，大冢制药公司，辉瑞公司，赛诺菲公司，施维雅公司。

下列作者不存在利益冲突：

Carrie E. Bearden，Ph.D.

Katherine E. Burdick，Ph.D.

Catherine M. Cahill，M.Sc.，M.Psychol.

Colin M. DeFreitas，M.A.

Safa Elgamal，M.D.，M.Sc.，Ph.D.

David C. Glahn，Ph.D.

Terry E. Goldberg，Ph.D.

Glenda MacQueen，M.D.，Ph.D.

Gin S. Malhi，M.B.Ch.B，B.Sc.（Hons），M.R.C.Psych.，F.R.A.N.Z.C.P.，M.D.

Anabel Martinez-Aran，Ph.D.

David J. Miklowitz，Ph.D.

Cory F. Newman，Ph.D.

Paula K. Shear，Ph.D.

Ivan J. Torres，PhD.

Lakshmi N. Yatham，M.B.B.S.，F.R.C.P.C.，M.R.C.Psych.

L. Trevor Young，M.D.，Ph.D.

译 者 序

我在精神卫生专业工作近40年，见证了我国精神病学的长足发展。过去我科住院的患者以精神分裂症为主要病种，最近十几年来双相障碍跃居首位。可见，我国精神科医生对双相障碍的识别与治疗有了很大的进步。

在门诊或病房我们会看到许多双相障碍患者，无论是在发作期还是稳定期，其认知功能损害持续存在。这与我们通常认为的双相障碍患者的认知损害随着情绪的好转而改善的观点有所不同。双相障碍是一种高患病率、高复发率、高致残率、高死亡率和高共病率的疾病，临床症状复杂多变，与很多精神疾病尤其是抑郁障碍、精神分裂症相混淆，容易造成漏诊或误诊。由于其反复发作的病程特点，如果不进行积极有效的治疗和维持治疗，反复发作会减少正常间歇期，情感变化快速循环，导致疾病慢性化，造成严重的社会功能损害。因此，我对双相障碍的认知损害颇为关注。早在2009年我指导研究生进行了“青少年双相障碍治疗前后执行功能的对照研究”的横断面研究。结果发现青少年双相障碍患者的执行功能障碍以认知转移能力、计划及注意和抑制能力受损为特点，在情绪稳定后仍然持续存在。可见，双相障碍的认知损害可能独立于其情感症状之外。这就提示我们在临床诊查双相障碍患者时应当对认知问题进行筛查，因为认知损害也是双相障碍复发的危险因素。

去年我看到这本书后，鉴于临床和科研工作的需求，决定带领我的团队一同翻译此书。本书共分12章，从双相障碍的不同认知功能领域（如注意力、执行功能、记忆力等）进行了详细阐述，并比较了处于疾病不同时期（发作期或缓解期）认知功能损害的特点。针对这些问题，从心理治疗和药物治疗的不同角度对认知功能的影响加以阐述，并提出相应的干预方法。本书对双相障碍认知功能的关注，尤其是对儿童和青少年患者的关注给了我们很大的启迪。本书为临床医生解决了某些情感与认知之间关系的认识困扰，对综合科医生、教学科研工作者、医学生以及研究生的学习和研究都颇为有益。

本书的翻译难免有不是之处，望广大读者与同行们予以斧正。

王学义

2018 年 1 月 10 日

原 著 序

作者在前言中简明扼要地表达了这本书既“及时”又“为时过早”的观点。对于研究和治疗双相障碍的我们来说，最近我们才意识到症状、功能缺陷以及最终的重性“心境”障碍的病理生理过程所涉及的内容远不止情绪问题。相比之下，神经病学家和“精神分裂症学家”早就认识到神经心理学和认知科学的相关性。

我个人的经历就反映了近年来双相障碍专家对该疾病认知领域的认识能力的觉醒。例如，在临床实践中，我发现自己对患者疾病进展的评估越来越集中在他们的认知方面，特别是在执行功能上。从另一个角度也可以看到双相障碍神经心理学的发展。《躁郁症》（*Manic-Depressive Illness*）第 2 版中的神经心理学内容是第 1 版相应章节的两倍（Goodwin 和 Jamison 1990，2007）。

因此，这本书很及时。也就是说，对于我们治疗双相障碍患者的所有人来说，现在是关注认知领域的时候了。但是，编者们在序言中把“及时”和“为时过早”相提并论，是想强调这样一个现实——尽管发展快速，但是有关双相障碍认知功能的许多问题仍然未知。

这本书精心编写，内容平衡而全面，为我们的专业领域做出了重要贡献。本书开创了新的知识天地，仔细辨别了现有知识存在的主要差距，用清晰易读的方式为读者概括出惊人数量的新信息，并且在日益相互交织的学科中不断加速积累，涉及神经生理学、神经影像学、神经遗传学以及功能结局研究等多个学科。本书针对的读者主要是临床医生，而这一目标也正中靶心。作者将复杂的神经心理学数据和概念以清晰的、基本上无术语的语言表达出来，并通过精心挑选的例子进一步给读者启发。在没有与临床医生交流的情况下，作者就设法实现了这一清晰的目标。特别值得一提的是，由 Goldberg 博士和 Burdick 博士创作的前言和小结中就有这样简明而清晰的案例。

尽管这一领域的研究时间相对较短，但是已经达成共识的领域数量之多令人惊讶。这恰恰证明了此领域的活力，其中包括经验丰富的神经心理学家，他们已经从精神分裂症中有所收获，正在以其经验和创造力致力于双相障碍的研究。同时，由于神经功能成像技术日益成熟，双相障碍的神经心理学发展也得到了推动。

其中一个达成共识的领域与注意有关：在双相障碍的所有阶段包括缓解期注意都是受损的。可想而知，双相障碍患者所体验的许多学习和记忆问题可能都继发于这种潜在的注意缺陷。在第 6 章中强调了这一缺陷的重要性，同时 Goldberg 及其同事列举了增强注意力的治疗技术。

双相障碍患者在一些执行功能中似乎是“与疾病状态无关”（state-independent）的缺陷。这是另一达成共识的领域。“与疾病状态无关”的发现是非常有趣的，因为它们可能是一些先前就存在的、潜在的易感性或是遗传的标志。但是，为了再次强调和进一步阐述本书中提出的这一观点，在解释“与疾病状态无关”或所谓的“良好状态”（well-state）时，必须十分谨慎。一方面，临床研究的伦理学要求，服药后状况良好的患者不能出于研究的目的而停药；另一方面，当一个患者处于急性躁狂或抑郁（病态）发作时，在药物试验开始前进行短期的药物清洗是允许的。因此，“与疾病状态无关”的研究结果中总是涉及治疗的混乱。另外还有一个问题是，有关病态与正常状态的比较大部分都是横断面的研究；对同一患者正常状态和病态的纵向研究不足。同样，对双相障碍高风险个体在首次发作前的研究数据很少。

最后，我从中提炼出以下几项值得思考的内容：

- 一半以上的双相障碍患者治疗依从性较差，这可能是造成疗效不佳的最大的单项因素，在某些情况下与认知功能损害有关；也就是说，由于对疾病的自知力差，患者不能记住或无法领会不治疗的后果。
- 继精神分裂症之后，认知功能已经引起了 FDA 的关注，并且可能要求双相障碍新药在做注册试验时要进行某些认知评估。

- 特定的认知功能本质上是可遗传的，且在双相障碍的危险因素研究中以内表型的形式出现。
- 焦虑症状可能会严重损害双相障碍患者（常见）的认知功能。鉴于焦虑症状是可以治疗的，这种联系具有相当重要的临床意义。
- FDA 要求在药物试验中对功能结局进行评估。显然，神经认知功能是远期功能恢复的主要决定因素。
- 在治疗双相障碍的药物中，即使是同一药物，对于认知功能的影响也可能是双向的。例如，较高剂量的锂盐可能会损害一些认知功能，但是随着时间的推移，其神经保护作用可能对认知功能有积极的影响。
- 对双相和单相障碍患者的认知评估进行比较时，两组患者发作次数的匹配至关重要；遗憾的是，这样的研究很少。

我期望本书将对临床研究和治疗产生较大的影响。如果不是这样的话，那将很遗憾。它可能既“及时”又“为时过早”，但对我来说，“及时”占主导地位。

Frederick K. Goodwin，M.D.

参考文献

Goodwin FK, Jamison KR: Manic-Depressive Illness. New York, Oxford University Press, 1990

Goodwin FK, Jamison KR: Manic-Depressive Illness: Bipolar Disorders and Recurrent Depression, 2nd Edition. New York, Oxford University Press, 2007

原著前言

突出的情感症状是双相障碍的标志性特征，也是鉴别双相障碍与其他原发的精神障碍的基本特征。虽然情感紊乱是双相障碍的必要条件，但目前的研究越来越多地指出精神病理学的一些非情感因素与诊断相关。当躁狂或抑郁发作治疗后，即使在没有亚情感症状的情况下，许多双相障碍的患者在很长一段时间内仍会存在工作和社会功能的问题。这些问题提示可能仍会存在其他介导功能恢复的因素，包括清晰计划和思考、合理判断、创新性解决问题、记住重要信息、认识到不同观点，并了解决策对日常生活的影响等能力——这些过程是所有功能性人类活动的核心。

认知涉及广泛的精神活动，与双相障碍的诸多方面有关。例如，自知力缺乏有助于识别情感症状复发、维持治疗的依从性，以及财务、医疗、社交和职业的决策制定。另一个例子是执行功能，这是理解和同意治疗（无论是常规性还是实验性）的先决条件。对双相障碍本身诊断的混淆部分来源于双相障碍症状与其他疾病症状的重叠，涉及随境转移和持续注意问题（例如注意缺陷/多动障碍）以及计划与冲动控制障碍（例如冲动控制障碍和B组人格障碍）。认知问题可能被患者或临床医生误认为是精神病理学的迹象，反之亦然。医生在试图对药物不良反应与原发性抑郁症或其他疾病症状（如认知紊乱或注意力无法集中）进行区分时，经常面临挑战。当双相障碍患者持续地难以接纳新见解和观点，或者坚持歪曲的态度和信念，并且不能改变其适应不良行为时，心理治疗师可能会感到沮丧，使得各方都对意志阻力和明显的认知不灵活及情感学习问题感到困惑。最重要的是，潜在的冲动攻击和自杀行为可能是边缘系统过度活跃，脱离了执行控制，而出现的最极端和灾难性的实例。

虽然认知障碍曾被认为主要与精神分裂症相关，但越来越多的临床和实验证据表明，神经认知功能障碍也是双相障碍基本的表现，但是经常被忽视或误解的一个症状维度。科学正在朝着了解双相障碍的中枢神经系统紊乱迈进，正如神经影像学证据表明的，在任务过程中额叶和皮质下结构参与了脑功能的活动。为了识别疾病的遗传相关性，人们越来越多地关注可能不明显的特征现象（即内表型），以及独立于波动的情绪之外的症状，如冲动、感觉寻求、思维形式障碍和认知功能。

我们出版本书的目的是提供一个基于科学的、与临床相关的、涉及双相障碍患者神经认知主要维度的概述。第 1 章概述了有关神经认知的基本概念和定义，同时对神经认知领域（例如注意、工作记忆、加工速度）做了一个通俗易懂的综述，还有在日常生活中的操作实例，与之有关的神经解剖区域，以及常用的对功能进行评估的测试。第 2 章和第 3 章结合现有的文献结果，分别侧重于注意和记忆。第 4 章重点关注认知的遗传基础，结合神经影像学以及双相障碍患者未患病亲属存在认知缺陷的实例，描述了注意、记忆以及执行功能的遗传（或内表型）特征。第 5 章讨论了情感、焦虑和精神病性症状对认知的影响，以临床实例描述了精神病理学症状与认知缺陷的区别。有关情感和焦虑症状的研究结果，以及双相障碍患者使用抗抑郁药的情况，均来自美国国立精神卫生研究所双相障碍系统治疗促进计划（NIMHSTEP-BD）。第 6 章描述了利用认知神经科学的核心概念来调整心理治疗实践和技术的方法。它解决了以下问题，那就是心理治疗师如何结合神经认知功能的知识，从而更好地理解和治疗双相障碍患者出现的常见问题。第 7 章和第 8 章就治疗双相障碍的精神科药物对认知功能的影响进行了综述和讨论。第 8 章总结了大规模临床试验的有关数据，包括美国国立精神卫生临床抗精神病药干预效果试验（CATIE），并讨论可能有助于减少认知缺陷并潜在改善认知功能的用药策略。第 9 章概述了儿童和青少年双相障碍患者的认知功能，并提供了几种方法，帮助临床医生在区分青少年双相障碍患者和注意缺陷 / 多动障碍时，看到注意缺陷之外的东西。第 10 章描述了认知对双相障碍患者功能结局的影响——这是解释社会心理或职业残疾的关键联系。第 11 章讨论了认知功能影响贯穿双相障碍患者的一生，解决了双相障碍反复发作导致认知功能恶化的问题，以及青年和老年双相障碍患者认知缺陷的差异。最后，第 12 章对本书的主要概念和所有观点整体性地进行了总结，并对从事认知评估和管理的人员进行了指导。我们希望本书的内容对所有参与双相障碍患者评估和治疗的精神卫生专业人员具有直接的、广泛的临床适用性，无论其工作主要侧重于精神药理学、心理治疗、职业调整、家庭或组织系统还是临床研究。

很难评估本书在多大程度上是“及时的”或“为时过早的”，可能两者兼有。因为具体到双相障碍神经认知功能的临床研究相对还处于初期。双相障碍认知功能的研究是科学迅速发展的一个领域。目前许多有关双相障碍认知功能的关键研究已经在其他精神病性或神经精神障碍开展过，如抗癫痫药物治疗癫痫时、抗精神病药物治疗精神分裂症时对认知的影响——提醒大家从其他疾病状态推断时需谨慎。对双相障碍认知研究的不足源于错误的假设，即认知功能障碍在双相障碍中起着相对较小的作用（如果有的话），并且普遍认为在多种疾病中，都存在精神科药物（无论不利的还是有益的）对认知的影响。我们希望本书能纠正这种错误的认知，并为此新兴领域今后的临床和研究工作奠定基础。

我们在此非常感谢我们的爱人——分别是 Carrie L. Ernst，M.D. 和 Raphael Braga，M.D. 以及我们的家庭（尤其是 Joshua 和 Brian Goldberg，他们恳求自己的父亲花更多的时间在 Fox Meadow 棒球场上，而非坐在电脑前对他们充耳不闻）。他们一直以来的理解、支持、鼓励和见解促使我们不断努力。如果没有同事们慷慨奉献时间、知识和专长撰写各章节，本书无法完成。编书往往存在脱节的风险，如果我们成功避免，它可能反映的不是我们自己的神经认知能力，而是反映了这一领域的研究人员相互了解彼此的工作（这是一个虽小却不断增长的群体），并显现出较长的一致性和互补的研究结果。

最后，还要向我们以及我们的合作者的众多患者及家属表达感激之情，没有他们的意见和想法的启发，本书将不可能出版。

Joseph F. Goldberg，M.D.

Katherine E. Burdick，Ph.D.

目　　录

第1章

概　述

——认知维度和认知功能测量

Katherine E．Burdick，Ph.D.
Terry E．Goldberg，Ph.D.

认知可以定义为了解事物的心理过程，涉及意识、感知觉、推理和判断等方面。神经心理领域主要是通过各种计算机化和纸笔测验方法对认知进行评价，分析脑功能。鉴于认知特征的复杂性，本章首先介绍一下基本的神经心理学常用术语，然后对已知可能的认知因子结构进行讨论，并确认这些认知过程是否相互独立。在本书中，神经认知和认知的概念是可以互换的，都表示与接收和处理信息有关操作时的客观表现，这与思考问题时主观感受或主诉不同。另外，有些认知用于描述与脑内信息加工相关的神经解剖的功能，有些用于反映与认知心理治疗实践有关的信念和态度的核心形式，我们要注意两者的差异。后面的章节将讨论认知的定向心理治疗可以使双相障碍患者受益颇多。本章可能侧重于对治疗原则的描述用以提供更有效的治疗。

认知口袋词典：从基础到复杂的脑加工

基本的神经解剖结构与不同的神经认知功能之间的关系见表1-1。在双相障碍患者正常和异常的认知领域背景下，这里将对主要的神经认知概念和术语进行更详尽的描述。关于不同领域及其测验的描述来源于Spreen和Strauss（1998）。

感觉　感觉是初级感觉刺激，唤起必要的生理反应使信息进入认知加工系统。感觉是一种被动的活动过程，一种感觉器官仅接受一种感觉信号，例如喧闹声、闪光或尖锐的刺痛。感觉障碍是信息精确加工的主要缺陷，但这并不是神经心理学评估的重点，除非感觉能力完好无损（如保证精确的听觉和视觉敏锐度）。

表1-1 神经认知领域及相关神经解剖结构

神经认知领域	神经解剖结构
注意	
警觉（vigilance）	蓝斑（locus coeruleus）
警惕（alerting）	后顶叶（posterior parietal lobe）
	上丘脑
觉察 / 冲突（detection/conflict）	前扣带回
	腹侧前额叶
抑制 / 决策	眶额皮质
	前扣带回
空间 / 言语工作记忆	上顶叶
	背侧前额叶皮质
言语流畅性	前额叶皮质
面孔情感识别	杏仁核
	背外侧前额叶皮质
运动速度 / 技巧	皮质下神经节
	基底节
记忆	
编码	海马
	前额叶皮质
存储	海马
提取	腹内侧前额叶皮质
	颞顶连接
执行功能	
逻辑推理	左侧额叶
	颞叶
认知控制	腹内侧和背外侧前额叶
	前扣带回
	小脑
定势转移	左侧背外侧前额叶
	基底节

知觉　知觉是通过感觉获得对周围环境和情景信息进行加工的过程，是对持续输入的数据信息主动加工过程。知觉涉及的功能从简单（如注意交通灯的颜色）到复杂现象。后者是个体将简单的特征（如“灯是红色的”）与既往学习经验（如“灯是红色时，我应该停车”）相结合。在临床中，知觉缺陷的临床表现很引人注目，如面容失认症（患者视觉敏锐度正常，对其他物体的识别能力也无损害，但是不能识他人的脸）。同样，很多体像障碍也会导致一些症状表现，例如，虽然患者可以准确命名该身体部分为胳膊，但却认为不是自己的。值得注意的是，与精神病等情感障碍相关的异常知觉（如幻觉）并不会在神经认知测验中直接影响患者的表现，这一点将在第 5 章中进一步描述。

注意　大多数人认为注意是反映有意识信息加工最基本的认知组成。它涉及了警觉性、精神集中、认真思考和专注力。临床神经心理学评估中一般会涉及不同类型的注意力，人们认为它们通过独立的神经网络保持正常的意识水平，并过滤无关的刺激而共同发挥作用（Posner 和 Peterser 1990）。在这样的注意模式背景下，心理治疗干预接受了思维和情感的重新定向（如注意训练）。这些将在第 6 章中展开讨论。

注意力分为 3 个系统：唤起（警觉）、定向和觉察。

唤起：唤起是一个自动性过程（即信息加工的早期出现，且不受意识的控制），达到并保持警觉状态的能力。例如，正在睡觉的人其唤起水平是很低的，而一位在战场上的士兵则处于高度的警觉状态（高唤起）。评估一个人保持注意的能力最常用的方法是“有意义的无聊任务”，该任务要求受试者对重复刺激（目标）始终保持注意。例如，要求受试者在看到屏幕上出现的字母与前一个一样时按下按钮，总任务时间持续 10 ~ 15min［持续操作测验——identical pairs version（Cornblatt 等 1988）］。存在持续注意缺陷的受试者犯错误的次数较多，特别是在任务后期，因为他们的兴趣和注意已经发生了转移。

定向：定向也称注意转移，定向是在目标觉察时涉及的自动性加工过程，它要求个体对需要分析的目标进行定位。定向是空间注意合理配置的正常反应。例如，一个人正沉浸在一本书中，这时一个棒球突然飞入他的视线，这个人的注意会迅速从书转移到棒球上。认知神经科学范式中有专门的方法［如注意网络测验（Fan 等 2002）］来区分这种注意类型和持续注意和觉察，不过在临床中这些注意领域的评估频率并不高。

觉察：觉察是一个复杂的注意过程，涉及多个交叠的概念，一般是指执行注意网络，这个概念不要与下文中描述的执行功能概念相混淆。觉察是皮层区域有意识的加工，往往涉及选择性注意，包括抑制自动化反应、过滤无关重复信息（冲突），以及分配注意以同时加工一种以上刺激的技巧。最经典的神经心理学测试之一 Stroop 测试（Stroop 1935）专门针对注意领域。在这项测验中，首先要求受试者尽可能以最快的速度读出一页纸上的颜色词语（如红、蓝和绿），随后给受试者呈现第二页纸，但是这次没有词，而是一行行的 Xs，使用不同的颜色印刷，并与第一页相应的颜色词语一致，要求受试者以尽可能快的速度命名 Xs 的颜色。最后，给受试者看第三页纸，上面是以不匹配颜色的印刷的颜色词语（如，使用绿色印刷在“蓝色”字上），要求受试者命名字的颜色。阅读词语是一个自动性反应，因此需要个体有意识地努力阻止自己阅读词，代之以命名词语的颜色。这就是著名的“Stroop 效应”，也是抑制自动性反应的经典范例，这一任务会激活前额叶脑区，在不需要有意加工的注意任务中，该脑区不会被激活。

工作记忆　在 20 世纪 60 年代之前，目前所指的工作记忆被归于短时记忆范畴。随后这个概念被逐渐细化，涵盖了与所有心理加工过程有关的数据短时存储和处理，提示工作记忆是主动加工而不是被动维护信息的过程。一些理论学者认为工作记忆是记忆的第一阶段，然而，最近的一些文献更倾向于将工作记忆作为一个特殊的独立领域来处理。评价工作记忆的标准化测量很多，涉及不同的任务难度。其中一个在听觉 / 视觉领域评估工作记忆的范例是数字广度测验（倒序），这在韦氏成人智力量表第 3 版（WAIS- Ⅲ；Wechsler 1997a）和韦氏记忆量表第 3 版（Wechsler 1997b）可见。这一任务要求受试者听检测者阅读一串数字（如，1-4-6-2），然后大声向检测者以倒序重复这些数字（正确反应是：2-6-4-1）。随着任务进行，数字串的长度会增加，当受试者不能准确完成任务时停止测验。这一测验反映了受试者工作记忆能力容量。这项任务和其他相似的工作记忆测验都要求受试者首先储存呈现给他们的信息，然后对信息进行某种类型的心理加工。另一项工作记忆测试是 N-back 任务，检查者给受试者呈现一系列信息，受试者必须将予以的刺激与 N 步前出现的一个刺激进行比较。工作记忆主要与前额叶皮质功能相关，在第 3 章和第 4 章中将会详细讨论。

记忆　记忆是指记忆的能力，或个体或生物对学习过的信息和源于既往事件和经历的知识保持及提取的能力。如第 3 章所述，记忆问题是双相障碍患者最常见的认知主诉。但是，患者对记忆损害的主观体验可能也反映了其他认知领域的问题，如注意问题。记忆模型有许多，我们不会在本章详细描述。从信息加工的角度来说，记忆可以分为 3 个阶段：编码、存储和提取。

编码：编码亦称“登记”，是个体摄取和混合信息以便储存的阶段，记忆形成的最初阶段也常被认为是学习的最早阶段，感觉记忆加工也包括在这一阶段，个体对呈现的刺激形成非常简洁和即时的表达（在刺激呈现 200 ～ 300ms 时）。人类可以这种方式存储大量的信息，但是，这种表达分解的速度也很快（在几百毫秒以内，除非信息经过复述或复习后以某种方式被储存）。

存储：存储是对感知到的信息永久记录的阶段。如果没有复述，短时记忆将使个体回忆 1min 以内的信息，不过其容量可达到 7（±2）项（Lezak 1995）。例如，一个典型的电话号码（555-1212）没有复习也相对容易地在 1min 内被回忆，而回忆一长串信息或很久之前记录的一个 7 位电话号码则需要运用其他形式的记忆方法，例如，在心里多次重复以便形成更好的呈现。长时记忆也是存储过程的一部分，但是不同于感觉和短时记忆，它代表了在相当长的时间

内存储大量信息的能力，有时甚至是无限期的。短时记忆由颞顶区域和前额叶皮层之间的神经连接完成的，而长时记忆的形成依赖多个脑区的神经结构更稳定持久的变化。

海马是信息由短时记忆向长时记忆转化的关键区域，但人们并不认为它是记忆巩固数月后永久存储的部位。一个新电话号码的瞬时回忆利用感觉记忆能力（持续较长时间，以成为短时记忆），如果经过恰当的巩固过程，记忆也可以被存储和保持更长的时间。例如，如果一个人频繁地重复他们自己的电话号码（复述），虽然他许多年从来没有使用过这个号码，他仍然能够回忆出他童年时的电话号码。

提取：提取是指回忆被编码和储存的信息，通常是对某些线索或疑问的反应。一般来说，记忆任务可以立即评价个体回忆信息的能力（例如大声读出有 12 个词的清单），并经过一段时间后重测，常见的是在呈现信息后 20 ~ 30min。如果提取过程未受损，个体可能很容易提取之前存储的信息。但是，即使编码和记忆存储充分，个体也可能因为某些缺陷出现提取问题。例如，我们可能会在自由回忆中发现问题（“在刚才看到的 12 个词中，你还能回忆起来多少？”），但再认过程并未受损（“下面这个清单中的词语，哪些是你刚才见过的？”）。这些记忆测验操作的模式提示我们，呈现材料是否在第一阶段经过了充分学习，以及记忆在加工过程中破坏可能出现在哪一方。

执行功能 这一领域是指参与和控制其他认知加工的过程（注意、工作记忆、学习和记忆）的一系列能力。在神经心理学领域，究竟哪些加工过程应该归于执行功能仍存在广泛争议，但 Norman 和 Shallice（1986）描述了执行调控机制需要的几种情况。包括：①需要计划和决策（如计划从家到特定目的地的交通路线）；②错误识别和故障排除（如在测验时检查答案）；③不熟悉或需要一个新奇的反应加工过程（如刚开始学习一门新的语言）；④技术困难的情景（如复杂的多项任务活动）；⑤需要个体克服高水平的学习（习惯性）反应以适应新反应的任务（例如，已经学习过驾驶自动挡汽车的人学习操作手动挡汽车）。

有大量利用各种各样的技术检测执行功能（最常见的一些测量量表已列在表 1-2），其中在研究中应用最广泛，也是在文献中描述最多的任务之一是威斯康星卡片分类测验（Grant 和 Berg 1993）。这项测验需要个体通过测试最初极微小的提示来做出推论，卡片分类的原则与多种属性有关（颜色、数量和形状），检测者仅以“正确”或“不正确”两种反应对受试者的每次分类尝试做出反馈，受试者一是继续使用已验证成功的方法，二是更换方法以实现成功。此外，在设置的时间内，检测者会在不告知受试者的情况下改变分类原则，这时需要受试者表现出反应的灵活性和定势转移能力以实现成功。与执行功能异常相关的最常见原因是额叶损伤，不仅可导致这些类型的测验结果受损，还可以观察到人格和社会行为的改变（例如，一个既往很保守的人出现性欲亢进，或一贯随和的人变得脾气暴躁）。其他认知领域的损伤可能导致特定的功能损害，但这类功能损害往往可以通过代偿策略加以克服，而执行功能异常却会导致明显的功能残疾，因为它对社交和日常活动能力都非常重要。

智力　人们曾经认为认知就是一个单一的类似于智力或者智慧容量的概念。标准化智力测试最初是用于评估服役能力，现在则常用于一般认知能力的评价及个体学术潜力的预测。虽然智力量表的某些专门分测验对操作能力的评价甚为普遍，如目前临床上 WAIS 常被用于描述个体的神经心理特征，但是这些测验和既往经典的神经心理学测验一样，并不能定位大脑的受损区域或评价损伤程度。实际上，正常的智力功能，也就是平均智商（intelligence quotient，IQ），并不意味着神经心理学功能正常。本书中涉及的大部分概念（例如注意、工作记忆）在认知功能层面更具体化，与智力相比，它们更有助于区分不同的脑区。特别是关于双相障碍，总的智能或单独的综合认知能力测量对描述常见疾病的认知障碍不是特别有益。双相障碍患者的认知缺陷与我们以上介绍的某些认知领域更具有特异性。

表1-2 常用的神经心理测验和评价内容

领域 / 测验	评价内容
注意 / 工作记忆 / 加工速度	
持续性操作测试[a]	目标检测，反应时，持续注意，冲动
划消测验（例如 d2 注意测试[b]）	视觉扫描，持续注意，加工 / 运动速度
WAIS- Ⅲ数字符号	视觉扫描，追踪，加工 / 运动速度
连线测验——A 和 B[b]	快速视觉扫描，排序，心理灵活性，加工 / 运动速度
WAIS- Ⅲ数字广度（向前）	即时听觉注意，注意广度（不定时）
WAIS- Ⅲ数字广度（向后）	听觉注意，言语工作记忆（不定时）
WAIS- Ⅲ空间广度（向前）	视觉注意广度（不定时）
WAIS- Ⅲ空间广度（向后）	视觉工作记忆（不定时）
记忆	
列表学习（例如加利福尼亚言语学习测验[b]）	情景记忆，学习策略，即时和延迟自由回忆，线索回忆
故事回忆（例如 WMS- Ⅲ逻辑记忆）	情景记忆，使用言语呈现故事的记忆能力，要点记忆
WMS- Ⅲ视觉再现	视觉设计记忆，视空间构建能力
Rey-Osterrieth 复杂图形测验[b]	复杂视觉设计记忆，视空间构建能力
Benton 视觉保持测验[b]	视觉记忆，视感觉，视觉构建能力
WMS- Ⅲ面孔和家庭图片	社会信息视觉记忆，定位视觉回忆
执行功能	
威斯康星卡片分类测验[c]	抽象，概念形成，心理灵活性，定势转移和保持，经验学习 / 反馈能力
设计流畅测验[d]	限时完成新奇抽象的设计
Stroop 测验[b]	定势转移，认知控制，面对偏好事物的抑制优势反应
N-back 任务	信息更新，抵抗干扰
智力 / 一般能力	
韦氏智力量表（WAIS- Ⅲ，WISC，WPPSI）	一般智力，言语能力，非言语能力
瑞文推理测验[b]	视觉形式推理
大范围成就测验——阅读[b]或国家成人阅读测验[b]	评估病前智力水平

注：WAIS- Ⅲ = 韦氏成人智力量表第 3 版（Wechsler 1997a），WISC= 韦氏儿童智力量表，WMS- Ⅲ = 韦氏记忆量表第 3 版（Wechsler 1997b），WPPSI= 韦氏学龄前和小学生智力量表
[a]Cornblatt 等 1988；[b]学习使用方法，详见 Spreen 和 Strauss 1998；[c]Grant 和 Berg 1993；[d]Ruff 1996

认知结构

认知结构是指认知功能各领域的构成及其相互关系。通常使用的研究方法有损伤研究、功能神经影像学研究和应用最广泛的因素分析及其变异性研究。损伤研究提示在不同的认知功能之间存在双重分离现象，功能神经影像学研究则借助不同的任务来解析参与其中的神经系统，因子分析及其变异性研究包括主成分分析法和结构等式模型。当然，人们最终发现，认知结构取决于使用的具体试验。如果使用一组常用于临床的神经心理学测验施测于患者和健康对照，就会发现一些不同的功能领域，包括并不限于本章前文中提及的那些领域。表 1-2 列出了一些测验对应的每个领域。

对不同的功能领域进行描述无论从理论还是实际来说都是很实用的。首先，这样做可以减少变量数（因为通常会计算因子分或构成），因此减少了数据分析时的多重比较。其次，有利于形成不同的组套测验，以确保覆盖多个认知领域并又保持相对独立。这一策略在 MATRICS（精神分裂症认知功能成套测验）中已经得到应用（Nuechterlein 等 2004），其中的测验都是在假定因素的基础上根据其负载的信息被挑选出来的。这样的成套测验很可能被广泛用于各种精神疾病认知增强因素的临床研究，因为在注册试验中使用这一工具已经得到美国食品和药品管理局（FDA）的认可。

最后，我们应该留意到，在这项工作中常常会有意想不到的发现。例如，一般来说 N-back 任务和威斯康星卡片分类测验（Grant 和 Berg 1993）这两项执行功能测验负载有不同的因素。相反地，表面上看起来完全不同的测验，如言语流畅性（检测语言生成）测验和连线测验（检测复杂注意）（Spreen 和 Strauss 1998）却都负载了速度因素在里面（因为两项测验都是限时的）。更有意思的是，直接比较临床样本（多数是精神分裂症患者）和对照组之间认知结构的数据提示，如果忽略情感状态，虽然在神经认知测验中操作水平的效应值存在很大差异，但是两者在认知功能模块结构上有极大的相似性。关于双相障碍认知结构因素人们知之甚少，但是最近的数据已经让这种疾病普遍存在的缺陷特征显现出来（Genderson 等 2007）。

这些会在随后的章节中更详尽地讨论，并在之后的部分做简要的总结。

双相障碍患者的认知功能

双相障碍至少影响了 2% 的人口，是全球范围内导致残疾、患病和自杀死亡的主要原因（Goodwin 和 Jamison 2007；Murray 和 Lopez 1996）。双相障碍的确切病因尚不清楚，它主要以反复发作为主要特点，伴有情绪、睡眠、行为、知觉和认知功能障碍（Goodwin 和 Jamison 2007）。双相障碍有一系列表现，主要亚型有双相Ⅰ型和双相Ⅱ型，有人认为这两种亚型的严重程度是一个连续谱的发展。双相Ⅰ型是指有明显的躁狂发作，常伴有精神病性症状，如妄想和幻觉。双相Ⅱ型是指轻躁狂发作，不伴有精神病性症状，一般持续时间较短，对日常生活能力没有显著影响。

无论是抑郁还是躁狂的急性发作期，两种双相障碍亚型患者都会表现出明显的认知损害，不过以前这一症状大多都被忽略了。在过去的几十年里，研究者们将一些明确的神经认知测验结果汇聚在一起，发现无论是双相躁狂、抑郁还是混合状态，几乎每一个重要的认知域都有损害（Basso 等 2002；Martinez-Aran 等 2000）。更有意思的是，其中一些神经认知损害即使在情感正常时期也不能完全缓解（Martinez-Aran 等 2004a，2004b；参见第 4 章）。在情感症状稳定期的研究表明，双相障碍患者存在持续的神经认知损害，包括注意、记忆和执行功能损害（Clark 等 2002；Ferrier 等 1999；Harmer 等 2002；Liu 等 2002；Martinez-Aran 等 2002，2004b；Rubinsztein 等 2000；Thompson 等 2005；van Gorp 等 1998；Zubieta 等 2001）。情感正常时神经认知损害的持续存在会对双相障碍患者的生活产生很大影响，对其临床病程、功能预后（Martinez-Aran 等 2004b）和心理社会功能（Martinez-Aran 等 2004a）也有直接影响，因此认知功能成为临床重要的治疗靶点。

认知功能异常是双相障碍患者的特点之一

正如本书第 5 章所述，情绪状态可能对急性发作期患者的认知损害存在明显影响而产生混淆。但是，症状缓解期持续存在的神经认知损害提示，这可能是双相障碍患者的特征性标志。双相障碍患者在处于缓解期时，其认知损害的特征性领域包括注意（Clark 等 2002，2005；Ferrier 等 1999；Liu 等 2002；Thompson 等 2005）、言语学习和记忆及执行功能（Clark 等 2002；Ferrier 等 1999；Martinez-Aran 等 2002，2004b；Mur 等 2007；Thompson 等 2005）。我们在此主要对一些在双相障碍患者特征性认知损害研究中获得一致性领域的结果进行简述，包括注意、言语学习和记忆、执行功能。随后的章节会详述这些缺陷及其神经解剖与临床的相关性。

注意

在不同的情绪状态下，双相障碍患者都存在注意功能受损。注意属于一个复杂的神经认知领域，有很多组成部分，代表了注意的重要领域，因为完整无损的注意能力对其他高级认知技巧是至关重要的。无论是抑郁还是躁狂期的研究都显示，双相障碍患者存在持续注意，或称警觉性损害（Najt 等 2005；Rund 等 1992；Sereno 和 Holzman 1996），而且这种损害在情感正常期也未完全缓解（Clark 等 2002，2005；Liu 等 2002）。此外，急性发作期选择性注意缺陷在情感正常时也未能恢复（McGrath 等 1997；Zalla 等 2004）。

Thompson 等（2005）做了一项大型队列研究，纳入情感正常的双相障碍患者（n=63）和健康对照组（n=63），双相障碍患者较健康对照组存在广泛的注意损害，其中 Stroop 测验和警觉性测试的差异都具有统计学意义（$P < 0.002$）和显著的临床意义（$>$ 26% 的情感正常患者的成绩位于这些测试的末位 5%）。这些损害与残留症状没有明显相关性，更进一步提示其为特质性特征。

语言学习和记忆

有报道指出情感正常期双相障碍患者存在某些记忆损害。情感症状轻微，处于稳定期双相障碍患者（Clark 等 2002；Ferrier 等 1999）和严格定义上情感正常的双相障碍患者（Martinez-Aran 等 2004b），即时和延迟回忆言语测试也显示其功能受损。情感正常双相障碍患者的视觉记忆并未引起人们的注意，但是 Rubinsztein 等（2000）的研究显示，与健康对照相比，情感正常的患者存在视空间认知损害。

在这里有必要重申，多个认知过程在加工前都对记忆分级有影响，包括注意。因此，我们并不能可靠地评估有注意问题患者的记忆，除非进行正式的神经认知测验。当患者实际上存在其他信息加工领域（如注意或执行功能受损）的缺陷时，患者自身可能也会主诉记忆困难。他们还可能会错误地把一些精神病理学症状（如焦虑或抑郁）归咎于自身的记忆问题（见第 5 章）。

执行功能

最近的研究提示，情感正常的双相障碍患者报告的神经认知功能受损最为一致的是执行功能损害。一些研究发现，在对年龄、智力功能评估和情感症状亚综合征这些变量进行控制后，与执行功能有关的缺陷包括计划（Ferrier 等 1999；Thompson 等 2005）、定势转移（Clark 等 2002；Coffman 等 1990；Ferrier 等 1999；Martinez-Aran 等 2004b）、认知控制（Martinez-Aran 等 2004b；Thompson 等 2005；Zalla 等 2004）和言语流畅性（Atre-Vaidya 等 1998；Ferrier 等 1999）。Dixon 等（2004）的研究通过对躁狂患者（*n*=15）、抑郁患者（*n*=15）和稳定期患者（*n*=15）进行比较，评估了双相障碍症状与认知功能的关系。结果显示执行功能缺陷包括不同情绪状态下的认知控制问题（反应启动、策略性思维和抑制控制），这些问题在情感正常期也持续存在。

Larson 等（2005）通过两种试验测试了情感正常的双相障碍患者执行功能异常的语法分析，这两种测试分别为对象交互任务（object alternation task，评价认知控制或抑制）和延迟反应任务（delayed response task，评价空间延迟工作记忆）。这项研究数据表明，情感正常时期患者工作记忆能力未受损，而认知控制（自身行为调节）受到损害。

与精神分裂症的比较

虽然对双相障碍认知功能的研究还相对不成熟，但却有大量关于精神分裂症患者存在显著而广泛的神经认知损害证据（Keefe 和 Fenton 2007）。由于这两类疾病有一些共同的临床特点（包括精神病性症状、抑郁症状和药物治疗），因此很多研究会直接比较双相障碍患者和精神分裂症患者的认知功能，有代表性的是一些在急性症状期的研究。鉴于本书的重点是双相障碍，因此不会对这类比较研究进行详述，我们会简单总结现有的一些样本量相对较大（$n > 30$）双相障碍患者的研究，不过也要清楚，还有一些其他的小样本研究（详见 Daban 等的综述 2006）。

一般来说，双相障碍患者在现有智力功能（智商，IQ）评价中的表现优于精神分裂症患者（本节中讨论的所有结果详见 Daban 等 2006），但是，评价病前 IQ 的研究结果并不一致，一些研究提示两组患者的智力功能相当，但是比健康对照组均差。另一些研究则发现精神分裂症患者的病前 IQ 较双相障碍患者差。研究发现，精神分裂症和双相障碍患者的持续性和选择性注意都有同等程度的损害，但是仅存在于急性发作期。然而，当急性期的患者情感症状缓解时，注意功能可能有所改善，但仍然有一些研究显示，与健康对照者相比，在情感正常时期精神分裂症或双相障碍患者仍存在持续性的注意损害。同样，语言记忆缺陷也可见于精神分裂症和双相障碍患者，但是，双相障碍患者在多数记忆测试中的表现略优于精神分裂症患者，不过仍显著差于健康对照者。最后，在执行功能方面，急性期双相障碍患者在很多执行功能测验结果都与精神分裂症患者相似。但是在临床康复后，双相障碍患者在其中很多任务中都会显著改善，而精神分裂症患者的执行功能缺陷则持续存在。表 1-3 总结了每组至少纳入 30 例受试者，并直接比较精神分裂症和双相障碍患者认知

表1-3 比较双相障碍患者和精神分裂症患者认知功能的研究

作者	受试者	认知领域	结果	评论
Hoff 等 1990	35 BP vs．30 SZ	言语 IQ，记忆	两个领域均 BP=SZ	急性躁狂 vs．SZ，无 HC
Jones 等 1993	49 BP vs．100 SZ vs．46 CC	发病前 IQ	BP ＞ SZ	临床对照采用健康对照样本；测量方法有局限性
Green 等 1994	31 BP vs．63 SZ vs. 48 HC	视觉后向掩蔽	BP=SZ ＜ HC	所有患者均呈慢性病程
Addington 和 Addington 1997	40 BP vs．59 SZ vs. 40 HC	持续注意	SZ ＜ BP ＜ HC	患者存在部分缓解
Mojtabai 等 2000	72 BP vs．102 SZ vs．49 UP	言语 IQ，注意，记忆，执行功能	所有领域 BP=UP ＞ SZ	首发患者部分缓解
Verdoux 和 Liraud 2000	33 BP vs．20 SZ vs. 48 CC	注意，语言记忆，执行功能	语言记忆 BP ＞ SZ 注意和执行功能 BP=SZ	临床对照采用健康对照样本
Rossi 等 2000	40 BP vs．66 SZ vs. 64 HC	执行功能	WCST 持续错误数 BP=SZ WCST 完成分类数 BP ＞ SZ	患者在测试时达到缓解
Altshuler 等 2004	49 BP vs．20 SZ vs. 22 HC	发病前 IQ，言语 IQ，注意，记忆，执行功能	发病前 IQ、言语 IQ、连线测验 B 中 BP=HC ＞ SZ 记忆、WCST 中 BP=SZ ＜ HC Stroop，流畅性 BP=SZ=HC	受试者均为男性
Zalla 等 2004	37 BP vs．25 SZ	IQ，注意，执行功能	除外言语流畅性（BP ＞ SZ），其他测验均为 BP=SZ	研究纳入了一级亲属

注：BP= 双相障碍；CC= 临床对照；HC= 健康对照；IQ= 智商；SZ= 精神分裂症；UP= 单相抑郁；WCST= 威斯康星卡片分类测验

特点的研究。不过，这些领域仍然需要更多研究来明确究竟是状态性还是特质性表现，是前驱症状还是病前特征，病程对认知功能是否有影响以及这些疾病对认知症状的影响及其治疗。

功能性神经解剖

第 4 章将重点介绍与双相障碍患者认知功能异常相关的遗传和神经影像学结果。作为这部分内容的序言，这里将简要总结现有的一些双相障碍主要研究者提出的有关主要神经环路模型的神经影像学结果（Drevets 等 1997；Mayberg 等 1999；Strakowski 等 2005）。

研究者提出假设，与认知控制相关的皮质区和与情感反应相关的边缘区之间的交互作用在双相障碍患者中减弱，这可能导致了疾病的核心症状（Strakowski 等 2005）。皮质 - 边缘环路多个结点功能失调是产生情感症状的原因，包括抑郁和躁狂症状（Strakowski 等 2005）。皮质 - 边缘系统结构包括杏仁核、海马和海马旁回、腹侧纹状体、岛叶、扣带回和眶额皮质（Ongur 和 Price 2000）。这些结构参与了对威胁的反应或评价（杏仁核）、情感效价信息和行为反应的整合，特别是有关期望社会结果（腹侧前额叶皮质），以及情感和冲突监测（膝下扣带回和背侧扣带回）时。由于这些脑区之间存在相互联系，因此系统异常很可能引起标志疾病的情感失调和伴发常见于双相障碍的神经认知损害（图 1-1）。近来还有大量的神经影像研究证据表明，双相障碍患者存在这一环路的异常（Strakowski 等 2005），但是，其本质和异常的原因尚不明确。因此，我们需要明确这些改变究竟是疾病的结果还是疾病潜在的遗传风险标志物。我们相信这一模型对理解双相障碍核心症状关系的重要性，相关的神经认知指导也使之成为贯穿全书的重要参考框架。

小结

越来越多的证据表明，认知功能异常是双相障碍患者重要的症状之一。一方面，这一领域的研究越来越多；另一方面，还有关于

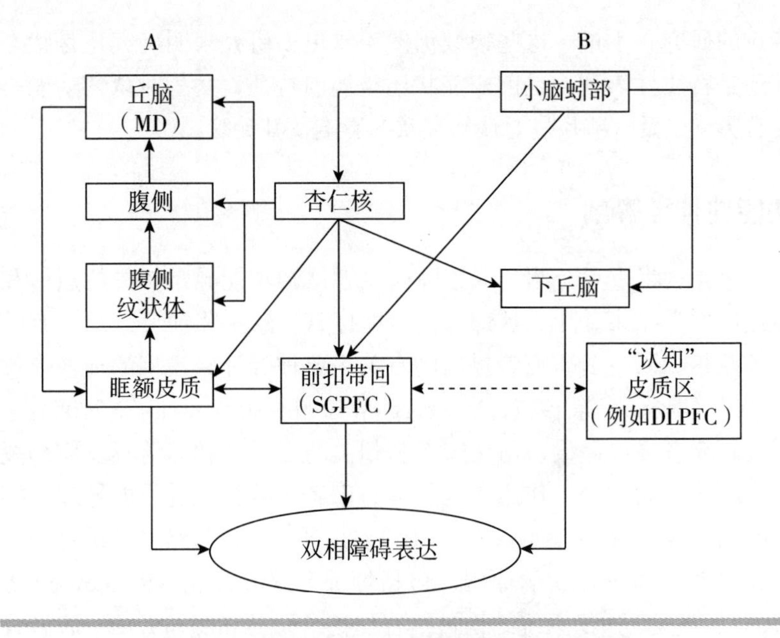

图 1-1　双相障碍表达的前边缘网络模式原理图

（A）"迭代"前额叶皮质下网络，来自其他脑区的信息输入可调控行为反应。（B）调节（如杏仁核）或表达（如下丘脑）反应的边缘区域。DLPFC= 背外侧前额叶皮质；MD= 内侧核；SGPFC= 膝下前额叶皮质

来源：Strakowski SM，DelBello MP，Adler CM："The Functional Neuroanatomy of Bipolar Disorder：A Review of Neuroimaging Findings." *Molecular Psychiatry* 10：105-116，2005. Used by permission from Macmillan Publishers，Ltd.

双相障碍患者认知损害功能影响的报道也引起了临床的关注，并迫切需要识别其相关性，澄清病因学，并最终预防其发生。本书其他章节会就不同的双相障碍患者认知主题进行陈述，这对指导临床医生实践和改善双相障碍患者生活质量有着重要的意义。

要点

- 认知是指对环境刺激的注意行为和不同等级的信息加工过程。神经心理学领域一直致力于采用纸笔或计算机测验来评价和测试个体具体认知功能领域，这些测验都是为特异脑功能或神经网络功

能而专门设计的。

- 注意、工作记忆、加工速度、学习和记忆以及执行功能属于不同的认知领域，对个体的智力和功能水平至关重要。这些领域之间存在固有的联系，并相互合作组成了流畅的意识思维。
- 认知功能异常已经成为双相障碍患者临床和研究关注的主要领域，虽然既往很多错误的假设认为，这类患者的认知功能并未严重受损。多年来，人们一直在关注研究精神分裂症患者的认知功能，直到最近才开始注意到认知对双相障碍的重要性。实际上，越来越多的证据表明，无论是急性发作期还是慢性阶段，双相障碍患者都存在显著的认知损害，其特点是在稳定期或情感正常时期也有认知损害，涉及注意、言语学习和记忆，以及执行功能的损害。
- 双相障碍患者的认知损害可能与神经网络中的脑环路被破坏有关，主要是前额叶和边缘系统（图 1-1）。这种异常的神经环路可能是情感失调主要症状的基础，也是双相障碍患者常见认知损害的主要原因。

参考文献

Addington J, Addington D: Attentional vulnerability indicators in schizophrenia and bipolar disorder. Schizophr Res 23:197–204, 1997

Altshuler LL, Ventura J, van Gorp WG, et al: Neurocognitive function in clinically stable men with bipolar I disorder or schizophrenia and normal control subjects. Biol Psychiatry 56:560–569, 2004

Atre-Vaidya N, Taylor MA, Seidenberg M, et al: Cognitive deficits, psychopathology, and psychosocial functioning in bipolar mood disorder. Neuropsychiatry Neuropsychol Behav Neurol 11:120–126, 1998

Basso MR, Lowery N, Neel J, et al: Neuropsychological impairment among manic, depressed, and mixed-episode inpatients with bipolar disorder. Neuropsychology 16:84–91, 2002

Clark L, Iversen SD, Goodwin GM: Sustained attention deficit in bipolar disorder. Br J Psychiatry 180:313–319, 2002

Clark L, Kempton MJ, Scarnà A, et al: Sustained attention-deficit confirmed in euthymic bipolar disorder but not in first-degree relatives of bipolar patients or euthymic unipolar depression. Biol Psychiatry 57:183–187, 2005

Coffman JA, Bornstein RA, Olson SC, et al: Cognitive impairment and cerebral structure by MRI in bipolar disorder. Biol Psychiatry 27:1188–1196, 1990

Cornblatt BA, Risch NJ, Faris G, et al: The Continuous Performance Test, Identical Pairs Version (CPT-IP), I: new findings about sustained attention in normal families. Psychiatry Res 26:223–238, 1988

Daban C, Martinez-Aran A, Torrent C, et al: Specificity of cognitive deficits in bipolar disorder versus schizophrenia: a systematic review. Psychother Psychosom 75:72–84, 2006

Dixon T, Kravariti E, Frith C, et al: Effect of symptoms on executive function in bipolar illness. Psychol Med 34:811–821, 2004

Drevets WC, Price JL, Simpson JR Jr, et al: Subgenual prefrontal cortex abnormalities in mood disorders. Nature 386:824–827, 1997

Fan J, McCandliss BD, Sommer T, et al: Testing the efficiency and independence of attentional networks. J Cogn Neurosci 14:340–347, 2002

Ferrier IN, Stanton BR, Kelly TP, et al: Neuropsychological function in euthymic patients with bipolar disorder. Br J Psychiatry 175:246–251, 1999

Genderson MR, Dickinson D, Diaz-Asper CM, et al: Factor analysis of neurocognitive tests in a large sample of schizophrenic probands, their siblings, and healthy controls. Schizophr Res 94:231–239, 2007

Goodwin FK, Jamison KR: Manic-Depressive Illness: Bipolar Disorder and Recurrent Depression, 2nd Edition. New York, Oxford University Press, 2007

Grant DA, Berg EA: Wisconsin Card Sorting Test. Lutz, FL, Psychological Assessment Resources, 1993

Green MF, Nuechterlein KH, Mintz J: Backward masking in schizophrenia and mania, I: specifying a mechanism. Arch Gen Psychiatry 51:939–944, 1994

Harmer CJ, Clark L, Grayson L, et al: Sustained attention deficit in bipolar disorder is not a working memory impairment in disguise. Neuropsychologia 40:1586–1590, 2002

Hoff AL, Shukla S, Aronson T, et al: Failure to differentiate bipolar disorder from schizophrenia on measures of neuropsychological function. Schizophr Res 3:253–260, 1990

Jones PB, Bebbington P, Foerster A, et al: Premorbid social underachievement in schizophrenia: results from the Camberwell Collaborative Psychosis Study. Br J Psychiatry 162:65–71, 1993

Keefe RS, Fenton WS: How should DSM-V criteria for schizophrenia include cognitive impairment? Schizophr Bull 33:912–920, 2007

Larson ER, Shear PK, Krikorian R, et al: Working memory and inhibitory control among manic and euthymic patients with bipolar disorder. J Int Neuropsychol Soc 11:163–172, 2005

Lezak MD: Neuropsychological Assessment, 3rd Edition. New York, Oxford University Press, 1995

Liu SK, Chiu CH, Chang CJ, et al: Deficits in sustained attention in schizophrenia and affective disorders: stable versus state-dependent markers. Am J Psychiatry 159:975–982, 2002

Martinez-Aran A, Vieta E, Colom F, et al: Cognitive dysfunctions in bipolar disorder: evidence of neuropsychological disturbances. Psychother Psychosom

69:2–18, 2000

Martinez-Aran A, Vieta E, Colom F, et al: Neuropsychological performance in depressed and euthymic bipolar patients. Neuropsychobiology 46 (suppl 1):16–21, 2002

Martinez-Aran A, Vieta E, Colom F, et al: Cognitive impairment in euthymic bipolar patients: implications for clinical and functional outcome. Bipolar Disord 6:224–232, 2004a

Martinez-Aran A, Vieta E, Reinares M, et al: Cognitive function across manic or hypomanic, depressed, and euthymic states in bipolar disorder. Am J Psychiatry 161:262–270, 2004b

Mayberg HS, Liotti M, Brannan SK, et al: Reciprocal limbic-cortical function and negative mood: converging PET findings in depression and normal sadness. Am J Psychiatry 156:675–682, 1999

McGrath J, Scheldt S, Welham J, et al: Performance on tests sensitive to impaired executive ability in schizophrenia, mania and well controls: acute and subacute phases. Schizophr Res 26:127–137, 1997

Mojtabai R, Bromet EJ, Harvey PD, et al: Neuropsychological differences between first-admission schizophrenia and psychotic affective disorders. Am J Psychiatry 157:1453–1460, 2000

Mur M, Portella MJ, Martinez-Aran A, et al: Persistent neuropsychological deficit in euthymic bipolar patients: executive function as a core deficit. J Clin Psychiatry 68:1078–1086, 2007

Murray CJ, Lopez AD: Evidence-based health policy: lessons from the Global Burden of Disease Study. Science 274:740–743, 1996

Najt P, Glahn D, Bearden CE, et al: Attention deficits in bipolar disorder: a comparison based on the Continuous Performance Test. Neurosci Lett 379:122–126, 2005

Norman DA, Shallice T: Attention to action: willed and automatic control of behavior, in Consciousness and Self-Regulation (Advances in Research, Vol 4). Edited by Davidson RJ, Schwartz GE, Shapiro D. New York, Plenum, 1986, pp 1–18

Nuechterlein KH, Barch DM, Gold JM, et al: Identification of separable cognitive factors in schizophrenia. Schizophr Res 72:29–39, 2004

Ongur D, Price JL: The organization of networks within the orbital and medial prefrontal cortex of rats, monkeys and humans. Cereb Cortex 10:206–219, 2000

Posner MI, Petersen SE: The attention system of the human brain. Annu Rev Neurosci 13:25–42, 1990

Rossi A, Arduini L, Daneluzzo E, et al: Cognitive function in euthymic bipolar patients, stabilized schizophrenic patients, and healthy controls. J Psychiatr Res 34:333–339, 2000

Rubinsztein JS, Michael A, Paykel ES, et al: Cognitive impairment in remission in bipolar affective disorder. Psychol Med 30:1025–1036, 2000

Ruff RM: Ruff Figural Fluency Test. Odessa, FL, Psychological Assessment Resources, Inc., 1996

Rund BR, Orbeck AL, Landro NI: Vigilance deficits in schizophrenics and affectively disturbed patients. Acta Psychiatr Scand 86:207–212, 1992

Sereno AB, Holzman PS: Spatial selective attention in schizophrenic, affective disorder, and normal subjects. Schizophr Res 20:33–50, 1996

Spreen O, Strauss E: A Compendium of Neurological Tests: Administration, Norms, and Commentary, 2nd Edition. New York, Oxford University Press, 1998

Strakowski SM, Delbello MP, Adler CM: The functional neuroanatomy of bipolar disorder: a review of neuroimaging findings. Mol Psychiatry 10:105–116, 2005

Stroop JR: Studies of interference in serial verbal reactions. J Exp Psychol 18:643–662, 1935

Thompson JM, Gallagher P, Hughes JH, et al: Neurocognitive impairment in euthymic patients with bipolar affective disorder. Br J Psychiatry 186:32–40, 2005

van Gorp WG, Altshuler L, Theberge DC, et al: Cognitive impairment in euthymic bipolar patients with and without prior alcohol dependence: a preliminary study. Arch Gen Psychiatry 55:41–46, 1998

Verdoux H, Liraud F: Neuropsychological function in subjects with psychotic and affective disorders: relationship to diagnostic category and duration of illness. Eur Psychiatry 15:236–243, 2000

Wechsler D: Wechsler Adult Intelligence Scale, 3rd Edition (WAIS-III): Administration and Scoring Manual. San Antonio, TX, The Psychological Corporation, 1997b

Wechsler D: Wechsler Memory Scale, 3rd Edition (WMS-III): Administration and Scoring Manual. San Antonio, TX, The Psychological Corporation, 1997b

Zalla T, Joyce C, Szoke A, et al: Executive dysfunctions as potential markers of familial vulnerability to bipolar disorder and schizophrenia. Psychiatry Res 121:207–217, 2004

Zubieta JK, Huguelet P, O'Neil RL, et al: Cognitive function in euthymic bipolar I disorder. Psychiatry Res 102:9–20, 2001

第2章

双相障碍的注意和执行功能

Luke Clark，D.Phil.
Guy Goodwin，M.D.

双相障碍以抑郁和躁狂反复间断发作为特点。这些病理性的心境状态对认知功能有明显的损害。在一定程度上来说，躁狂表现为随境转移，言行不当，目的性行为增加，轻率做出决定以致常带来痛苦后果。抑郁则是以注意力不集中、决定困难、动作迟缓和记忆改变为特点。神经心理学测验通过使用标准化定量评估来确定某一障碍的认知损害类型。神经心理学评估可应用于指导心理干预和治疗监测。神经心理学测验也可深入了解双相障碍潜在的神经病理过程。其进一步的细节和评估程序将在第12章中讨论。

已证明双相障碍神经心理学方面的特征极具挑战性，原因很多，首先，认知功能的多个领域受损，包括注意力、执行功能、情绪加工和记忆（Bearden等2001；Quraishi和Frangou，2002）。

其次，双相障碍的认知功能改变以暂时性（状态相关）和持久性（特质相关）为特点（Clark和Goodwin，2004）。状态相关的缺陷是指在躁狂和（或）抑郁发作期功能受损，而症状缓解期即使不完全也显著恢复。症状越严重，状态相关的缺陷也越明显。相反，特质相关的标志是疾病缓解期其认知功能障碍独立于症状之外仍持续存在。特质标志物可能是遗传基因，也可能代表了双相及相关障碍的潜在内表型（见第4章）。换言之，特质标志物可以在疾病发病过程中获得，因此能反映疾病的病程，以及既往发作的次数（Cavanagh等2002；Kessing，1998）。从现象上来看，双相障碍患者持续的功能损害可能与脑结构异常有关（Strakowski等2005），也可能与心理社会困境有关，而后者相对于其发病前状态可能在稳定期持续存在（Abood 等 2002；Coryell 等 1993；Scott，1995）。

再次，双相障碍躁狂和抑郁状态认知功能改变具有神经心理方面的相似之处，同时也有很大差异。由于缺乏双相障碍和重性抑郁障碍比较的研究，所以两者间的差异较难了解。

最后，双相障碍认知功能的影响因素较多。包括用药（Frangou 等 2005）、共病如物质使用障碍（van Gorp 等 1998）和自杀症状（Swann 等 2005）。

本章中，我们将就双相障碍认知功能的两个领域——注意和执行功能进行阐述。虽然常独立考虑这两个领域，但是从理论上两者还是有相当多的重叠。如上述章节所述，注意是指忽略其他信息而有选择地和灵活地处理环境中某些信息的能力。例如，正参与晚宴，如何与客人集中讨论而忽略身边的谈话？当会谈无趣时如何维持注意力？当一位老朋友出现时如何转换注意力？人类大脑的注意系统是由一些程序组成，这些程序是由独立、相互影响的神经生物学系统来调节。选择注意、分配注意、持续注意和转换注意可能是由不同的机制调节（Desimone 和 Duncan，1995；Posner 和 Petersen，1990）。在本章中，我们将主要讨论选择注意、持续注意和转换注意的程序，这些都是双相障碍的最主要研究内容。

执行功能是一个广义的术语，是指一些较高级别的认知过程，包括计划、工作记忆、策略部署、抑制控制和认知灵活性（Stuss 和 Levine，2002）。表 2-1 中列出了一些常见执行功能的测验。执行加工可能使得人类脱离了与环境刺激绑定的刻板行为“默认模式”（Mesulam，2002）。大量研究显示，前额叶皮质（prefrontal cortex，PFC）受损的患者（如穿透性头外伤或肿瘤切除术后）其执行功能与 PFC 的完整性存在内在关联。背外侧 PFC 受损的患者常表现为额叶“执行功能障碍（dysexecutive）”综合征（Shallice 和 Burgess，1991）。执行不良的行为最常见为日常生活的组织困难（如需从 4 个不同的商店购买 10 样物品，此类患者选择的路线可能缺乏效率，可能需要多次返回同一家商店购买不同的物品）。

PFC 腹侧受损患者的表现截然不同，可表现为不恰当的社交

表2-1　评估执行功能、注意和决策制定的常见神经心理学测验

领域	测验[a]	检测的功能	说明	相关的额叶区域
执行功能	言语流畅性测验	意志；应答启动	要求受试者在 1 分钟内说出以 F、A 和 S 开头的单词	背外侧前额叶皮质
	伦敦塔测验	远期计划	要求受试者计划一系列复杂的移动，来匹配球和环的两种安排	背外侧前额叶皮质
	N-back	工作记忆	要求受试者对刚出现的刺激与 *n* 次试验前呈现的刺激比较，两者相同时做出反应	背外侧前额叶皮质
	威斯康星卡片分类测验	注意设置的转换；持续	受试者根据每一张卡片上刺激物的形状、颜色或数量来分类卡片。有时分类规则在无通知前提下变换，受试者必须通过试验反馈来转换设置	背外侧前额叶皮质
注意	连线测验 B	注意转换；精神运动速度	给受试者呈现一张包含数字 1 ~ 12 和字母 A ~ L 的纸。记录按照交替顺序 1-A-2-B-3-C…… 连线的时间	额叶皮质
	Stroop 测验	选择注意；干扰控制	要求受试者念出单词的字体颜色，而其字体颜色与读音不一致	前扣带回皮质
	连续作业测验	持续注意；冲动控制	受试者必须在一系列的数字或字母中注意预定的目标刺激，在几分钟内目标刺激会以不可预知的和偶尔方式出现	（右侧）额叶皮质
决策制定	爱荷华赌博任务	承担风险；强化学习	受试者必须学会四副扑克的输赢；两副扑克与高收益有关，但是有时损失也更多，会影响整体债务	腹内侧前额叶皮质

[a] 了解这些测验及如何使用，见 Lezak 等 2004

（socially inappropriate）、冲动和情绪不稳定。另一症状是更易做出冒险的决定，这与长期负面影响有关（Bechara 等 1994）。这一综合征有时称为额叶去抑制综合征或获得性社会病态（Damasio 等 1990；Malloy 等 1993），可见于 Phineas Gage 的著名案例，更多见于近期腹外侧 PFC 受损的病例（Cato 等 2004；Eslinger 和 Damasio 1985）。这些行为改变和躁狂症状存在显著的平行关系，提示了腹侧 PFC 在双相障碍中起着重要作用。

有两个例子强调了执行功能和注意力之间的重叠。第一，注意转换任务评估认知的灵活性，受试者必须调整他或她的反应从一个维度（或“设置”）转换到另一维度。想象一下，你正在火车站站台上寻找朋友，你知道你的朋友身穿黑色夹克，戴红色围巾。你开始按照黑色夹克（按照夹克的颜色）在人群中筛查，但是你很快就意识到有太多穿黑夹克的人。你就会将注意转换到寻找红色围巾（按照围巾的颜色）方法。一个不灵活（或认知僵化）的人可能继续按夹克的颜色去寻找，即使这一做法无效。第二，选择注意测验通常评估受试者在抑制了一个由刺激驱动更自然（或优先）的应答后，做出反应的能力。通常使用 Stroop 测验来评估选择注意。Stroop 测验给受试者呈现不同颜色的单词，这些单词的字体颜色与其所描述的颜色一致或不一致。当要求受试者大声说出字体的颜色时，他或她必须抑制更多自主地想念那个单词的倾向。功能影像的研究一致显示，相对于一致 Stroop 试验（单词读音和字体颜色一致）而言，不一致 Stroop 试验时（单词读音和字体颜色不同）前扣带回皮质活性增高（Bush 等 2000；Pardo 等 1990）。

有证据显示 PFC 和前扣带回皮质参与了双相障碍的病理生理机制。研究发现，继发的情感障碍患者（如原发躯体病变所致的情感障碍）的抑郁情绪发生率增加，但与左侧额叶和左侧皮质下结构损害不一致（Robinson 等 1983；Starkstein 等 1987）。虽然两者的关联存在争论（Carson 等 2000；Singh 等 1998），但是一项大样本的研究证实卒中后抑郁和脑梗死存在相关性，尤其是脑梗死影响了左半球前额叶和皮质下区域（Vataja 等 2001）。继发的躁狂比继发抑郁更为罕见，通常与右侧半球额叶和基底节损害有关（Robinson 等 1988）。这种偏侧差异与情感处理的 Davidson 模型一致，后者指出右侧额叶主管回避行为，而左侧额叶主管趋利行为（Davidson，1992；Davidson 和 Irwin，1999）。由此推论，当一个人一侧半球受损，对侧的额叶皮质就会主导行为。

继发情感障碍的数据也提示了额叶皮质和基底节的重要连接——这种连接是与执行功能和注意功能相关的。一系列平行的、隔离的环路在基底节和丘脑以离散位置连接额叶区（运动皮质、额叶眼区、背外侧 PFC、腹外侧 PFC 和眶内侧 PFC）（Alexander 等 1986）。所以，具有特定基底节损害的患者（如帕金森病或亨廷顿病）也会出现额叶完整性相关任务的损害，包括注意转换、前瞻性计划和工作记忆任务（Cools，2006）。与非神经系统疾病相比，这些神经系统疾病的抑郁水平升高，且与残疾程度相一致（Ehmann 等 1990）。一些神经精神障碍及症状与特定的额叶 - 纹状体回路相关（Mega 和 Cummings，1994）。情感障碍涉及连接眶额叶皮质、前扣带回皮质及其纹状体的“情感回路”（见第 1 章图 1-1）。

研究证实，双相障碍患者存在 PFC 脑结构异常。尸检的组织学发现前扣带回皮质和前额叶背外侧皮质存在病理性改变。Drevets 等（1997）使用核磁共振成像检查双相障碍患者脑体积的变化，发现有情感障碍家族史的患者前扣带回膝下分区（位于胼胝体膝部以下）体积减小。在重性抑郁障碍的患者中也发现相似结果，而且也见于精神病性心境障碍第一次发作的患者（Hirayasu 等 1999）。基于体素的形态学研究已经证实，PFC 灰质体积减小是整个大脑结构的特征性改变（Lochhead 等 2004；Lopez-Larson 等 2002；Lyoo 等 2004）。

躁狂相的注意和执行功能

躁狂患者存在广泛多领域的神经心理学损害，包括执行功能、注意、冲动控制和决策制定（Clark 等 2001；McGrath 等 1997；Mur 等 2007；Murphy 等 1999，2001；Swann 等 2003）。双相障碍稳定期患者的持续注意损害似乎与工作记忆问题或想法保持是无关联的（Harmer 等 2002）。英国牛津一项研究入组 15 例双相障碍Ⅰ型躁狂住院患者（躁狂组），结果为杨氏躁狂量表（Young Mania Scale，YMS）评分较高（YMS 平均分 =21.1，提示中等程度躁狂），而汉密尔顿抑郁量表（Hamilton Rating Scale for Depression，Ham-D）提示无抑郁症状（Ham-D 平均分 =5.7），说明这些患者以躁狂发作为主，而非混合性发作。大多数患者服用抗精神病药物治疗，常常合并苯二氮䓬类药物。30 例健康对照的年龄、性别和受教育程度与躁狂组相匹配，在全面的神经心理学评估中，与对照组相比躁狂组大多数任务提示的损伤存在显著的统计学差异，但是持续注意［快速视觉信息处理（Rapid Visual Information Processing，RVIP）测试］和言语学习［加利福尼亚言语学习测验（California Verbal Learning Test，CVLT）］比其他任务好（Cohen’s d ≈ 2.0）。多变量判别函数分析显示，仅这两项任务，对躁狂受试者的判别正确率为 87%，对两组受试者的判别正确率为 91%，提示持续注意和言语学习缺陷与躁狂综合征（manic syndrome）密切相关。

上述 RVIP 任务是一项传统的连续性操作测验，受试者从一系列数字中监控预定的靶序列（如 3-5-7 连续序列）。当靶序列出现时，受试者就会按下按钮。在整个任务的 7 分钟内，靶序列偶尔或以不可预知的方式出现，所以受试者必须长期保持注意才能获得好成绩。在此项任务中，躁狂患者表现出两个效应，识别靶序列的比率要低于健康对照组（50.2% vs.75.7%），这可能并不意外。另外，错误反应增加，也就是说，不恰当的、非靶刺激的冲动按键（图 2-1）增加。Sax 等（1995，1998，1999）和 Swann 等（2003）的研究使用相同任务均证实了躁狂患者存在靶序列模式的认知改变。

除了注意力集中和维持问题之外，躁狂患者还存在注意力转换困难。躁狂患者与额叶受损患者相似，均有注意力转换任务如威斯康星卡片分类测验（Wisconsin Card Sorting Test，WCST）损害（见图 2-1 中测试描述）。在研究人员改变了规则的情况下，两类患者仍然持续按照之前的强化规则进行选择，从而导致错误（Clark 等 2001；McGrath 等 1997；Morice，1990；Tam 等 1998）。越来越多的证据表明，不同种类的注意力转换可能与 PFC 的解剖结构存在

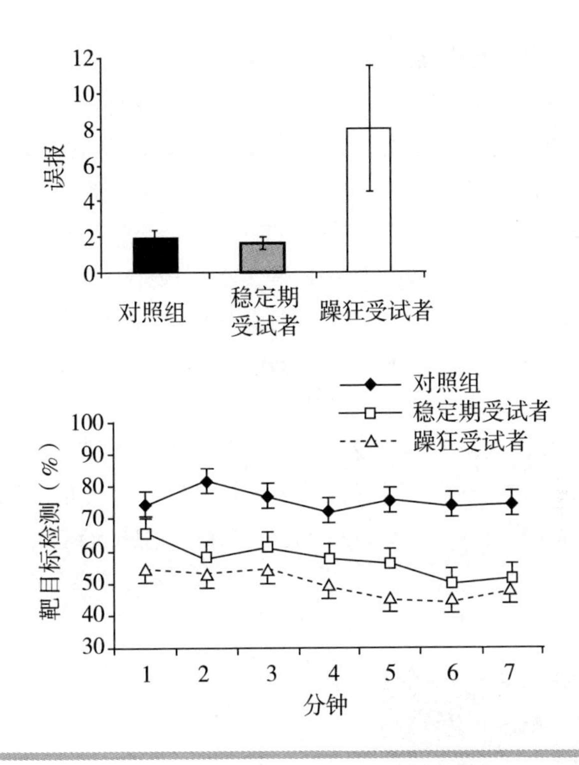

图 2-1 双相障碍患者的持续注意成绩

测试条件为躁狂发作（*n*=15）或稳定期（*n*=30）。健康对照组（*n*=30）年龄、性别和受教育程度均与研究组匹配。快速视觉信息处理（RVIP）持续 7 分钟。躁狂患者较健康对照组和稳定期患者误报更高。两组双相患者均表现出靶目标检测率减少。躁狂患者在任务期间靶目标检测率更少，而稳定期患者表现为警觉性衰减程度增加

来源：Reprinted from Clark L，Goodwin GM："State-and Trait-Related Deficits in Sustained Attention in Bipolar Disorder." *European Archives of Psychiatry and Clinical Neuroscience*, 254：61-68，2004. Used with permission from Springer Science and Business Media. See also Clark et al. 2001，2002.

分离现象。维度内和维度外（the intradimensional-extradimensional，ID-ED）任务是一项双选的视觉辨别测试，受试者需进行一系列阶段的测试，包括不同的注意力转换任务（Downes 等 1989）。逆向转换（reversal shifts）是指在反馈改变的基础上从一个刺激转换到另一个刺激。ID 转换需要对新刺激概括出所学的规则，而 ED 转换则需要从一个刺激维度切换至另一个刺激维度。在 ID-ED 任务中，人

类受试者大多数的错误常发生在逆向阶段或维度外的转换阶段。给予猕猴进行 ID-ED 模拟任务测试，研究证实存在神经心理学的双重分离，即眶额叶皮质病变损害逆向转换，而背外侧 PFC 病变损害维度外的转换（Dias 等 1996）。脑损害患者和健康对照组的神经影像学研究显示，眶额叶和（或）腹外侧 PFC（Brodmann 区 11/47）参与逆向学习（reversal learning）（Cools 等 2002；Fellows 和 Farah，2003；Hornak 等 2004；Rolls 等 1994），同时背外侧前额叶参与更高级的维度转换（Monchi 等 2001；R.D．Rogers 等 2000）。我们的研究表明，躁狂患者 ID-ED 任务中反转和维度外转换的错误率增加（Clark 等 2001）（图 2-2）。这说明额叶皮质存在广泛分布的处理障碍。

实验室检查——决策制定可以客观评估躁狂患者的判断能力受损。爱荷华赌博任务（Iowa Gambling Task）（Bechara 等 1994）是

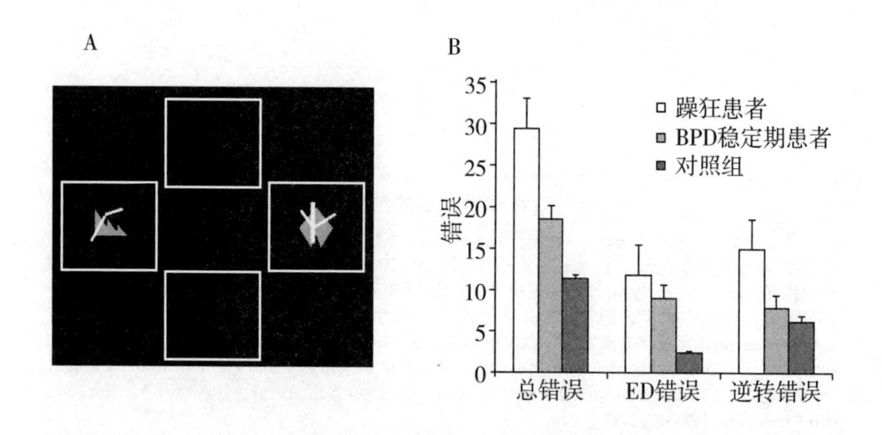

图 2-2 双相障碍患者注意转换

剑桥神经心理学测验自动化组（The Cambridge Neuropsychological Test Automated Battery，CANTAB）维度内和维度外转换（ID-ED）任务（http：//www.cantab.com）是对复杂刺激（如灰色形状和白色线条重叠）进行视觉辨别的双选择任务。受试者基于测试 - 测试的反馈进行一系列的注意转换。（A）逆转阶段，受试者从一个刺激（如视图 A 中左侧灰色锯齿样刺激）转换至另一个（视图 A 中右侧灰色形状），忽视另一个维度（alternative dimension）（白线）。在维度外（ED）转换阶段，受试者会注意新刺激，并且必须从对灰色形状的应答转变至对白线的应答。（B）躁狂受试者（n=15）较对照组在 ED 转换和反转阶段的错误数增加。双相障碍（BPD）稳定期的患者（n=30）ED 转换阶段错误数增加
来源：（A）Used with permission from Clark et al．2002（B）from Clark et al．2001.

评估腹内侧 PFC 受损患者判断能力是否损害的敏感量表，已经广泛应用于神经精神障碍中（Dunn 等 2006）。此项任务中，受试者可以从 4 副牌中选择 100 次。每次选择的牌会赢若干分，但是偶尔也会有惩罚。4 副牌输赢的概率也不同：A 牌和 B 牌是高风险的，即时奖励较高但是偶然惩罚也会很重，长远来看会导致亏损。C 牌和 D 牌属于安全牌，奖励较小但是惩罚可忽略不计，长远来看可以盈利。健康受试者可以克服最初对高风险牌的偏爱，通过 100 次选择可以学会选择安全牌。与腹内侧 PFC 受损有关的典型情况是在整个任务中患者持续偏爱高风险牌，尽管累计巨大亏损（Bechara 等 1994，2000）。最初的躁狂研究（Clark 等 2001）显示，与健康对照组比较，躁狂患者爱荷华赌博任务中总净得分（总的安全选择得分减去总的风险选择得分）较低。但平均来说，躁狂患者并没有显著偏爱安全牌而非风险牌，也并不完全类似于腹内侧 PFC 受损的患者。躁狂患者成绩较差，可能由于无法学会四副牌的奖励和意外惩罚所致，这通常与学习新知识障碍一致（例如加利福尼亚言语学习测验所测）。

在一个相关测试——剑桥赌博任务中，躁狂患者表现为概率判断受损，思考的时间增加（Murphy 等 2001）。这个测试的目的是消除爱荷华赌博任务中的学习元素，以至于分离行为改变特别是相关的冒险行为。虽然躁狂患者在任务中的赌博行为并未增多，但是却很少能通过所得的胜算几率来节制赌博。并且，概率判断障碍与 YMS 躁狂症状的评级相关。双相障碍稳定期的患者和重性抑郁障碍的患者此任务表现未受损（Rubinsztein 等 2000）。因此，决策制定缺陷似乎与躁狂状态密切相关。随后功能影像学试验在类似赌博任务中测量了躁狂患者的局部脑血流量，这个赌博任务是在可能性较小的奖励和可能性更小但奖励更高的两者之间进行选择（Rubinsztein 等 2001）。在这些患者中，与决策制定有关的前扣带回（Brodmann 区 32）活性增加，而额下回（Brodmann 区 47）活性下降，这表明前额叶中间部和腹部回路调节异常。

随后的工作显示，另一个决策制定的客观措施可以确定患者的判断能力受损情况。在一项双选择的猜测任务中，躁狂患者在高错误率时更有可能转换应答（Minassian 等 2004）。在采纳建议的任务中，由心理学操作引起的积极心境的双相障碍患者，往往做出反对合作者建议的决定（Mansell 和 Lam，2006）。而消极心境的患者或健康对照组在积极（或消极）心境时未见此类效应（Mansell 和 Lam，2006）。但是在目前躁狂发作的患者中还有待证实。

上述发现清楚地表明，双相障碍躁狂相的患者存在执行功能和注意功能的广泛损害。除了传统上与背外侧 PFC 相关的任务受损外，如计划和注意集中转移，躁狂患者还存在眶额叶区域有关测量的显著损害，包括决策制定、逆向学习和冲动控制的实验室测查。功能影像学研究发现在静息状态扫描时躁狂患者眶额叶皮质血流量和代谢发生改变。Blumberg 等（1999）报道了躁狂患者眶额叶皮质血流量下降 22%。Goodwin 等（1997）入组 14 例患者，在自愿停用锂盐前后扫描大脑，50% 的患者在停用锂盐后扫描时出现躁狂症状，并且躁狂评分增加，相关的眶额叶皮质和前扣带回灌注量增加。Drevets 等（1997）也发现躁狂患者静息态时膝下扣带回区域脑血流量增加，而双相障碍患者相同区域脑体积减小。静息态研究的不足之处在于无法控制扫描时的思维内容，并且活性增加可能仅与躁狂状态有关，如思维奔逸。

一些研究开始检查躁狂患者任务执行过程中的功能反应（如 Rubinsztein 等 2001）。在执行 Go-No Go 任务时需要抑制冲动反应，如功能核磁共振所示，11 例躁狂患者右侧眶额叶皮质（Brodmann 区 47）反应迟钝（Altshuler 等 2005），而这一区域是抑制控制的关键部位（Aron 等 2003）。类似的见于 Blumberg 等（2003）研究，后者报道了躁狂患者在 Stroop 测试中右眶额叶皮质反应迟钝［这一研究提示状态 - 特质相关改变的模式，后面将在“缓解（稳定）期双相障碍的功能”中讨论］。总之，这些躁狂患者大脑活性研究的初步结果，似乎证明了躁狂状态时存在眶额叶皮质功能障碍，这可能导致去抑制和决策制定不佳的症状。

缓解（稳定）期双相障碍的认知功能

关于双相障碍和精神分裂症（早发痴呆）之间的区别，Kraepelin 认为，双相障碍的特征在发作间歇期其功能明显恢复，而早发痴呆病程是逐渐加重。但近年来，人们逐渐认识到，在双相障碍急性发作期以外，仍有可能持续存在某种程度的神经认知损害。针对这些持续的缺陷给予药物或心理治疗，可能会改善双相障碍患者的功能结局。

为了评估双相障碍稳定期的神经认知功能，我们入组了 30 例门诊双相障碍 I 型稳定期患者（发作间歇期功能明显恢复，与早发痴呆心境逐渐恶化不同），要求汉密尔顿抑郁量表低于 9 分和杨氏躁狂量表小于 9 分。这些患者主要服用心境稳定剂（19 例服用锂盐），1/3 患者服用 5- 羟色胺再摄取抑制剂。研究组与 30 例健康对照组的受试者均进行相同的神经心理学评估（Clark 等 2002），这些神经心理学评估量表与我们之前躁狂的研究相同。稳定期的患者在完成一些执行功能测验水平与对照组相当，包括言语流畅性、Stroop 测试、战略工作记忆任务和评估前瞻性计划的伦敦塔测验。同时在评估风险决策制定的爱荷华赌博任务中表现正常。这样的结果显示患者的认知功能并未全面受损（全面受损常见于精神分裂症和某些双相障碍），并且强调可以测查到的受损认知领域，因此，这可能是双相障碍稳定期认知功能最为典型的特征。稳定期组有 3 个量表与对照组明显不同：RVIP 测试的持续注意、加利福尼亚言语学习测验的记忆任务和 EI-ED 转换任务（特别是维度外转换阶段；图 2-2）。RVIP 中，与对照组比较，稳定期组表现出警觉性递减程度增强：稳定期组在测试的第一分钟与对照组相同，但是对靶目标的检测较对照组显著下降（图 1-1）。对靶目标刺激的反应潜伏期也延迟，但并未像躁狂患者一样错误反应增加。

稳定期患者存在轻微的情感症状。尽管其得分低于稳定期的划界分，但是其 HAMD 和 YMS 评分明显高于对照组。这一现象在临床中较为常见，由此提出了一个概念性的问题：当谈及神经心理学损害，这究竟是稳定期的损害，还是恢复期的特征性标记？让人困惑。实事求是地讲，如果我们控制了残留的情感症状，仅神经心理测查残留明显损害是针对 RVIP 靶目标检测。

一些其他研究报道双相障碍稳定期执行功能未受损（Pirkola 等 2005；Rubinsztein 等 2000；van Gorp 等 1998）。van Gorp 等（1998）研究显示，仅共病酒依赖的双相障碍患者的 WCST 持续性受损。Rubinsztein 等（2000）研究发现双相障碍稳定期的患者在剑桥赌博任务中的决策制定未受损。两项进一步的研究显示，持续注意轮廓的靶目标检测受损而错误应答未受损。Liu 等（2002）的纵向设计研究分别对 15 例双相障碍患者在入院时（未明确临床状态）和出院后几天内分别测试。入院时，双相障碍患者刺激消退连续作业测验严重受损，主要表现为目标检测和错误应答率两方面（采用符号探测分析）。出院时，双相障碍患者靶目标检测受损而错误应答率正常。引起更多的冲动性应答 Swann 等（2003）研究比较了 25 例稳定期患者和 14 例躁狂患者之间的连续性操作测验成绩包括“捕获”试验。稳定期和躁狂状态患者较对照组发现的靶目标显著减少（躁狂患者受损更为明显，尽管不显著）。任务中仅躁狂患者冲动性错误应答增加。同时回顾上一章节“躁狂症的注意和执行功能”的数据，通过检测决策制定、逆向学习和错误应答，这些研究均表明眶额叶皮质功能异常可能是双相障碍的状态 - 特质缺陷，可能与躁狂综合征有关。

稳定期执行功能障碍是否全面恢复尚存在争论。许多研究，包括我们的研究，都表明执行功能障碍不是稳定期的特征性表现，虽然这些研究还没有足够的把握检测到微弱的效应，但这种损害趋势存在于许多领域（Clark 等 2002；Harmer 等 2002；Rubinsztein 等 2000）。还有许多研究发现稳定期患者存在执行功能障碍。虽然其中一些特别是早期研究，并未充分地控制残留症状（Atre-Vaidya 等 1998；Coffman 等 1990；Krabbendam 等 2000；Tham 等 1997；Zubieta 等 2001）。其他研究，特别是最近的研究显示，控制了残留情感症状后双相障碍患者存在显著的执行功能障碍（如言语流畅性、前瞻计划和工作记忆）（Ferrier 等 1999；Frangou 等 2005；Martinez-Aran 等 2004；Mur 等 2007；Thompson 等 2005）。明确定义的稳定期患者可能也存在选择注意和注意转换（通过 Stroop 测验、连线测验 B 和 WCST 检查显示）的缺陷（Altshuler 等 2004；Ferrier 等 1999）。病例对照组差异的大小可能关键取决于队列的选择、用药情况和采用的成套测验的大小（如进行很长时间的检测时，注意疲劳可能会混淆结果）。我们的经验一致认为持续注意对双相障碍患者来说极其敏感，甚至当其他测验显示患者已经康复，这具有重要的理论和实践意义。但是，我们不否认有些双相患者认知功能的结局较差，因此，可能更像精神分裂症患者。存在严重损害患者的比例在很大程度上取决于样本和样本来源。从这个角度来说，患者的残疾程度非常明显。

通过神经心理学测验和功能影像学检测两者联合使用，我们对双相障碍稳定期认知功能获得了进一步的深入了解。其中一些研究使用了 Stroop 测验，后者应用于神经影像学并在前扣带回产生稳定信号，这一点已经得到广泛验证。Gruber 等（2002）报道双相障碍稳定期患者前扣带回活性较对照组下降，这可能表明双相障碍组存在激活任务相关的神经回路障碍［也见于 Matsuo 等（2002）研究的言语流畅性，Monks 等（2004）研究的 N-back 工作记忆］。随后一项研究使用了变型的 Stroop 测验，要求受试者念出每行所有 X 的颜色，结果发现双相患者在不一致抑制任务中 PFC 背外侧和腹外侧区域活性较基线抑制任务时下降（Kronhaus 等 2006）。另外，双相障碍组在不一致抑制 Stroop 任务中眶额叶和 PFC 内侧区域活性下降。Blumberg 等（2003）的研究也发现稳定期患者眶额叶区域活性相对下降，在躁狂相和抑郁相也存在相同的效应。这表明了眶额叶皮层病理生理学的特征性标志。任务相关的失活可能是由于眶额叶回路在执行非情绪或简单任务时相对过度激活（Kronhaus 等 2006）。另一项研究通过检测其他的认知激活任务，包括持续注意任务（Strakowski 等 2004）和内隐序列的系列反应时间任务（Berns 等 2002），也发现双相障碍稳定期患者在执行非情绪任务时边缘系统过度激活。简单来说，这些结果发现，双相障碍患者会调动情绪网络来处理非情绪问题。与这些发现一致的是，有研究显示双相障碍患者在进行心理情绪加工时其情绪升高（Kruger 等 2006；Mansell 和 Lam，2006）。

一些临床和人口学因素伴随甚至可能调节双相障碍患者持续的执行和注意功能损害。我们的数据表明一些执行功能和记忆障碍与亚临床情绪症状有关（Clark 等 2002；Ferrier 等 1999）。Altshuler 等（2004）报道稳定期患者 WCST 成绩呈双峰分布，其中一个亚组与对照组无差别，另一个亚组存在显著的损害，与精神分裂症无差别。一些研究报道了执行功能障碍和双相障碍病程和 / 或疾病发作次数相关（Clark 等 2002；Frangou 等 2005；Thompson 等 2005）。

抑郁相功能

与双相抑郁的文献相反，一篇重要文献评估了重性抑郁（单相）障碍的神经认知功能（M.A. Rogers 等 2004）。研究评估了言语流畅性、选择性注意（使用 Stroop 测验）、前瞻计划和工作记忆，结果显示重性抑郁障碍患者的结果不尽相同（Channon 等 1993；Elliott 等 1996；Franke 等 1993；Grant 等 2001；Purcell 等 1997；Trichard 等 1995）。已经证实抑郁障碍患者确实存在注意转换损害，也见于焦虑的大学生中（Channon 和 Green，1999），这表明抑郁情绪和临床上抑郁症存在一定的联系。鉴于单相抑郁的异质性，这些混杂的结果可能不足为奇。一些研究并未发现症状的严重程度和执行功能障碍存在关联（Degl’Innocenti 等 1998；Porter 等 2003；Trichard 等 1995）。但是，执行功能损害特别是与重性抑郁障碍患者的忧郁特质有关（Austin 等 1999），而忧郁症状可能在双相抑郁中较为常见（Mitchell 等 2001）。精神病性特质也与 Stroop 测验较大损害有关（Schatzberg 等 2000）。情感淡漠，常与前扣带回损害和神经系统疾病运动不能性缄默症有关，也与 Stroop 测验、言语流畅性测验和 WCST 成绩相关（Feil 等 2003）。

一些研究报道称重性抑郁障碍的注意和执行功能损害在疾病稳

定期时恢复至正常。急性抑郁发作（Hart 等 1998；van den Bosch 等 1996）时存在持续注意损害，以前至少两次发作的重性抑郁障碍（Clark 等 2005b）患者在门诊治疗稳定期时未见持续注意损害，并且 Liu 等（2002）研究显示 22 例无精神病性症状的重性抑郁（Ham-D 均数 =5.8，表明无临床显著抑郁）门诊患者在刺激消退连续作业测验中成绩未受损。

与单相抑郁不同，双相抑郁的神经心理学研究匮乏。Sweeney 等（2000）比较了双相抑郁、单相抑郁和双相躁狂患者剑桥神经心理学自动化成套测验（Cambridge Neuropsychological Test Automated Battery，CANTAB）中的多个任务，虽然躁狂患者执行功能损害严重，而两个抑郁组伦敦塔测验的计划能力和 ID-ED 注意转换水平类似，并未受损。但是，两个抑郁组 Ham-D 评分仅显示中度抑郁。最近一项研究报道，双相重性抑郁患者在 ID-ED 任务中的维度外设置 - 转换能力受损（Rubinsztein 等 2006）。Basso 等（2002）测试了抑郁、躁狂和混合状态的双相障碍患者，发现 3 组在言语流畅性测验和连线测验 B 中执行和注意功能均明显受损，但是组间差异无统计学意义。Borkowska 和 Rybakowski（2001）的进一步研究未设置对照组，但是发现未服药的双相抑郁组 WCST、连线测验和 Stroop 测验成绩差于单相抑郁组，两组间病程和疾病严重程度均匹配。这些研究一致认为，双相抑郁也存在执行和注意功能损害。但是尚缺乏证据证实眶额叶功能障碍所示的认知改变是双相抑郁的特征表现，如冲动错误应答和决策制定受损，这些也见于躁狂。

执行功能作为一个内表型

本书第 4 章详细讨论了双相障碍神经认知功能作为内表型的可能性。我们的经验有限但是具有启发性。我们比较了双相 I 型患者的一级亲属和稳定期抑郁患者的持续注意和注意转换（Clark 等 2005a，2005b）。我们有理由相信由于抑郁在患者亲属中相当常见，所以我们设置后者作为对照组。实际上，一级亲属和单相抑郁稳定期的患者均表现为在转换设定时错误增加（Clark 等 2005b）。因此，这种模式的应答可能是由于心境障碍风险的非特异性所致——例如，由于解决问题的刻板方式所致，这不是双相障碍的特征性表现（见第 6 章，作为心理治疗过程中的干预手段，“改善双相障碍的心理治疗实践与技巧——认知神经科学课程”将进一步讨论转换设定和认知僵化的损害情况）。

临床意义

注意障碍的临床影响可能较为深远。我们知道双相障碍患者往往受过良好教育，但在其职业生涯中不被看好，如下文案例所示。虽然控制不良可能会明显导致这种趋势，但并非完全是其所致。

案例

患者，男性，29 岁，大学毕业生，大学一年级时第一次躁狂发作，病情缓解后完成大学学业。获得学士学位后，患者表现为慢性不稳定轻躁狂的持续状态，这种状态较为难治。最终，双丙戊酸钠和抗精神病药联合应用有效，病情稳定 2 年。在这段时间内，患者在一个慈善机构中担任研究人员，但患者在电脑前工作时很难保持持续性注意力，并且不喜欢别人施压。当患者加班增多以尽量清理积压的工作时，再次躁狂发作。辞职后患者心境稳定了数月。至此，患者从未出现过严重的抑郁症状。做正式检查时，患者持续注意较差，且主观认为这一任务比其他测试更难。之后，患者出现了典型的抑郁发作，无法带薪工作长达 6 年。即使停药后，患者的认知功能恢复仍有限，以致无法从事所期盼的工作。

小结

注意和执行功能是学术和专业成功的关键。目前我们已知双相障碍患者相关神经认知的信息还都局限在疾病较为严重阶段的工作状态。可是，双相障碍Ⅰ型疾病进展中存在持续注意受损。研究者尚不知道这一损害通过有效治疗是否可以预防，但是持续注意恢复可能是长期干预一个有意义的终点。注意转换（持续言语）障碍在双相障碍患者也极为常见。但是，这种功能显著改变并不限于双相障碍患者，也见于未发病的亲属和复发性单相抑郁障碍患者。注意转换的评估可能为所有类型的心境障碍提供了风险相关的行为内表型。这一评估是否能够阐述导致抑郁直接风险的认知机制尚不清楚，但是可能确实如此。认知功能的持续损害混杂了慢性症状的影响，甚至在亚综合征明显时，可能也受个体的行为和合并用药的影响。我们所描述的认知缺陷是双相障碍残疾的重要部分。应该更多地关注临床试验的结局或常规临床情况下的自然结局评估。

要点

- 双相障碍认知缺陷存在暂时的（状态）和持久的（特质）特点。
- 神经影像学研究提示，双相障碍患者前额叶皮层灰质体积异常减少，这一结果与执行功能异常相一致。
- 双相障碍躁狂患者存在广泛的执行和注意功能障碍，包括持续性思维和持续注意受损。这些损害，特别是持续注意受损，很大程度上持续至病情稳定期。
- 双相障碍躁狂患者存在冲动应答、决策制定受损、计算概率的判断力差、难以控制的冒险行为。这些缺陷会很大程度上在稳定期减轻。
- 双相障碍稳定期表现为处理非情感信息时边缘系统活性增加，这与所观察到的“特质情绪”一致。
- 双相障碍恢复期的患者可能持续存在选择性注意、注意转换和言语计划（背外侧前额叶皮质的功能）、决策制定、反转学习和冲动控制（眶额叶皮质的功能）受损。
- 某些执行功能异常，如解决问题时的认知流畅性，明显见于双相和单相障碍患者及其亲属，且可能是抑郁症的功能，而不仅是诊断极性。

- 注意和执行功能缺陷与双相障碍患者功能损害显著相关，常导致心理社会功能难以恢复到最佳水平。

参考文献

Abood Z, Sharkey A, Webb M, et al: Are patients with bipolar affective disorder socially disadvantaged? a comparison with a control group. Bipolar Disord 4:243–248, 2002

Alexander GE, DeLong MR, Strick PL: Parallel organization of functionally segregated circuits linking basal ganglia and cortex. Annu Rev Neurosci 9:357–381, 1986

Altshuler LL, Ventura J, van Gorp WG, et al: Neurocognitive function in clinically stable men with bipolar I disorder or schizophrenia and normal control subjects. Biol Psychiatry 56:560–569, 2004

Altshuler LL, Bookheimer SY, Townsend J, et al: Blunted activation in orbitofrontal cortex during mania: a functional magnetic resonance imaging study. Biol Psychiatry 58:763–769, 2005

Aron AR, Fletcher PC, Bullmore ET, et al: Stop-signal inhibition disrupted by damage to right inferior frontal gyrus in humans. Nat Neurosci 6:115–116, 2003

Atre-Vaidya N, Taylor MA, Seidenberg M, et al: Cognitive deficits, psychopathology, and psychosocial functioning in bipolar mood disorder. Neuropsychiatry Neuropsychol Behav Neurol 11:120–126, 1998

Austin MP, Mitchell P, Wilhelm K, et al: Cognitive function in depression: a distinct pattern of frontal impairment in melancholia? Psychol Med 29:73–85, 1999

Basso MR, Lowery N, Neel J, et al: Neuropsychological impairment among manic, depressed, and mixed-episode inpatients with bipolar disorder. Neuropsychology 16:84–91, 2002

Bearden CE, Hoffman KM, Cannon TD: The neuropsychology and neuroanatomy of bipolar affective disorder: a critical review. Bipolar Disord 3:106–150; discussion 151–153, 2001

Bechara A, Damasio AR, Damasio H, et al: Insensitivity to future consequences following damage to human prefrontal cortex. Cognition 50:7–15, 1994

Bechara A, Tranel D, Damasio H: Characterization of the decision-making deficit of patients with ventromedial prefrontal cortex lesions. Brain 123:2189–2202, 2000

Berns GS, Martin M, Proper SM: Limbic hyperreactivity in bipolar II disorder. Am J Psychiatry 159:304–306, 2002

Blumberg HP, Stern E, Ricketts S, et al: Rostral and orbital prefrontal cortex dysfunction in the manic state of bipolar disorder. Am J Psychiatry 156:1986–1988,

1999

Blumberg HP, Leung HC, Skudlarski P, et al: A functional magnetic resonance imaging study of bipolar disorder: state- and trait-related dysfunction in ventral prefrontal cortices. Arch Gen Psychiatry 60:601–609, 2003

Borkowska A, Rybakowski JK: Neuropsychological frontal lobe tests indicate that bipolar depressed patients are more impaired than unipolar. Bipolar Disord 3:88–94, 2001

Bush G, Luu P, Posner MI: Cognitive and emotional influences in anterior cingulate cortex. Trends Cogn Sci 4:215–222, 2000

Carson AJ, MacHale S, Allen K, et al: Depression after stroke and lesion location: a systematic review. Lancet 356:122–126, 2000

Cato MA, Delis DC, Abildskov TJ, et al: Assessing the elusive cognitive deficits associated with ventromedial prefrontal damage: a case of a modern-day Phineas Gage. J Int Neuropsychol Soc 10:453–465, 2004

Cavanagh JT, van Beck M, Muir W, et al: Case-control study of neurocognitive function in euthymic patients with bipolar disorder: an association with mania. Br J Psychiatry 180:320–326, 2002

Channon S, Green PS: Executive function in depression: the role of performance strategies in aiding depressed and non-depressed participants. J Neurol Neurosurg Psychiatry 66:162–171, 1999

Channon S, Baker JE, Robertson MM: Working memory in clinical depression: an experimental study. Psychol Med 23:87–91, 1993

Clark L, Goodwin GM: State- and trait-related deficits in sustained attention in bipolar disorder. Eur Arch Psychiatry Clin Neurosci 254:61–68, 2004

Clark L, Iversen SD, Goodwin GM: A neuropsychological investigation of prefrontal cortex involvement in acute mania. Am J Psychiatry 158:1605–1611, 2001

Clark L, Iversen SD, Goodwin GM: Sustained attention deficit in bipolar disorder. Br J Psychiatry 180:313–319, 2002

Clark L, Kempton MJ, Scarna A, et al: Sustained attention deficit confirmed in euthymic bipolar disorder, but not in first-degree relatives of bipolar patients or euthymic unipolar depression. Biol Psychiatry 57:183–187, 2005a

Clark L, Scarna A, Goodwin GM: Impairment of executive function but not memory in first-degree relatives of patients with bipolar I disorder and in euthymic patients with unipolar depression. Am J Psychiatry 162:1980–1982, 2005b

Coffman JA, Bornstein RA, Olson SC, et al: Cognitive impairment and cerebral structure by MRI in bipolar disorder. Biol Psychiatry 27:1188–1196, 1990

Cools R: Dopaminergic modulation of cognitive function—implications for L-DOPA treatment in Parkinson's disease. Neurosci Biobehav Rev 30:1–23, 2006

Cools R, Clark L, Owen AM, et al: Defining the neural mechanisms of probabilistic reversal learning using event-related functional magnetic resonance imaging. J Neurosci 22:4563–4567, 2002

Coryell W, Scheftner W, Keller M, et al: The enduring psychosocial consequences of mania and depression. Am J Psychiatry 150:720–727, 1993

Damasio AR, Tranel D, Damasio H: Individuals with sociopathic behavior caused by frontal damage fail to respond autonomically to social stimuli. Behav Brain Res 41:81–94, 1990

Davidson RJ: Anterior cerebral asymmetry and the nature of emotion. Brain Cogn 20:125–151, 1992

Davidson RJ, Irwin W: The functional neuroanatomy of emotion and affective style. Trends Cogn Sci 3:11–21, 1999

Degl'Innocenti A, Agren H, Bäckman L: Executive deficits in major depression. Acta Psychiatr Scand 97:82–88, 1998

Desimone R, Duncan J: Neural mechanisms of selective visual attention. Annu Rev Neurosci 18:193–222, 1995

Dias R, Robbins TW, Roberts AC: Dissociation in prefrontal cortex of affective and attentional shifts. Nature 380:69–72, 1996

Downes JJ, Roberts AC, Sahakian BJ, et al: Impaired extra-dimensional shift performance in medicated and unmedicated Parkinson's disease: evidence for a specific attentional dysfunction. Neuropsychologia 27:1329–1343, 1989

Drevets WC, Price JL, Simpson JR Jr, et al: Subgenual prefrontal cortex abnormalities in mood disorders. Nature 386:824–827, 1997

Dunn BD, Dalgleish T, Lawrence AD: The somatic marker hypothesis: a critical evaluation. Neurosci Biobehav Rev 30:239–271, 2006

Ehmann TS, Beninger RJ, Gawel MJ, et al: Depressive symptoms in Parkinson's disease: a comparison with disabled control subjects. J Geriatr Psychiatry Neurol 3:3–9, 1990

Elliott R, Sahakian BJ, McKay AP, et al: Neuropsychological impairments in unipolar depression: the influence of perceived failure on subsequent performance. Psychol Med 26:975–989, 1996

Eslinger PJ, Damasio AR: Severe disturbance of higher cognition after bilateral frontal lobe ablation: patient EVR. Neurology 35:1731–1741, 1985

Feil D, Razani J, Boone K, et al: Apathy and cognitive performance in older adults with depression. Int J Geriatr Psychiatry 18:479–485, 2003

Fellows LK, Farah MJ: Ventromedial frontal cortex mediates affective shifting in humans: evidence from a reversal learning paradigm. Brain 126:1830–1837, 2003

Ferrier IN, Stanton BR, Kelly TP, et al: Neuropsychological function in euthymic patients with bipolar disorder. Br J Psychiatry 175:246–251, 1999

Frangou S, Donaldson S, Hadjulis M, et al: The Maudsley Bipolar Disorder Project: executive dysfunction in bipolar disorder I and its clinical correlates. Biol Psychiatry 58:859–864, 2005

Franke P, Maier W, Hardt J, et al: Assessment of frontal lobe functioning in schizophrenia and unipolar major depression. Psychopathology 26:76–84, 1993

Goodwin GM, Cavanagh JT, Glabus MF, et al: Uptake of 99mTc-exametazime shown by single photon emission computed tomography before and after lithium withdrawal in bipolar patients: associations with mania. Br J Psychiatry 170:426–430, 1997

Grant MM, Thase ME, Sweeney JA: Cognitive disturbance in outpatient depressed younger adults: evidence of modest impairment. Biol Psychiatry 50:35–43, 2001

Gruber SA, Rogowska J, Holcomb P, et al: Stroop performance in normal control subjects: an fMRI study. Neuroimage 16:349–360, 2002

Harmer CJ, Clark L, Grayson L, et al: Sustained attention deficit in bipolar disorder is not a working memory impairment in disguise. Neuropsychologia 40:1586–1590, 2002

Hart RP, Wade JB, Calabrese VP, et al: Vigilance performance in Parkinson's disease and depression. J Clin Exp Neuropsychol 20:111–117, 1998

Hirayasu Y, Shenton ME, Salisbury DF, et al: Subgenual cingulate cortex volume in first-episode psychosis. Am J Psychiatry 156:1091–1093, 1999

Hornak J, O'Doherty J, Bramham J, et al: Reward-related reversal learning after surgical excisions in orbito-frontal or dorsolateral prefrontal cortex in humans. J Cogn Neurosci 16:463–478, 2004

Ilonen T, Taiminen T, Lauerma H, et al: Impaired Wisconsin Card Sorting Test performance in first-episode schizophrenia: resource or motivation deficit? Compr Psychiatry 41:385–391, 2000

Kessing LV: Cognitive impairment in the euthymic phase of affective disorder. Psychol Med 28:1027–1038, 1998

Krabbendam L, Honig A, Wiersma J, et al: Cognitive dysfunctions and white matter lesions in patients with bipolar disorder in remission. Acta Psychiatr Scand 101:274–280, 2000

Kronhaus DM, Lawrence NS, Williams AM, et al: Stroop performance in bipolar disorder: further evidence for abnormalities in the ventral prefrontal cortex. Bipolar Disord 8:28–39, 2006

Kruger S, Alda M, Young LT, et al: Risk and resilience markers in bipolar disorder: brain responses to emotional challenge in bipolar patients and their healthy siblings. Am J Psychiatry 163:257–264, 2006

Lezak MD, Howieson DB, Loring DW: Neuropsychological Assessment, 4th Edition. New York, Oxford University Press, 2004

Liu SK, Chiu CH, Chang CJ, et al: Deficits in sustained attention in schizophrenia and affective disorders: stable versus state-dependent markers. Am J Psychiatry 159:975–982, 2002

Lochhead RA, Parsey RV, Oquendo MA, et al: Regional brain gray matter volume differences in patients with bipolar disorder as assessed by optimized voxel-based morphometry. Biol Psychiatry 55:1154–1162, 2004

Lopez-Larson MP, DelBello MP, Zimmerman ME, et al: Regional prefrontal gray and white matter abnormalities in bipolar disorder. Biol Psychiatry 52:93–100, 2002

Lyoo IK, Kim MJ, Stoll AL, et al: Frontal lobe gray matter density decreases in bipolar I disorder. Biol Psychiatry 55:648–651, 2004

Malloy P, Bihrle A, Duffy J, et al: The orbitomedial frontal syndrome. Arch Clin Neuropsychol 8:185–201, 1993

Mansell W, Lam D: "I won't do what you tell me!" Elevated mood and the assessment of advice-taking in euthymic bipolar I disorder. Behav Res Ther 44:1787–1801, 2006

Martinez-Aran A, Vieta E, Reinares M, et al: Cognitive function across manic or hypomanic, depressed, and euthymic states in bipolar disorder. Am J Psychiatry 161:262–270, 2004

Matsuo K, Kato N, Kato T: Decreased cerebral haemodynamic response to cognitive and physiological tasks in mood disorders as shown by near-infrared spectroscopy. Psychol Med 32:1029–1037, 2002

McGrath J, Scheldt S, Welham J, et al: Performance on tests sensitive to impaired executive ability in schizophrenia, mania and well controls: acute and subacute phases. Schizophr Res 26:127–137, 1997

Mega MS, Cummings JL: Frontal-subcortical circuits and neuropsychiatric disorders. J Neuropsychiatry Clin Neurosci 6:358–370, 1994

Merriam EP, Thase ME, Haas GL, et al: Prefrontal cortical dysfunction in depression determined by Wisconsin Card Sorting Test performance. Am J Psychiatry 156:780–782, 1999

Mesulam MM: The human frontal lobes: transcending the default mode through contingent processing, in Principles of Frontal Lobe Function. Edited by Stuss DT, Knight RT. New York, Oxford University Press, 2002, pp 8–30

Minassian A, Paulus MP, Perry W: Increased sensitivity to error during decision-making in bipolar disorder patients with acute mania. J Affect Disord 82:203–208, 2004

Mitchell PB, Wilhelm K, Parker G, et al: The clinical features of bipolar depression: a comparison with matched major depressive disorder patients. J Clin Psychiatry 62:212–216, 2001

Monchi O, Petrides M, Petre V, et al: Wisconsin Card Sorting revisited: distinct neural circuits participating in different stages of the task identified by event-related functional magnetic resonance imaging. J Neurosci 21:7733–7741, 2001

Monks PJ, Thompson JM, Bullmore ET, et al: A functional MRI study of working memory task in euthymic bipolar disorder: evidence for task-specific dysfunction. Bipolar Disord 6:550–564, 2004

Morice R: Cognitive inflexibility and pre-frontal dysfunction in schizophrenia and mania. Br J Psychiatry 157:50–54, 1990

Mur M, Portella MJ, Martinez-Aran A, et al: Persistent neuropsychological deficit in euthymic bipolar patients: executive function as a core deficit. J Clin Psychiatry 68:1078–1086, 2007

Murphy FC, Sahakian BJ, Rubinsztein JS, et al: Emotional bias and inhibitory control processes in mania and depression. Psychol Med 29:1307–1321, 1999

Murphy FC, Rubinsztein JS, Michael A, et al: Decision-making cognition in mania and depression. Psychol Med 31:679–693, 2001

Pardo JV, Pardo PJ, Janer KW, et al: The anterior cingulate cortex mediates processing selection in the Stroop attentional conflict paradigm. Proc Natl Acad Sci USA 87:256–259, 1990

Pirkola T, Tuulio-Henriksson A, Glahn D, et al: Spatial working memory function in twins with schizophrenia and bipolar disorder. Biol Psychiatry 58:930–936, 2005

Porter RJ, Gallagher P, Thompson JM, et al: Neurocognitive impairment in drug-free patients with major depressive disorder. Br J Psychiatry 182:214–220, 2003

Posner MI, Petersen SE: The attention system of the human brain. Annu Rev Neurosci 13:25–42, 1990

Purcell R, Maruff P, Kyrios M, et al: Neuropsychological function in young patients with unipolar major depression. Psychol Med 27:1277–1285, 1997

Quraishi S, Frangou S: Neuropsychology of bipolar disorder: a review. J Affect Disord 72:209–226, 2002

Robinson RG, Kubos KL, Starr LB, et al: Mood changes in stroke patients: relationship to lesion location. Compr Psychiatry 24:555–566, 1983

Robinson RG, Boston JD, Starkstein SE, et al: Comparison of mania and depression after brain injury: causal factors. Am J Psychiatry 145:172–178, 1988

Rogers MA, Kasai K, Koji M, et al: Executive and prefrontal dysfunction in unipolar depression: a review of neuropsychological and imaging evidence. Neurosci Res 50:1–11, 2004

Rogers RD, Andrews TC, Grasby PM, et al: Contrasting cortical and subcortical activations produced by attentional-set shifting and reversal learning in humans. J Cogn Neurosci 12:142–162, 2000

Rolls ET, Hornak J, Wade D, et al: Emotion-related learning in patients with social and emotional changes associated with frontal lobe damage. J Neurol Neurosurg Psychiatry 57:1518–1524, 1994

Rubinsztein JS, Michael A, Paykel ES, et al: Cognitive impairment in remission in bipolar affective disorder. Psychol Med 30:1025–1036, 2000

Rubinsztein JS, Fletcher PC, Rogers RD, et al: Decision-making in mania: a PET study. Brain 124 (part 12):2550–2563, 2001

Rubinsztein JS, Michael A, Underwood BR, et al: Impaired cognition and decision-making in bipolar depression but no “affective bias” evident. Psychol Med 36:629–639, 2006

Sax KW, Strakowski SM, McElroy SL, et al: Attention and formal thought disorder in mixed and pure mania. Biol Psychiatry 37:420–423, 1995

Sax KW, Strakowski SM, Keck PE Jr, et al: Symptom correlates of attentional improvement following hospitalization for a first episode of affective psychosis. Biol Psychiatry 44:784–786, 1998

Sax KW, Strakowski SM, Zimmerman ME, et al: Frontosubcortical neuroanatomy and the Continuous Performance Test in mania. Am J Psychiatry 156:139–141,

1999

Schatzberg AF, Posener JA, DeBattista C, et al: Neuropsychological deficits in psychotic versus nonpsychotic major depression and no mental illness. Am J Psychiatry 157:1095–1100, 2000

Scott J: Psychotherapy for bipolar disorder. Br J Psychiatry 167:581–588, 1995

Shallice T, Burgess PW: Deficits in strategy application following frontal lobe damage in man. Brain 114:727–741, 1991

Singh A, Herrmann N, Black SE: The importance of lesion location in poststroke depression: a critical review. Can J Psychiatry 43:921–927, 1998

Starkstein SE, Robinson RG, Price TR: Comparison of cortical and subcortical lesions in the production of poststroke mood disorders. Brain 110:1045–1059, 1987

Strakowski SM, Adler CM, Holland SK, et al: A preliminary fMRI study of sustained attention in euthymic, unmedicated bipolar disorder. Neuropsychopharmacology 29:1734–1740, 2004

Strakowski SM, Delbello MP, Adler CM: The functional neuroanatomy of bipolar disorder: a review of neuroimaging findings. Mol Psychiatry 10:105–116, 2005

Stuss DT, Levine B: Adult clinical neuropsychology: lessons from studies of the frontal lobes. Annu Rev Psychol 53:401–433, 2002

Swann AC, Pazzaglia P, Nicholls A, et al: Impulsivity and phase of illness in bipolar disorder. J Affect Disord 73:105–111, 2003

Swann AC, Dougherty DM, Pazzaglia PJ, et al: Increased impulsivity associated with severity of suicide attempt history in patients with bipolar disorder. Am J Psychiatry 162:1680–1687, 2005

Sweeney JA, Kmiec JA, Kupfer DJ: Neuropsychologic impairments in bipolar and unipolar mood disorders on the CANTAB neurocognitive battery. Biol Psychiatry 48:674–684, 2000

Tam WC, Sewell KW, Deng HC: Information processing in schizophrenia and bipolar disorder: a discriminant analysis. J Nerv Ment Dis 186:597–603, 1998

Tham A, Engelbrektson K, Mathe AA, et al: Impaired neuropsychological performance in euthymic patients with recurring mood disorders. J Clin Psychiatry 58:26–29, 1997

Thompson JM, Gallagher P, Hughes JH, et al: Neurocognitive impairment in euthymic patients with bipolar affective disorder. Br J Psychiatry 186:32–40, 2005

Trichard C, Martinot JL, Alagille M, et al: Time course of prefrontal lobe dysfunction in severely depressed in-patients: a longitudinal neuropsychological study. Psychol Med 25:79–85, 1995

van den Bosch RJ, Rombouts RP, van Asma MJ: What determines Continuous Performance Task performance? Schizophr Bull 22:643–651, 1996

van Gorp WG, Altshuler L, Theberge DC, et al: Cognitive impairment in euthymic bipolar patients with and without prior alcohol dependence. A preliminary study. Arch Gen Psychiatry 55:41–46, 1998

Vataja R, Pohjasvaara T, Leppavuori A, et al: Magnetic resonance imaging correlates of depression after ischemic stroke. Arch Gen Psychiatry 58:925–931, 2001

Zubieta JK, Huguelet P, O'Neil RL, et al: Cognitive function in euthymic bipolar I disorder. Psychiatry Res 102:9–20, 2001

Support for this work was provided through a graduate scholarship (Clark) from the Medical Research Council of the United Kingdom.

第3章

双相障碍相关的记忆损害

Safa Elgamal，M.D.，M.Sc.，Ph.D.
Marta Sokolowska，Ph.D.
Glenda MacQueen，M.D.，Ph.D.

最初揭示双相障碍患者存在记忆功能方面问题的研究大都集中在躁狂状态组，此后提出急性躁狂发作相关的核心认知功能损害是语言记忆损害（Clark 等 2001）。鉴于急性躁狂发作与多个大脑系统调节异常有关，记忆损害也就不足为奇了。虽然之前人们普遍设想随着疾病急性期的治疗好转，记忆功能也将恢复，但有证据表明记忆系统的功能恢复并不完善（Ferrier 等 2004）；双相障碍对记忆特定方面的影响之大，即便在疾病稳定期或无症状期也能探查到这种损害（Ferrier 等 1999；Kessing 1998；Thompson 等 2005），并可能造成整个疾病的负担。遗憾的是，虽然认识到记忆损害可能持续存在于疾病稳定期，但还缺少数据说明这些缺陷对双相障碍的持续功能损害构成多大程度的影响，并导致一些患者功能明显下降。

在本章中，我们总结了检测双相障碍患者记忆损害的文献，着眼于测量语言和视觉外显记忆、内隐记忆、工作记忆，特别关注无论是疾病发作期还是稳定期接受评估的患者。记忆这个词涵盖了几个相对独立的神经系统（图 3-1），虽然讨论每个系统的神经生物学机制超出了本章范围，但我们仍然列出常见的记忆系统，并分别讨论其与双相障碍相关损害的关系。

外显记忆

外显记忆也称为陈述性记忆（declarative memory），需要意识

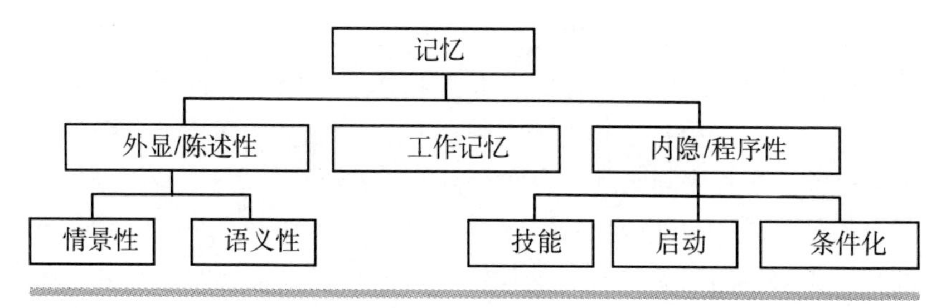

图 3-1　记忆子系统

清晰并有意地回忆信息，这些信息可借助回忆和再认的测量法直接评估。例如通过刻意训练的有意回忆，如写一首记忆中的诗或排练一出戏剧。外显记忆包括语义和情景两种形式，语义记忆与事实性知识和语言习得有关，一般不会下降，除非存在大面积神经元损伤，如痴呆。目前还没有可靠的证据表明心境障碍会伴有语义记忆损害。情景记忆即对过去事情的记忆，更容易受到损害，有些精神障碍会导致其受损，包括双相障碍。鉴于外显记忆的完成情况取决于检测模式，我们将分别回顾听觉和视觉情景记忆。

语言记忆

症状期双相障碍患者

语言情景记忆在实验室中的评估常采用语言学习清单或段落回忆。大多数评估心境障碍中语言记忆的研究采用加利福尼亚言语学习测验（California Verbal Learning Test，CVLT）（Delis 等 1987），或雷氏听觉语言学习测验（Rey Auditory Verbal Learning Test，RAVLT）（Rey 1964），这两种模式囊括了瞬时记忆和延迟记忆，自由回忆和线索回忆以及再认的检测。韦氏记忆量表（Wechsler Memory Scale-Revised，WMSR）（Wechsler 1987）测试段落回忆，包括语言记忆的瞬时和延迟部分。有些研究测试了双相障碍患者各种心境状态时的语言记忆功能，大多数报道即便在稳定期，双相障碍患者回忆测试仍有损害，而再认功能则一般只在有症状的阶段才会受损（Basso 等 2002；Fleck 等 2003；Martinez-Aran 等 2004a；Wolfe 等 1987）。

采用 RAVLT 评估双相抑郁患者的回忆和再认，发现其完成情况低于健康对照组或单相抑郁患者（Wolfe 等 1987）。反复发作的发病期患者，不管单相还是双相，采用 Grober 等（1988）的自由和线索选择性提醒程序测试其自由回忆时，其表现较正常对照者有损害，而线索回忆或再认并无差异（Fossati 等 2002，2004）。双相障碍患者和健康对照组大致一样，使用同一种的语义聚类（即组织性）策略，却仍表现出语言信息编码受损（Bearden 等 2006）。值得注意的是，最近的资料提示双相障碍患者的一个亚组在编码儿茶酚 O- 甲基转移酶基因上携带有已知风险的等位基因，可能在采用语义聚类策略上不如无有此等位基因的双相障碍患者有效（Burdick 等 2007）。

在控制了性别、受教育程度和父母社会经济地位后，Seidman 等（2002）发现双相障碍患者（伴有精神病性症状的躁狂 / 混合亚型）在 WMS-R（Wechsler 1987）中的逻辑记忆分测验（用于测量语言记忆的工具）显现较对照组差。但是，Coffman 等（1990）报道伴有精神病性症状的躁狂患者在 WMS 和 WMS-R 测验延迟回忆上与正常对照组无差异。

稳定期双相障碍患者

总的来说，大多数研究报道稳定期双相障碍患者回想记忆（外显 / 陈述性记忆的一个亚型）仍有损害（Depp 等 2007；Goswami 等 2006；Martinez-Aran 等 2000；Quraishi 和 Frangou 2002）。一些研究者采用 CVLT（Altshuler 等 2004；Cavanagh 等 2002；Depp 等 2007；Doris 等 2004；Martinez-Aran 等 2004a；van Gorp 等 1998，1999）或 RAVLT（Krabbendam 等 2000）评估，发现患者存在回忆受损。采用 CVLT 和 WMS-R 测试首发心境障碍患者结果提示，与正常对照相比，仅伴有精神病性症状的患者存在回忆损害；和其他研究相反，这可能反映了首发和多次发作患者之间既往疾病负担的差异（Albus 等 1996）。

一些研究者发现如果控制了关键的变量，回忆损害的程度将减轻。如 Clark 等（2002）观察到控制了情绪症状后，CVLT 检测到的即刻回忆损害将缓解。其他人同样发现控制年龄、智商（intelligence quotient，IQ）和情绪症状后，RAVLT中观察到的记忆损害消失（Ferrier等1999）。双相障碍患者学习新语言信息的能力受损可能与编码过程中左侧背外侧前额叶局部脑血流量增加相对于健康对照组减弱有关（Deckersbach等2006）。

虽然研究一致报道双相障碍患者存在回想记忆损害，但很少有研究发现稳定期患者存在再认受损（Smith等2006；Watson等2006）。Watson等（2006）报道稳定期患者检测RAVLT发现再认损害显著，而词语学习和延迟记忆并不明显。双相Ⅰ型或Ⅱ型患者与对照组比较，回忆和再认均有缺陷，但双相Ⅰ型患者更为显著（Torrent等2006）。在记忆任务的再认环节，稳定期患者和健康对照组均取得接近完美的得分，这增加了一种可能性，即在样本量不够大的情况下，我们可能探查不到细微的组间差异（Clark等2002；Fleck等2003）。

关于双相障碍患者的语言记忆的研究结果汇总见表3-1。

视觉记忆

有各种各样的测量工具用来评估外显情景视觉记忆，但最常用的是采用几何图案、空间定位的图案和空间再认记忆任务；WMS的视觉再生分测验，包括即刻和延迟设计再生；Rey-Osterrieth复杂图形（Rey-Osterrieth Complex Figure，ROCF）测验，包括绘制记忆中的复杂图形和延迟匹配样本任务（delayed matching-to-sample task）。表3-2概括了评估双相障碍患者视觉外显记忆的研究结果。

症状期双相障碍患者

在一项研究中，患者在延迟匹配样本任务的完成情况比对照组差，而在同步匹配样本任务，平均正确应答率以及图案、空间再认潜伏期方面并无差别（Murphy等1999）。采用与Murphy等（1999）相同的图案和空间再认任务，Sweeney等（2000）发现处于混合发作或躁狂发作的患者，正确应答率低于健康对照者和重性抑郁症患者。

表3-1 双相障碍患者的语言记忆

测验	研究	情绪状态	结果
CVLT	Smith 等 2006	稳定期	回忆和再认：BD < HC 和 UD
	Altshuler 等 2004	稳定期，男性	回忆：S=BD < HC
			再认：BD=S=HC
	Doris 等 2004	稳定期	回忆：BD < HC
	Martinez-Aran 等 2004a	稳定期	回忆和再认：BD < HC
	Cavanagh 等 2002	稳定期	即刻和延迟回忆和再认（错误阳性率）：BD < HC
	Clark 等 2002	稳定期	语言学习：BD < HC
	van Gorp 等 1999	稳定期（± 酒精依赖）	自由回忆：BD+ 酒精 < HC
			学习和线索回忆：BD+ 酒精 < BD± 酒精 < HC
	van Gorp 等 1998	稳定期（± 酒精依赖）	整体和线索回忆：BD+ 酒精和 BD± 酒精 < HC
			自由回忆：BD+ 酒精 < HC
	Fleck 等 2003	BD 混合 / 躁狂或稳定状态	自由回忆：E 和 M < HC
			再认：M < E 和 HC
	Basso 等 2002	BD 混合 / 躁狂或稳定状态	标准分：D，M 和混合 < HC
	Clark 等 2001	躁狂	即刻回忆：BD < HC
CVLT 和 WMS-R	Martinez-Aran 等 2004b	BD 躁狂 / 抑郁 vs. 稳定状态	回忆（CVLT）：E，M 和 D < HC
			再认：M 和 D < HC
			回忆（WMS-R）：M，D < HC
CVLT 和 WMS-R	Albus 等 1996	稳定期，FE，BD，UD± 精神病性特征	自由回忆：BD+UD < HC

表3-1　双相障碍患者的语言记忆（续表）

测验	研究	情绪状态	结果
CVLT 和选择性提醒测验	Ali 等 2000	混合（稳定期，轻躁狂和轻度抑郁）	即刻自由和线索回忆和整体回忆：BD < HC
CVLT 和 Brown-Peterson 测验，以及 WMS-R	Bora 等 2005	双胞胎；混合（稳定期，躁狂和抑郁）	BD 双胞胎< HC 双胞胎
RAVLT	Watson 等 2006	稳定期	再认：BD < HC
	Bora 等 2005	稳定期	回忆和再认：BD < HC
	Krabbendam 等 2000	稳定期	即刻和延迟回忆：BD < HC
	Ferrier 等 1999	稳定期	BD < HC 控制年龄、IQ 和情感症状后：BD=HC
	Wolfe 等 1987	BD 抑郁	回忆：BD < UD < HC 再认：BD < UD < HC
RAVLT 和顺序数字广度测验	Thompson 等 2005	稳定期 BD	学习和回忆：BD=HC BD < HC
WMS-R 逻辑记忆	Seidman 等 2002	躁狂 / 混合发作亚型伴有精神病性症状	BD < HC
WMS-R	Mojtabai 等 2000	BD 伴有精神病性特征	S < BD 和 S < BD+UD
WMS-R	Coffman 等 1990	未说明	BD=HC

表3-1 双相障碍患者的语言记忆（续表）

测验	研究	情绪状态	结果
自由和线索选择性提醒程序	Fossati 等 2004	FE 抑郁，多次发作的 UD 和 BD	首次自由回忆：BD=UD < FE=HC 整体自由回忆：BD=UD < HC
自由和线索选择性提醒程序	Fossati 等 2002	BD 抑郁 + 重性抑郁症	自由回忆：BD+UD < HC
Babcock 故事回忆测验[a]和 Buschke 选择性提醒测验[b]	Jones 等 1994	未说明	BD=HC

注：BD= 双相障碍；CVLT= 加利福尼亚言语学习测验（Delis 等 1987）；D= 抑郁状态；E= 稳定期；FE= 首发；HC= 健康对照；IQ= 智商；M= 躁狂状态；RAVLT= 雷氏听觉语言学习测验（Rey 1964）；S= 精神分裂症；UD= 单相抑郁；WMS-R= 韦氏记忆量表 - 修订版（Wechsler 1987）

[a] Babcock 和 Levy 1940

[b] Buschke 和 Fold 1974

表3-2　双相障碍患者的视觉外显记忆

情绪状态	研究	方法	结果
稳定期	Thompson 等 2005	CANTAB 空间广度	即刻记忆：BD < HC
	Deckersbach 等 2004	ROCF	即刻和延迟记忆：BD < HC
	Sapin 等 1987	面孔识别任务，WAIS-R 区组设计，Benton 视觉记忆测验	BD=HC
	van Gorp 等 1998	ROCF 和 3 分钟延迟回忆	BD=HC（无论是否有酒精依赖）
	Ferrier 等 1999	ROCF	回忆：BD < HC 控制年龄、IQ 和情感症状后：BD = HC
	Altshuler 等 2004	ROCF	男性受试者：S < BD=HC
	Rubinsztein 等 2000	图形和空间识别记忆和延迟匹配样本测验	比例纠正：BD < HC
躁狂状态	Murphy 等 1999	图形和空间识别记忆和同步及延迟匹配样本测验	比例纠正和反应延迟：BD < HC
抑郁和躁狂 / 混合 BD 伴有精神病性特征	Sweeney 等 2000	图形和空间识别记忆任务	BD（躁狂 / 混合）< UD 和 HC
BD 的躁狂 / 抑郁和稳定状态	Martinez-Aran 等 2004b	WMS-R 视觉再生	即刻回忆：D < HC 延迟回忆：D 和 M < HC
双胞胎；混合（稳定期，躁狂和抑郁）	Gourovitch 等 1999	WMS-R 视觉再生，ROCF，面孔识别	面孔识别：BD 双胞胎<未患病双胞胎 其他测验：BD 双胞胎 = 未患病双胞胎
躁狂 / 混合和抑郁	Goldberg 等 1993	WMS-R 视觉再生	S < BD=UD

表3-2 双相障碍患者的视觉外显记忆（续表）

情绪状态	研究	方法	结果
稳定期、FE、BD 和单相患者 ± 精神病性特征	Albus 等 1996	WMS-R 视觉再生	心境障碍 + 精神病性特征 < HC
BD 伴有精神病性特征	Mojtabai 等 2000	WMS-R 视觉再生	S < BD
未说明（BD 伴有精神病性特征）	Coffman 等 1990	WMS-R 视觉再生	BD < HC
未说明	Jones 等 1994	ROCF	BD=HC

注：BD=双相障碍；CANTAB=剑桥神经心理学自动化成套测验；D=抑郁状态；FE=首发；HC=健康对照；IQ=智商；M=躁狂状态；ROCF=Rey-Osterrieth 复杂图形测验；S=精神分裂症；UD=单相抑郁；WAIS-R=韦氏成人智力量表 - 修订版（Wechsler 1981）；WMS-R=韦氏记忆量表 - 修订版（Wechsler 1987）

在 WMS-R 的视觉再生分测验中，双相障碍躁狂和抑郁发作的患者延迟性非语言回忆与正常对照者相比存在缺陷，而即刻回忆仅在双相障碍抑郁发作患者中受损（Martinez-Aran 等 2004b）。采用相同的分测验，仅伴有精神病性症状的双相障碍患者与健康对照组相比有损害（Albus 等 1996；Coffman 等 1990）。然而，双相障碍伴有精神病性症状的患者在即刻和延迟视觉记忆测量结果优于精神分裂症患者，提示伴有精神病性症状的双相障碍患者，其表现介于不伴有精神病性症状双相障碍和共病双相和精神分裂症的患者之间（Mojtabai 等 2000）。与该结果相同，Goldberg 等（1993）发现对双相障碍、单相抑郁和精神分裂症患者进行比较，心境障碍患者的表现优于精神分裂症。采用延迟性非匹配样本任务，Glahn（2006）观察到虽然双相障碍和精神分裂症患者在利用情境线索探查新奇视觉刺激（不受症状严重程度的影响）上均有损害，但双相障碍患者还表现出编码信息时整体加工（即形成一个整体）存在困难。

稳定期双相障碍患者

这样看来，编码过程中的非语言性组织策略并非记忆损害，这可能可用于鉴别稳定期双相障碍患者和健康对照者（Deckersbach 等 2004）。对达到痊愈状态至少 4 个月的稳定期患者进行评估，发现其在图案和空间再认上的正确应答率低于健康对照者（Rubinsztein 等 2000）。采用 ROCF 评估稳定期患者发现了类似的缺陷（Ferrier 等 1999）。此外，在 ROCF 的书写和回忆正确率方面，伴有精神病性症状的临床稳定患者与精神分裂症患者水平相当，但比对照组完成差（Seidman 等 2003）。相反，另一些研究者报道稳定期患者视觉记忆不受损害（Altshuler 等 2004；Jones 等 1994；van Gorp 等 1998）。采用 Benton 视觉保持测验（Benton Visual Retention Test）、韦氏成人智力量表 - 修订版（Wechsler Adult Intelligence Scale-Revised，WAIS-R）的组块设计（Block Design）分测验，以及两个面孔识别任务来评估视空间记忆，Sapin 等（1987）报道稳定期双相障碍和对照组之间并无差异，唯一的差别是双相障碍患者在识别掩饰面孔时困难较大。同样，经过 WMS-R 的视觉再生分测验，我们也没有发现稳定期患者存在显著的即刻或延迟视觉记忆下降（Martinez-Aran 等 2004b）。由此可见，有关稳定期患者视觉外显记忆的研究结果并不一致；大多数分歧可能是因为用于评估这类人群视觉记忆的任务不同而已。

总之，症状期患者一般表现出情景记忆功能损害，不管语言还是视觉方面。稳定期患者的结果不一致，但语言回忆研究倾向表明损害会延伸至稳定期，而稳定期患者视觉记忆的研究结果也不一致。

内隐记忆

内隐记忆，又被称为非陈述性记忆或程序记忆，包括技能的习得、启动（priming）和条件化（conditioning）。与外显记忆相反，内隐记忆不需要有意地回忆习得的材料；比如说开车、演奏乐器或准确地说母语。记忆和记忆恢复都是在无意识地记忆事件后出现；因此，内隐记忆都是采用间接的测量法评估，如词语片段和词干完成、词语识别以及图画命名启动。

虽然我们对双相障碍患者的外显记忆功能进行了一些细化研究，但仅有几个研究是评估内隐记忆的。Kwapil 等（1990）发现双相障碍患者语义启动识别的完成情况与健康对照组相当，优于精神分裂症患者。采用星镜追踪任务（Star Mirror Tracing Task）和追踪盘运动学习测验（Pursuit Rotor Motor Learning Test）来检测稳定期患者的内隐记忆。在该研究中，患者的完成情况和对照组相当，并且酒依赖病史不会影响其结果（Altshuler 等 2004；van Gorp 等 1999）。因为科萨科夫综合征患者内隐记忆没有损害，所以这样的结果并不意外（Kopelman 和 Corn 1988）

工作记忆

工作记忆是一个多成分体系，需要中转暂存和同时操作信息的能力（Baddeley 2001）。根据 Baddeley（1992）的研究，工作记忆包括中枢执行系统，其调节两个主要的子系统——音韵和视空间（详细解释见 Baddeley 2001）。任务可评估工作记忆的不同方面，或取决于其他认知功能，如注意。实际上，关于注意任务和工作记忆任务之间的区分界线一直未达成共识。表 3-3 总结了关于双相障碍工作记忆的研究结果。

评估症状期双相障碍患者工作记忆的研究往往存在工作记忆的损害，这种损害可能是精神障碍的状态标记物（McGrath 等 2001）。在一项研究中，混合 / 躁狂发作患者在视空间工作记忆任务中表现较差，而抑郁发作则不明显，这一观点支持工作记忆损害与持久的神经心理损害无关联（Sweeney 等 2000）。一项较新的研究，采用延迟应答任务（Delayed Response Task）来测查空间延迟工作记忆，发现有症状和稳定期患者与对照组完成情况相当（Larson 等 2005）。另一项工作记忆的研究表明，首发、非抑郁、不伴有精神病性症状的双相障碍患者与健康对照者表现相当（Albus 等 1996）。

与症状期患者的研究相反，大多数评估稳定期患者的研究未发现其存在工作记忆障碍。稳定期患者与对照组相比，视觉记忆广度倒序任务（span backward task）存在明显损害，但在控制了年龄、病前智力和抑郁症状后未显示差异；即使控制了这些变量后，数字倒序测验（digit backward test）损害仍然显著（Ferrier 等 1999）。数字倒序测验被认为是评估工作记忆、执行功能和持续注意的工具，然而，患者在该项任务中表现有缺陷并不一定说明存在工作记忆缺陷，因为持续注意和执行功能损害也可能造成这种情况。另一项研究的患者在非工作记忆的警觉任务（注意）水平低于对照组，但在工作记忆的警觉任务中表现相当，该结局支持了患者存在持续注意损害而非工作记忆损害的观点（Harmer 等 2002）。

与报道稳定期患者工作记忆完好的研究相反，最近一项研究发现稳定期患者在 Sternberg 范式（测量工作记忆）中的遗漏错误（omission errors，即应该回应时无回应）和替代性错误（commission errors，对不该回应的进行回应或给出错误的答案）均多于对照组（Watson 等 2006）。在另一项研究中，患者在空间工作记忆任务中

表3-3 双相障碍患者的工作记忆

情绪状态	研究	方法	结果
躁狂状态	Badcock 等 2005	空间广度任务	存储能力：BD < HC
	Larson 等 2005	延迟应答任务	BD=HC
	Larson 等 2005	视空间延迟应答任务	百分比纠正：BD < HC
	Sweeney 等 2000	空间工作记忆测验	躁狂 / 混合 BD 伴有精神病性特征 < HC
稳定期	Watson 等 2006	Sternberg 范式	遗漏和替代性错误：BD < HC
	Pirkola 等 2005	WMS-R 视觉记忆广度和数字广度	BD=HC
	Adler 等 2004	2-back 工作记忆任务	百分比纠正：BD < HC 趋势：$P=0.1$ 反应时间：BD=HC
	Larson 等 2005	延迟应答任务	BD=HC
	Monks 等 2004	2-back 工作记忆任务	男性：BD=HC
	Harmer 等 2002	工作记忆警觉测试	BD=HC
	Gooding 和 Tallent 2001	空间工作记忆测验	反应时间：BD < HC 正确率：BD=HC
	Ferrier 等 1999	倒序数字广度和视觉记忆广度	BD < HC 共变后：BD=HC
FE 心境障碍	Albus 等 1996	WAIS-R（数字广度）和阅读广度测验	心境障碍 + 精神病性症状 =HC

注：BD= 双相障碍；FE= 首发；WAIS-R= 韦氏成人智力量表 - 修订版（Wechsler 1981）；WMS-R= 韦氏记忆量表 - 修订版（Wechsler 1987）

的表现与匹配的对照组同样准确，但反应时间显著延长（Gooding 和 Tallent 2001）。这些研究提示工作记忆问题可能显现在某些任务中的特定方面，虽然我们观察到导致特定类型的损害，但其潜在的机制仍不清楚。

双相障碍记忆损害的相关因素

数种因素可能导致双相障碍患者记忆功能损害。除了当前疾病状态以外，还有反复发作和病程逐渐迁延所积累的远期疾病效应。药物治疗对记忆功能的影响有利有弊，见第 7 章的详细讨论。共病情况，特别是共病物质使用障碍危害较大。对存在和无酒依赖病史的稳定期双相障碍患者进行记忆研究结果提示，酒依赖史阳性患者与无酒依赖病史和健康对照者相比 CVLT 完成情况更差；其中有些认知功能指标还与酒依赖发病年龄有关（van Gorp 等 1998）。

很多研究发现记忆损害的严重程度与稳定期患者躁狂 - 抑郁发作的次数相关（Cavanagh 等 2002；Clark 等 2002；Denicoff 等 1999；Fossati 等 2002；Martinez-Aran 等 2004b），但也有一些研究并未得出此结论（Ferrier 等 1999；Rubinsztein 等 2000）。大多数研究（Cavanagh 等 2002；Clark 等 2002；Denicoff 等 1999；Martinez-Aran 等 2004b；van Gorp 等 1998）发现病程对稳定期记忆具有显著的负性影响。但 Depp 等（2007）提示记忆损害与病程和情绪症状的严重程度无关。

有研究报道住院次数和住院时间长短对患者在延迟匹配样本测验（Rubinsztein 等 2000）和 CVLT 中（Martinez-Aran 等 2004b）的完成情况呈负性影响，但对图案和空间识别测验，Claeson-Dahl 语言学习测验（Claeson-Dahl Verbal Learning Test），记忆力测验（Retention Test），以及设计记忆测验（Memory for Design Test）没有影响（Rubinsztein 等 2000）。

小结

虽然评估双相障碍患者记忆的研究与在某些领域研究中得出的结果有冲突，但也有明显的一致性趋势。某些结果达成共识，如患者即使在稳定期仍然存在语言记忆损害，而在症状期存在视觉记忆损害（稳定期就不一定）。我们观察到的语言记忆损害是否部分可以归因于残留症状、合并用药物或其他因素（如既往物质使用）的影响，仍然需要进一步明确。关于双相障碍患者内隐记忆的研究，从我们可获得的有限资料来看，双相障碍患者的内隐记忆并无损害，但启动可能受损。评估稳定期双相障碍患者工作记忆的研究结果各异；一些研究显示有工作记忆损害，而另一些则未发现损害。不过，症状期患者存在工作记忆损害较为确切。

我们需要识别影响记忆测验完成情况的一些因素，包括病程、发作次数、住院情况、酒精过量使用以及药物治疗。仔细甄别可能影响记忆的这些因素，对有效评估临床这类人群是十分重要的。测验必须保证信度和效度，不能有地板或天花板效应。测验双相障碍患者的研究，样本量应具备足够统计学效力。样本量小将导致统计学效力不足，可能会增加Ⅱ型错误（即“取伪”错误，是指原假设为假，但检验的结果接受了原假设）。因此，在许多研究中显示，虽然临床样本确实有损害，但两组之间无差异的结论可能已被接受。如果研究者假设只有一部分临床样本可能存在显著的损害程度是一个特别相关的可能性，但增加了在该患者亚组群中没有认识到明显损害的风险。因此，今后的研究应对患者和对照组严格评估，有足够的样本量和更为有效的心理测量方法，这样才能从中获益。

要点

- 症状期和稳定期的双相障碍患者均存在语言记忆损害。
- 只有症状期患者存在明显的视觉记忆损害。
- 只有症状期患者存在明显的工作记忆损害。
- 目前关于双相障碍患者是否存在内隐或语义记忆功能障碍证据

不足。

- 许多因素可能影响双相障碍患者记忆损害，虽然目前尚未得到充分的认识。矫正策略有助于弥补记忆损害，可能包括书写清单和使用便签提醒。
- 就双相障碍患者整体来说，很难从克服语义聚类损害的记忆策略设计（如与语义相关概念的“组块”）或使用视觉和语言或听觉描述模式解决问题中获益，因为大多数双相障碍患者在这些领域基本未受损害。然而基于个体的优势和弱势，这样的助记工具可能对不同的患者有潜在的帮助。

参考文献

Adler CM, Holland SK, Schmithorst V, et al: Changes in neuronal activation in patients with bipolar disorder during performance of a working memory task. Bipolar Disord 6:540–549, 2004

Albus M, Hubmann W, Wahlheim C, et al: Contrasts in neuropsychological test profile between patients with first-episode schizophrenia and first-episode affective disorders. Acta Psychiatr Scand 94:87–93, 1996

Ali SO, Denicoff KD, Altshuler LL, et al: A preliminary study of the relation of neuropsychological performance to neuroanatomic structures in bipolar disorder. Neuropsychiatry Neuropsychol Behav Neurol 13:20–28, 2000

Altshuler LL, Ventura J, van Gorp WG, et al: Neurocognitive function in clinically stable men with bipolar I disorder or schizophrenia and normal control subjects. Biol Psychiatry 56:560–569, 2004

Babcock H, Levy L: The Measurement of Efficiency of Mental Functioning (Revised Examination): Test and Manual of Directions. Chicago, IL, C.H. Stotling, 1940

Badcock JC, Michiel PT, Rock D: Spatial working memory and planning ability: contrasts between schizophrenia and bipolar I disorder. Cortex 41:753–763, 2005

Baddeley A: Working memory. Science 255:556–559, 1992

Baddeley AD: Is working memory still working? Am Psychol 56:851–864, 2001

Basso MR, Lowery N, Neel J, et al: Neuropsychological impairment among manic, depressed, and mixed-episode inpatients with bipolar disorder. Neuropsychology 16:84–91, 2002

Bearden CE, Glahn DC, Monkul ES, et al: Sources of declarative memory impairment in bipolar disorder: mnemonic processes and clinical features. J Psychiatr Res 40:47–58, 2006

Bora E, Vahip S, Gonul AS, et al: Evidence for theory of mind deficits in euthymic patients with bipolar disorder. Acta Psychiatr Scand 112:110–116, 2005

Burdick KE, Funke B, Goldberg JF, et al: COMT genotype increases risk for bipolar I disorder and influences neurocognitive performance. Bipolar Disord 9:370–376, 2007

Buschke H, Fold PA: Evaluating storage, retention, and retrieval in disordered memory and learning. Neurology 24:1019–1025, 1074

Cavanagh JT, Van BM, Muir W, et al: Case-control study of neurocognitive function in euthymic patients with bipolar disorder: an association with mania. Br J Psychiatry 180:320–326, 2002

Clark L, Iversen SD, Goodwin GM: A neuropsychological investigation of prefrontal cortex involvement in acute mania. Am J Psychiatry 158:1605–1611, 2001

Clark L, Iversen SD, Goodwin GM: Sustained attention deficit in bipolar disorder. Br J Psychiatry 180:313–319, 2002

Coffman JA, Bornstein RA, Olson SC, et al: Cognitive impairment and cerebral structure by MRI in bipolar disorder. Biol Psychiatry 27:1188–1196, 1990

Deckersbach T, McMurrich S, Oqutha J, et al: Characteristics of non-verbal memory impairment in bipolar disorder: the role of encoding strategies. Psychol Med 34:823–832, 2004

Deckersbach T, Dougherty DD, Savage C, et al: Impaired recruitment of the dorsolateral prefrontal cortex and hippocampus during encoding in bipolar disorder. Biol Psychiatry 59:138–146, 2006

Delis DC, Karmaer JH, Kaplan E, et al: California Verbal Learning Test, Adult Research Edition. New York, Psychological Corporation, 1987

Denicoff KD, Ali SO, Mirsky AF, et al: Relationship between prior course of illness and neuropsychological functioning in patients with bipolar disorder. J Affect Disord 56:67–73, 1999

Depp CA, Moore DJ, Sitzer D, et al: Neurocognitive impairment in middle-aged and older adults with bipolar disorder: comparison to schizophrenia and normal comparison subjects. J Affect Disord 101:201–209, 2007

Doris A, Belton E, Ebmeier KP, et al: Reduction of cingulate gray matter density in poor outcome bipolar illness. Psychiatry Res 130:153–159, 2004

Ferrier IN, Stanton BR, Kelly TP, et al: Neuropsychological function in euthymic patients with bipolar disorder. Br J Psychiatry 175:246–251, 1999

Ferrier IN, Chowdhury R, Thompson JM, et al: Neurocognitive function in unaffected first-degree relatives of patients with bipolar disorder: a preliminary report. Bipolar Disord 6:319–322, 2004

Fleck DE, Shear PK, Zimmerman ME, et al: Verbal memory in mania: effects of clinical state and task requirements. Bipolar Disord 5:375–380, 2003

Fossati P, Coyette F, Ergis AM, et al: Influence of age and executive functioning on verbal memory of inpatients with depression. J Affect Disord 68:261–271, 2002

Fossati P, Harvey PO, Le Bastard G, et al: Verbal memory performance of patients with a first depressive episode and patients with unipolar and bipolar recurrent depression. J Psychiatr Res 38:137–144, 2004

Glahn DC, Barrett J, Bearden CE, et al: Dissociable mechanisms for memory impairment in bipolar disorder and schizophrenia. Psychol Med 36:1085–1095, 2006

Goldberg TE, Gold JM, Greenberg R, et al: Contrasts between patients with affective disorders and patients with schizophrenia on a neuropsychological test battery. Am J Psychiatry 150:1355–1362, 1993

Gooding DC, Tallent KA: The association between antisaccade task and working memory task performance in schizophrenia and bipolar disorder. J Nerv Ment Dis 189:8–16, 2001

Goswami U, Sharma A, Khastigir U, et al: Neuropsychological dysfunction, soft neurological signs and social disability in euthymic patients with bipolar disorder. Br J Psychiatry 188:366–373, 2006

Gourovitch ML, Torrey EF, Gold JM, et al: Neuropsychological performance of monozygotic twins discordant for bipolar disorder. Biol Psychiatry 45:639–646, 1999

Grober E, Buschke H, Crystal H, et al: Screening for dementia by memory testing. Neurology 38:900–903, 1988

Harmer CJ, Clark L, Grayson L, et al: Sustained attention deficit in bipolar disorder is not a working memory impairment in disguise. Neuropsychologia 40:1586–1590, 2002

Jones BP, Duncan CC, Mirsky AF, et al: Neuropsychological profiles in bipolar affective disorder and complex partial seizure disorder. Neuropsychology 8:55–64, 1994

Kessing LV: Cognitive impairment in the euthymic phase of affective disorder. Psychol Med 28:1027–1038, 1998

Kopelman MD, Corn TH: Cholinergic "blockade" as a model for cholinergic depletion: a comparison of the memory deficits with those of Alzheimer-type dementia and the alcoholic Korsakoff syndrome. Brain 111:1079–1110, 1988

Krabbendam L, Honig A, Wiersma J, et al: Cognitive dysfunctions and white matter lesions in patients with bipolar disorder in remission. Acta Psychiatr Scand 101:274–280, 2000

Kwapil TR, Hegley DC, Chapman LJ, et al: Facilitation of word recognition by semantic priming in schizophrenia. J Abnorm Psychol 99:215–221, 1990

Larson ER, Shear PK, Krikorian R, et al: Working memory and inhibitory control among manic and euthymic patients with bipolar disorder. J Int Neuropsychol Soc 11:163–172, 2005

Martinez-Aran A, Vieta E, Colom F, et al: Cognitive dysfunctions in bipolar disorder: evidence of neuropsychological disturbances. Psychother Psychosom 69:2–18, 2000

Martinez-Aran A, Vieta E, Colom F, et al: Cognitive impairment in euthymic bipolar patients: implications for clinical and functional outcome. Bipolar Disord 6:224–232, 2004a

Martinez-Aran A, Vieta E, Reinares M, et al: Cognitive function across manic or hypomanic, depressed, and euthymic states in bipolar disorder. Am J Psychiatry 161:262–270, 2004b

McGrath J, Chapple B, Wright M: Working memory in schizophrenia and mania: correlation with symptoms during the acute and subacute phases. Acta Psychiatr Scand 103:181–188, 2001

Mojtabai R, Bromet EJ, Harvey PD, et al: Neuropsychological differences between first-admission schizophrenia and psychotic affective disorders. Am J Psychiatry 157:1453–1460, 2000

Monks PJ, Thompson JM, Bullmore ET, et al: A functional MRI study of working memory task in euthymic bipolar disorder: evidence for task-specific dysfunction. Bipolar Disord 6:550–564, 2004

Murphy FC, Sahakian BJ, Rubinsztein JS, et al: Emotional bias and inhibitory control processes in mania and depression. Psychol Med 29:1307–1321, 1999

Pirkola T, Tuulio-Henriksson A, Glahn D, et al: Spatial working memory function in twins with schizophrenia and bipolar disorder. Biol Psychiatry 58:930–936, 2005

Quraishi S, Frangou S: Neuropsychology of bipolar disorder: a review. J Affect Disord 72:209–226, 2002

Rey A: L'Examen Clinique en Psychologie. Paris, Presses Universitaires de France, 1964

Rubinsztein JS, Michael A, Paykel ES, et al: Cognitive impairment in remission in bipolar affective disorder. Psychol Med 30:1025–1036, 2000

Sapin LR, Berrettini WH, Nurnberger JI Jr, et al: Mediational factors underlying cognitive changes and laterality in affective illness. Biol Psychiatry 22:979–986, 1987

Seidman LJ, Kremen WS, Koren D, et al: A comparative profile analysis of neuropsychological functioning in patients with schizophrenia and bipolar psychoses. Schizophr Res 53:31–44, 2002

Seidman LJ, Lanca M, Kremen WS, et al: Organizational and visual memory deficits in schizophrenia and bipolar psychoses using the Rey-Osterrieth complex figure: effects of duration of illness. J Clin Exp Neuropsychol 25:949–964, 2003

Smith DJ, Muir WJ, Blackwood DH: Neurocognitive impairment in euthymic young adults with bipolar spectrum disorder and recurrent major depressive disorder. Bipolar Disord 8:40–46, 2006

Sweeney JA, Kmiec JA, Kupfer DJ: Neuropsychologic impairments in bipolar and unipolar mood disorders on the CANTAB neurocognitive battery. Biol Psychiatry 48:674–684, 2000

Tham A, Engelbrektson K, Mathe AA, et al: Impaired neuropsychological performance in euthymic patients with recurring mood disorders. J Clin Psychiatry 58:26–29, 1997

Thompson JM, Gallagher P, Hughes JH, et al: Neurocognitive impairment in euthymic patients with bipolar affective disorder. Br J Psychiatry 186:32–40, 2005

Torrent C, Martinez-Aran A, Daban C, et al: Cognitive impairment in bipolar II disorder. Br J Psychiatry 189:254–259, 2006

van Gorp WG, Altshuler L, Theberge DC, et al: Cognitive impairment in euthymic bipolar patients with and without prior alcohol dependence: a preliminary study. Arch Gen Psychiatry 55:41–46, 1998

van Gorp WG, Altshuler L, Theberge DC, et al: Declarative and procedural memory in bipolar disorder. Biol Psychiatry 46:525–531, 1999

Watson S, Thompson JM, Ritchie JC, et al: Neuropsychological impairment in bipolar disorder: the relationship with glucocorticoid receptor function. Bipolar Disord 8:85–90, 2006

Wechsler D: Wechsler Adult Intelligence Scale, Revised. San Antonio, TX, Psychological Corporation, 1981

Wechsler D: The Wechsler Memory Scale, Revised. New York, Psychological Corporation, 1987

Wolfe J, Granholm E, Butters N, et al: Verbal memory deficits associated with major affective disorders: a comparison of unipolar and bipolar patients. J Affect Disord 13:83–92, 1987

This work was supported by the Ontario Mental Health Foundation.

第4章

内表型概念

——源于双相障碍神经心理学和神经影像学研究

David C．Glahn，Ph.D.
Katherine E．Burdick，Ph.D.
Carrie E．Bearden，Ph.D.

尽管遗传因素对双相障碍具有较强的影响，但分类精神疾病的诊断却成为了解疾病遗传基础的限制因素之一。内表型的遗传学研究存在于基因与疾病症状群之间的量化特质假说，对于研究分类疾病的表型来说，是现有研究方法的创新或补充。在本章中，我们将回顾那些具有代表性的，有助于双相障碍遗传研究的神经心理学和神经影像学的候选内表型。

双相障碍的遗传学从一定程度上被认为是复杂的、多特质和多基因的，而且是独立的，对整个疾病的表现分别起着小而重要的累积作用（即表型）。双相障碍并不属于经典孟德尔世代遗传理论（即常染色体或性染色体连锁）范畴。

分子遗传研究主要集中在与基因产物（如蛋白或酶）相关的研究上，即与诊断本身相关的领域（即所谓候选基因），包括重要的神经递质系统的合成、代谢或功能，同时研究也集中在对功能有影响的 DNA 微小突变上［多态性，也叫单核苷酸多态性（SNPs）］。基因相关性研究试图把这种基因编码（基因型）与疾病可观察到的症状（表型）进行比较或关联。神经认知功能属于认知范畴，作为一种潜在可观察到的疾病特征可能具有家族性（例如，家庭中过多地表达流利的母语，或对某一职业的偏爱，或对运动队的献身）和可遗传性（直接通过基因库传递）。

家系研究已经重复证实了双相障碍具有遗传性。与普通人群相比，双相障碍患者的亲属更容易患此病。此外，双相障碍的风险性及倾向性随着易感个体的遗传相似性而增加。双亲患有双相障碍的个体发展为双相疾病的风险可增加 10 ～ 20 倍（Merikangas 等 2002）。然而，与非双胞胎兄弟相比，双相障碍父母的同卵或单卵双胞胎会增加 3 倍的患病风险（Bertelsen 等 1977；Kalidindi 和 McGuffin 2003）。事实上，单卵双胞胎的共患病率为 67% ～ 85%（Bertelsen 等 1977；Kalidindi 和 McGuffin 2003），这表明双相障碍受遗传因素的影响较大。

这些资料提示关于双相障碍遗传因素的两个重要结论。第一，双相障碍并不是完全由基因所决定的。较为合理的说法是，独立的遗传倾向性并不能完全解释情感状态；环境因素也肯定起着作用。这种观点的推理来源于单卵双胞胎中并非完全一致。如果双相障碍的患病风险完全由遗传变异所决定的，就不会出现基因相同而疾病状态不同的个体（单卵双胞胎）。尽管研究者对什么环境事件可能引起疾病发生并没有一个清晰的观点，可能的风险因素包括严重的心理应激（如缺氧、创伤性脑损伤、其他重大创伤），药物或酒精的过度使用，明显的心理应激源（如爱人去世）。但是，列举的潜在环境因素并不全面和精确，我们从来不知道影响患者的确切应激源。尽管如此，在考虑疾病的病因时，牢记双相障碍并非全部是由遗传决定的观点是重要的。

第二个结论可以从双相障碍的家系研究中获取，即携带疾病遗传易感性的个体并不一定会患病。有人会说第二种观点简直是第一种陈述的对立面，其实遗传和环境的影响对于双相障碍都是必需的。（然而，聚焦于携带疾病遗传易感性都不一定患病的个体，对如何寻找双相障碍基因，提供了一些重要线索）。首先，遗传研究过度地集中在诊断分类上（例如，有无双相障碍，建立在定式临床诊断访谈的基础上）可能会将一些携带遗传风险变异（风险等位基因）的某些患者不作为双相障碍（因为他们未显现出典型的双相综合征）。类似的是，临床诊断可能包括那些外显症状与双相障碍患者症状类似的人群，实际这类人没有双相障碍基因型。这些错误分类最终的结果不仅仅是诊断的混淆并缺乏研究的可重复性，同时也降低了发现这些基因的统计功效。许多统计遗传学家提出为了防止统计功效低下问题，需要很大样本的双相障碍遗传研究（Risch 1990；Risch 和 Merikangas 1996）。

其次，也是遗传学上更精确的研究方法应当使用与疾病状况相关的其他特质，但可能比精神疾病更敏感。这些特质作为疾病的风险因素经常被概念化，广义的人类遗传学领域称其“**关联表型**”。在 20 世纪 60 年代末，Gottesman 和 Shields 为精神病遗传学研究创造了“**内表型**”一词，用以描述“隐藏”（内 -）特质（Gottesman 和 Shields 1972；Gottesman 等 1987）。

内表型是与基因型和表型（诊断）之间的生物学处理的中介指标。使用内表型标记物可能更有益，因为它们比较简单，容易与特殊的基因位点相关联（Gottesman 和 Gould 2003；Lenox 等 2002）。人类精神疾病复杂的内表型有扩展为动物模型（Gottesman 和 Gould 2003）的可能性，这有利于进一步拓展我们对精神疾病神经生物学的认识并促进新型药物的研发（Nestler 等 2002）。此外，内表型可能需要解决双相障碍遗传学研究中家族成员的状态。双相障碍的遗传学研究可能集中在内表型的绘图而不是精确的表型测定（例如，诊断信息）。

与医学的其他领域不同的是，精神病学目前还没有基于其诊断的生物学标记物或实验室检测。取而代之的是，主观评定成为临床及研究精神疾病诊断的基础（Gottesman 和 Gould 2003）。双相障碍孪生子的研究一致率显著不同，这取决于使用的诊断标准，如何选定样本以及如何进行评估（图 4-1）。整个研究的差异也反映了随着时间的推移，诊断标准的不断变迁。例如，Bertelsen（1977）等人的早期双生子研究——引用率最高的研究之一，证实了双相障碍的高遗传率，是根据 Emil kraepelin 早在 20 世纪初使用非定式临床访谈和诊断的影响确立的原则。更多近期关于双生子的研究（如 Kieseppä 等 2005）使用半定式访谈以及现代诊断标准［例如，DSM-

Ⅳ -TR（美国精神病学会 2000）]，为了达到该障碍的诊断标准需要特定的症状数量和持续时间。无论是双卵还是单卵双胞胎，与 Bertelsen 等人的研究（1977 年）相比，这些研究都显示了较低的共患率。

内表型标记物通常是定量指标，因此它们可以使用统计学分析的方法（如数量特质位点），而表型标记物如诊断分类却不容易被定量（Almasy 和 Blangero 2001）。此外，内表型一旦确定，可以提高诊断的准确性以及在症状出现确定个体可能患病的风险。通过提供识别更多的定量方法，内表型可能提供基于双相障碍的遗传学影响生物学进程的窗口。

为了制订遗传心境障碍研究的发展战略规划，美国国立精神卫

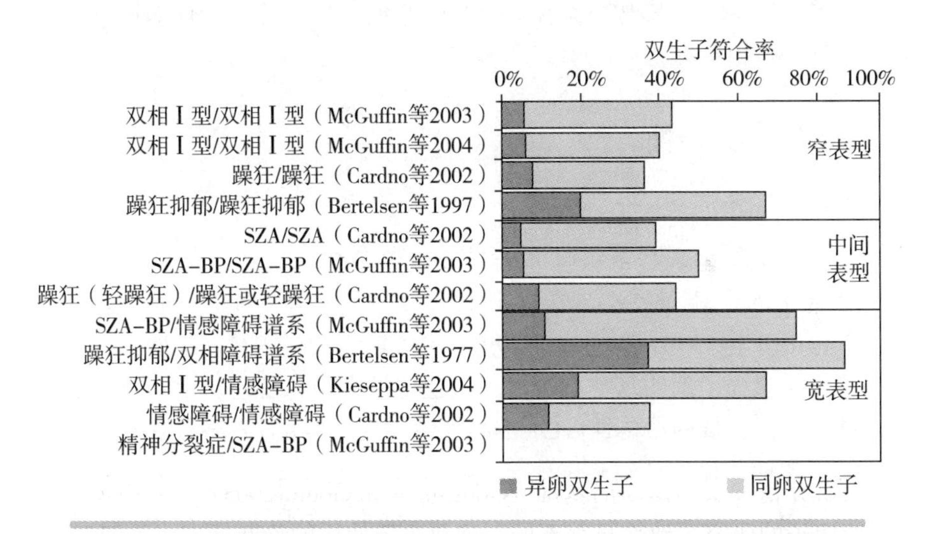

图 4-1　双相障碍双生子研究中不同的共患病率作为各种表型定义的函数

从狭义的双相表型定义来看，单卵双胞胎在双胞胎中的共患病率是恰当的，为 36% ~ 43%。如果共患病的定义扩展到包括情绪障碍在内，其共患病率（如遗传度的评估）逐渐增加。这表明，通过狭义的表型定义分类诊断，可能无法充分捕捉到全面的情绪障碍的表型变异与遗传易感性的相关性。该 Y 轴显示双胞胎 1 与双胞胎 2 精神疾病诊断的共患病率比较。BP= 双相障碍；SZA= 分裂样情感障碍；SZA-BP= 分裂样情感障碍双相亚型

来源：Adapted from Bearden CE，Freimer NB：“Endophenotypes for Psychiatric Disorders：Ready for Primetiome ？” *Trends in Genetic* 22：306-312，2006. Used with permission of Elsevier Limited.

生研究所专门招募了一个工作组（Merikangas 等 2002）。在众多提议中，工作组提出需要广泛地使用内表型的研究以促进易感基因识别。建立基于内表型的研究方法以阐明精神障碍的遗传基础的优势，我们回顾了现有用于双相障碍具有可行性的一类内表型标记物——即神经心理学测验。作为认知测量，或其任何标记物，要成为一种内表型，它应该具备以下特征：①具有较高的遗传性，②与疾病相关，③不依赖于临床状态，④提示家族中该疾病具有损害聚集性，未患病的家庭成员显示损害与普通人群相关（Gershon 和 Goldin 1986 年；Glahn 等 2004 年；Gottesman 和 Gould 2003 年；Leboyer 等 1998 年；Lenox 等 2002）。

在本章中，我们回顾了在双相障碍遗传研究中构成内表型的神经心理学和神经影像学证据。最后，我们将回顾这些指标如何符合上述的讨论标准。

标准一：遗传性

神经认知特征

对双生子、家系及收养的研究已证明在成人智力测试中 45% 至 80% 的个体差异都取决于遗传因素（Bouchard 和 McGue 1981；Bouchard 等 1990；Devlin 等 1997；McClearn 等 1997）。最近，行为遗传学家为了阐明基本心理能力的遗传学影响，已经开始调查特定神经认知领域的遗传性（Luciano 等 2001）。这些研究显示遗传明显影响各种各样的认知测试加工速度［遗传性，h^2=26 ~ 76（Luciano 等 2001；Posthuma 等 2001；Swan 和 Carmelli 2002）］，工作记忆［h^2=2 ~ 60（Ando 等 2001；Jacob 等 2001；Neubauer 等 2000）］以及叙述记忆［h^2=56 ~ 65（Swan 等 1999）］。

脑结构

灵长类动物脑的大小、形状以及复杂性具有较大的个体差异，这种变异性很重要的一部分受到遗传因素的影响。尽管大脑发育初期遗传占据主导地位（Rubenstein 和 Rakic 1999；Rubenstein 等

1999)，但在发育后期，组织与大脑的成熟都是遗传与环境复杂交互影响的结果（Rakic 等 1988）。非人类灵长类动物的研究，对 0.42 ~ 0.75kg 的大脑重量的遗传性进行评估（Cheverud 等 1990；Mahaney 等 1993；Tuulio-Henriksson 等 2002）。人类影像学研究拓展了这些最初的发现，报道了全脑容积的高遗传力［平均遗传力（范　围）=0.78（0.56 ~ 1.00）（Baaré 等 2001；Bartley 等 1997；Geschwind 等 2002；Hulshoff Pol 等 2004；Narr 等 2002；Posthuma 等 2000；Wright 等 2002），灰质体积 =0.88（0.82 ~ 1.00）（Baaré 等 2001b；Hulshoff Pol 等 2004；Posthuma 等 2000），白质体积 =0.85（0.82 ~ 0.87）（Baaré 等．2001a；Hulshoffpol 等．2004；Posthuma 等 2000）］，而脑叶体积遗传可能性稍低［额叶 =0.65（0.64 ~ 0.66）（Geschwind 等 2002），颞叶体积 =0.58（0.56 ~ 0.60）（Geschwind 等 2002），顶叶体积 =0.52（0.50 ~ 0.53）（Gesch wind 等 2002），枕叶体积 =0.33（Geschwind 等 2002），小脑体积 =0.74（0.66 ~ 0.83）（Posthuma 等 2000；Wright 等 2002）］。脑叶遗传可能性的评估值降低可能不是遗传影响的内在减弱，而是与脑叶区的划分有关。相比之下，脑室容积似乎完全由环境因素介导（Baaré 等 2001a；相反证据，见 Styner 等 2005）。脑沟形状或长度的遗传性评定似乎与脑沟存在很大差别［0.22（0.10 ~ 0.77）（Bartley 等 1997）］，尽管这些测量方法通常可靠性较差。白质高信号也被称为皮质下白质脑病，在老年而不是年轻人群中具有较高的遗传性［0.76（0.73 ~ 0.78）（Atwood 等 2004；Carmelli 等 1998）］。

Thompson 等（2001）使用弹性变形方法塑造了遗传学因素对健康单卵双细胞和双卵双细胞脑皮质表面单个体素的神经解剖变异影响。分析显示，遗传因素显著地影响了额叶和颞叶区的皮质结构，特别是 Broca 和 Wernicke 语言区。不过，这些结构其他区域的遗传性则较小，提示基于总的感兴趣小叶区域的遗传性评估可能掩盖了细微的局部差异。

综合考虑，这些资料提示遗传度显著地影响神经心理学和神经解剖学的指标，因此，符合内表型的标准一。

标准二：与双相障碍的相关性

神经心理学损害

虽然目前还不清楚被诊断为双相障碍的患者伴随认知功能损害的普遍性，但是，双相障碍患者最显著的症状就是主诉认知困难（Burdick 等 2005；Martinez-Aran 等 2005；也可参见本书第 12 章）。此外，在没有主诉认知困难的患者中，也发现存在神经心理学损害（Burdick 等 2005；Martinez-Aran 等 2005），这就提示神经心理认知损害范围远比临床经验所描述的更广泛。的确，目前有重要的证据表明，认知功能失调发生在双相障碍患者的多个方面，并且这些损害似乎并不依赖于情绪状态和精神药物的使用（本书的第 5 章、第 7 章、第 8 章对此进行了回顾）。最近的一篇综述认为，双相障碍最一致的特质可能是言语学习和记忆、维持注意能力及执行功能（Quraishi 和 Frangou 2002）。到目前为止，这些认知领域的测量似乎最有可能成为双相障碍神经认知的候选内表型（Glahn 等 2004）。

神经解剖学

体积磁共振成像（MRI）研究报道了双相障碍患者前额叶、内侧颞叶和边缘脑区精细结构的改变（Brambilla 等 2005），提示神经细胞存活及快速复原功能紊乱（Duman 2002；Duman 等 1997；Manji 等 2000）。然而，这些发现相当不一致，最有力的证据显示了白质高信号率的增加及轻度脑室扩大（Bearden 等 2001；McDonald 等 2004；Strakowski 等 2005）。文献研究的不一致性可能与研究的样本量小、临床异质性、精神药物的使用及研究的横断面设计有关。

Strakowski 等（2005）注意到一些神经解剖区域（如膝下前额叶皮质、纹状体、杏仁核）在疾病早期和前驱期已存在异常。其他解剖区域（例如小脑蚓部、侧脑室、下前额叶区）似乎随着反复的情感症状而出现退化。这些变化可能代表疾病进程的影响。通过这些功能及神经心理影像学的观察和融合的数据，Strakowski 等（见第 1 章的图 1-1）提出了包括纹状体 - 丘脑 - 前额叶网络的双相障碍模型和与之相关的边缘调节区域（杏仁核、中线小脑），这提示前边缘系统（如杏仁核、前纹状体、丘脑）的皮质下及内侧颞叶结构的前额叶调节减弱，可能造成双相障碍的情绪调节异常。

标准三：临床状态的独立性

临床状态的多样性与认知

已有明确的证据表明，双相障碍患者在急性躁狂发作及抑郁发作存在广泛的神经认知功能障碍（Borkowska 和 Rybakowski 2001），并且发现这些损害持续发生在双相患者的稳定期，提示认知损害可能作为一种特质而不是状态的变异（Quraishi 和 Frangou 2002）。稳定期的双相障碍患者在多个认知领域显现出缺陷（Kerry 等 1983；Paradiso 等 1997；Sapin 等 1987），包括执行功能（El-Badriet 等 2001；Goodwin 和 Jamison 1990；Hawkin 等 1997；Krabbendam 等 2000；Rubinsztein 等 2000）、陈述性记忆（El-Badri 等 2001；Goodwin 和 Jamison 1990；Hawkins 等 1997；Krabbendam 等 2000；Rubinsztein 等 2000；van Gorp 等 1998，1999；Zubieta 等 2001）以及持续性注意力（Clark 等 2002；Harmer 等 2002；Wilder-Willis 等 2001）。稳定期双相障碍患者的认知损害可能会被临床症状的多样性所混淆，例如亚临床症状的表现或患者病史中的附带信息（如病程、住院次数）。平稳期双相障碍患者通常残存少数情感症状，这可能对认知评估产生不良影响（Clark 等 2002；Ferrier 等 1999；Frangou 等 2005a）。在评估之前已处于平稳期数月的患者表现出明显的神经心理学损害（Thompson 等 2005），特别是在注意、执行功能和记忆方面。的确，Thompson 等（2005）报道大约有 12% 的平稳期双相障碍患者认知功能存在损害（低于正常范围 5 个百分点）；然而，这是基于实际测试中存在的广泛缺陷变量。

虽然精神科药物的使用可能影响神经认知功能，系统性调查这些药物对双相障碍患者的认知影响还是有限的（见本书第 7 章）。一篇定性综述认为，尽管锂盐对记忆以及信息的处理速度存在负面影响，但患者通常不会意识到这些缺陷（Honig 等 1999）。Engelsmann 等（1988）发现锂盐治疗的双相障碍患者的平均记忆测试分数在 6 年多期间仍保持相当的稳定。研究者进一步控制了年龄和最初的记忆分数后，无论使用任何评估方法，短期使用与长期使用锂盐治疗的患者之间并无统计学差异，提示锂盐的长期使用不可能导致进行性认知功能下降（Engelsmann 等 1988）。虽然很少有研究评估未干预的双相障碍患者的神经认知功能，但是我们曾经发现服用精神药物治疗的患者（*n*=32）与未服用药物治疗的患者（*n*=17）出现同等的语言记忆损害。总之，这些研究结果提示双相障碍患者的认知损害以及潜在的神经元活动异常从根本上不能归为精神药物的使用。因此，双相障碍患者使用不同的药物方案进行大样本、纵向研究对弄清这个问题是完全必要的。

与心境状态无关的问题涉及遗传特质的纵向稳定性，被定义为非状态依赖。很多研究证实双相障碍患者的持续性认知损害，不仅仅是跨越疾病各个阶段（见第 11 章），而且也存在于患者的一生。Balanzá-Martínez 等（2005）对 30 例双相障碍 I 型或精神分裂症患者以及 26 名健康志愿者进行了为期 3 年的前瞻性随访研究，发现每个诊断组中大部分认知领域稳定。与之相似的是，Burdick 等（2006）对 32 例双相障碍或精神分裂症的先证者进行了为期 5 年的前瞻性研究，其中双相障碍患者的注意以及其他认知领域较大的可变性稳定，精神分裂症患者则在执行功能上出现下降，而在其他认知维度表现稳定。

大脑解剖与心境状态

很少有证据证明心境状态的变化会影响大脑结构（Brambilla 等 2005）。但是，较严重的临床病程与特定的神经解剖学改变有关［如脑室扩大（Strakowski 等 2002）］，这就提示情感发作可能与神经元退化的增加有关。然而，到目前为止，还没有纵向神经解剖学研究可以确定对于严重的临床病程来说，脑室扩大是一个风险因素，还是病程带来的结果。例如，在心境发作过程中曾有精神病性症状史的双相障碍患者比未出现精神病性症状的患者侧脑室明显增大（Strasser 等 2005）。所以尽管目前脑室大小与病史的关系仍不清楚，但是双相障碍亚组患者的脑室增大可能与大量病理生理学改变有关。

一些证据提示，针对双相症状最常见的精神科药物的治疗可能会影响大脑的体积。例如，在一项关于双相障碍患者的研究中，Moore 等（2000）观察平均用锂盐治疗 4 周后，患者灰质总体积显著增加 3%。Sassi 等（2002）发现与未经治疗的患者或健康对照组相比，锂盐治疗后的双相障碍患者的灰质总体积增大。在部分重叠的样本中，发现未经治疗的双相障碍患者与健康人比较，其大脑左前扣带回体积缩小，而使用锂盐治疗的患者与对照人群之间没有统计学差异（Sassi 等 2004）。最近的研究结果也发现，与锂盐治疗相关的前边缘网络体积增大（Bearden 等 2007）。总体看来，这些报道认为锂盐治疗可能会改变 MRI 中的脑体积值，与以往关于双相障碍患者的神经解剖学的研究有些不一致。这可能是由于与疾病相关的萎缩和（或）组织减少相互矛盾的过程，可对抗心境稳定剂的神经营养或神经保护作用。

标准四：家族的损害

神经心理学损害

从双相障碍患者的家族中分离的研究并不能确定稳定期患者的神经认知损害是否为混杂因素的一个潜在的特质结果，比如药物的急性或长期影响，急性发作前的固定的结构改变，既往情感发作的社会心理影响结果，或亚临床症状如睡眠周期的改变。进一步说，有证据可查双相障碍患者的神经心理学损害本身并不能提示这些损害是由遗传所介导的。为了表明双相障碍的认知（或神经解剖学的）损害具有较高的遗传倾向，这些损害必须在未患双相障碍的家庭成员中所见。另外，与远亲（如三级亲属）相比，这些损害应该在双相障碍患者的近亲中（如一级亲属）更加明显。到目前为止，还没有关于双相家族中的情感状态和认知损害共分离的研究。然而，越来越多的证据表明一级亲属（如兄弟姐妹、父母）存在轻度的执行功能（Clark 等 2005；Ferrier 等 2004；Zalla 等 2004）和记忆缺陷（Ferrier 等 2004；Gourovitch 等 1999；McIntosh 等 2005）。

神经解剖学异常

Coffman 等（1990）早期的研究之一证明，认知损害贯穿于成年双相障碍患者的多个认知领域，这些调查者进一步观察到认知损害与 MRI 显示的前额叶体积缩小相关联。McDonald 等（2004）使用结构性 MRI 研究了精神分裂症或双相障碍与神经解剖变异的遗传风险之间的关系。研究认为精神分裂症的遗传风险与双侧额叶 - 纹状体 - 丘脑及左外侧颞叶区域分布的灰质体积缺陷有关，双相障碍的问题与灰质缺陷有关，仅在右前扣带回及腹侧纹状体的灰质较突出（McDonald 等 2004）。另外，两种障碍的风险性与左前额叶和颞叶区白质体积缩小相关，这提示这两种疾病都具有与大脑病理结构相关的遗传变异风险的独特性和重叠性。对这些资料进行后续分析后，McDonald 等（2006）没有发现双相障碍患者以及他们未患病亲属脑室扩大的证据。

结构性 MRI 研究也已开始检测白质组织的异常——被定义称为 T_2 高信号。它可能是微小的变化，但在双相障碍患者中的脑室周围区域却常见，可能表现为星形胶质细胞增生、脱髓鞘或其他退行性变化（Altshuler 等 1995）。将双相障碍患者与他们的健康兄弟姐妹或正常人的白质高信号进行比较发现，患者组频繁出现高信号。如果兄弟姐妹或患者出现高信号，更常见于右侧而不是左侧脑区（Gulseren 等 2006）。

小结

越来越多的证据显示，执行功能和陈述性记忆的神经心理学测量可能为双相障碍的内表型（Glahn 等 2005）。这些指标是可遗传的，相对于临床状态而独立存在，并且在双相障碍患者和他们未患病的亲属中都是受损的。虽然还需要大规模的家系研究，许多研究团队正在积极收集这些资料，而且最初的研究取得了较好的结果。与之相比，双相障碍患者的神经解剖学的研究结果相当不一致，未患病亲属的神经解剖学改变的图像分析没有与患者分开单独报道。这些不一致性可能是因为相对样本量较少，跨样本的图像分析方法以及同一个研究内和不同研究之间患者存在很大差异。尽管如此，一些团队最近正在收集大量的神经解剖学资料，希望这些资料可以探查到潜在的神经解剖学变化。所以尽管最近的证据支持使用神经心理测试以寻找双相障碍的易感基因，但是与双相障碍相关的特定神经解剖学指标的实际使用仍需探索。

我们已经探讨了寻找增加双相障碍患病风险的基因作为内表型的应用。然而，特定的内表型也已经被用于定义双相障碍患者的亚型。例如，存在工作记忆损害的双相障碍患者可能存在特殊的症状或病程。的确，我们近期报道了这些曾有过精神病性症状史的双相障碍患者的空间工作记忆缺陷在很大程度上与精神分裂症患者类似（Glahn 等 2006）。相比之下，没有精神病性症状史的患者这些指标无损害。这些资料提示精神病性症状可能有病因学的含义，而且通过空间工作记忆测试可能编入与精神疾病相关的生物学改变。

最近，精神疾病易感基因成为研究热点。寻找此类基因的方法多种多样，我们则集中在以数量特质分析为重点的连锁分析方法（例如，神经认知和神经影像内表型）。然而，候选基因策略是基于已知大脑发育及神经递质功能起重要作用的特定基因，是用于确定特定候选基因是否会增加精神疾病发病风险一种选择方法。就此而言，内表型指标可能通过帮助表述多态性的行为学或生物学意义提供有价值的信息。一个相关联的例证涉及儿茶酚胺氧位甲基转移酶基因（*COMT*），它位于染色体 22q11，涉及多巴胺及去甲肾上腺素的降解。大量证据显示 *COMT* 与精神分裂症及健康志愿者的认知能力相关，新证据也显示了双相障碍患者的认知与 *COMT* 的遗传具有相关性。Burdick 等（2007）将 52 例双相障碍Ⅰ型先证者及 102 名健康对照者 *COMT* 基因中的 4 个单核苷酸多态性进行分型，评价了 *COMT* 基因型与诊断的相关性，并测试了其对认知的影响。他们发现特定单核苷酸多态性（rs165599）与双相障碍Ⅰ型相关性显著，结果与正常人比较，患者组的 *g* 等位基因过度表达。他们进一步发现该单核苷酸多态性的等位风险基因与语言记忆能力不良（特别是大脑前额叶学习方面的能力）有关系。这些资料为认知功能作为双相障碍的一个内表型提供了分子遗传学证据。

内表型策略是一个尽管有待于进一步验证但很有希望的理念（Hasler 等 2006）。通过识别与双相障碍遗传风险相关的神经生物学候选内表型，我们很有可能会完善疾病内表型的定义。通过结合中间病理生理学标记物来完善目前的疾病分类系统是至关重要的，这将会促进新基因的发现，最终促进这种高致残精神疾病的选择性治疗与预防策略的发展。

要点

- 内表型是与疾病相关的媒介或“隐藏”特质，可能有助于完善对疾病的遗传元素的认识。认知功能障碍可作为双相障碍的一种内表型，因为它是可遗传的，与疾病相关，独立于临床（情感）状态，以及家族内具有聚集性。
- 遗传因素对前额叶及颞叶皮质区域起着特别重要的作用，包括语言理解和表达中枢。
- 双相障碍的结构神经影像学最具一致性的研究结果是白质的高信号和轻度的脑室扩大。另外，较为不一致的结果也反映了前额叶、内侧颞叶及边缘区域的体积异常。
- 锂盐可能通过它的神经营养或神经保护作用增加了双相障碍患者的灰质体积。
- 双相障碍先证者的健康一级亲属可能表现出轻微的执行功能及记

忆损害。很少有资料证实双相障碍先证者的同胞是否出现注意问题，以及双相障碍患者记忆和执行功能有多大程度受损。MRI 研究显示尽管双相障碍先证者的健康同胞会出现白质高信号（反映神经退行性变的可能性），但这种异常并不具有普遍性，更多的是正常信号。

- 虽然在分子遗传学研究的背景下，将认知作为一个内表型研究方法仍处于初级阶段，但对于已知生物学功能的基因（如 *COMT*）的研究资料逐渐增多且进一步支持这种方式。

参考文献

Almasy L, Blangero JC: Endophenotypes as quantitative risk factors for psychiatric disease: rationale and study design. Am J Med Genet 105:42–44, 2001

Altshuler LL, Curran JG, Hauser P, et al: T2 hyperintensities in bipolar disorder: magnetic resonance imaging comparison and literature meta-analysis. Am J Psychiatry 152:1139–1144, 1995

American Psychiatric Association: Diagnostic and Statistical Manual of Mental Disorders, 4th Edition, Text Revision. Washington, DC, American Psychiatric Association, 2000

Ando J, Ono Y, Wright MJ: Genetic structure of spatial and verbal working memory. Behav Genet 31:615–624, 2001

Atwood LD, Wolf PA, Heard-Costa NL, et al: Genetic variation in white matter hyperintensity volume in the Framingham Study. Stroke 35:1609–1613, 2004

Baaré WF, Hulshoff Pol HE, Boomsma DI, et al: Quantitative genetic modeling of variation in human brain morphology. Cereb Cortex 11:816–824, 2001a

Baaré WF, van Oel CJ, Hulshoff Pol HE, et al: Volumes of brain structures in twins discordant for schizophrenia. Arch Gen Psychiatry 58:33–40, 2001b

Balanzá-Martínez V, Tabarés-Seisdedos R, Selva-Vera G, et al: Persistent cognitive dysfunctions in bipolar I disorder and schizophrenic patients: a 3-year follow-up study. Psychother Psychosom 74:113–119, 2005

Bartley A, Jones D, Weinberger D: Genetic variability of human brain size and cortical gyral patterns. Brain 120:257–269, 1997

Bearden CE, Hoffman KM, Cannon TD: The neuropsychology and neuroanatomy of bipolar affective disorder: a critical review. Bipolar Disord 3:106–150; discussion 151–153, 2001

Bearden CE, Reus VI, Freimer NB: Why genetic investigation of psychiatric disorders is so difficult. Curr Opin Genet Dev 14:280–286, 2004

Bearden CE, Glahn DC, Monkul ES, et al: Sources of declarative memory impairment in bipolar disorder: mnemonic processes and clinical features. J Psychiatr Res 40:47–58, 2006

Bearden CE, Thompson PM, Dalwani M, et al: Greater cortical gray matter density in lithium-treated patients with bipolar disorder. Biol Psychiatry 62:7–16, 2007

Bertelsen A, Harvald B, Hauge M: A Danish twin study of manic-depressive disorders. Br J Psychiatry 130:330–351, 1977

Borkowska A, Rybakowski JK: Neuropsychological frontal lobe tests indicate that bipolar depressed patients are more impaired than unipolar. Bipolar Disord 3:88–94, 2001

Bouchard TJ Jr, McGue M: Familial studies of intelligence: a review. Science 212:1055–1059, 1981

Bouchard TJ Jr, Segal NL, Lykken DT: Genetic and environmental influences on special mental abilities in a sample of twins reared apart. Acta Genetic Med Gemellol (Roma) 39:193–206, 1990

Brambilla P, Glahn DC, Balestrieri M, et al: Magnetic resonance findings in bipolar disorder. Psychiatr Clin North Am 28:443–467, 2005

Burdick KE, Endick CJ, Goldberg JF: Assessing cognitive deficits in bipolar disorder: are self-reports valid? Psychiatry Res 136:43–50, 2005

Burdick KE, Goldberg JF, Harrow M, et al: Neurocognition as a stable endophenotype in bipolar disorder and schizophrenia. J Nerv Ment Dis 194:255–260, 2006

Burdick KE, Funke B, Goldberg JF, et al: COMT genotype increases risk for bipolar I disorder and influences neurocognitive performance. Bipolar Disord 9:370–376, 2007

Cardno AG, Rijsdijk FV, Sham PC, et al: A twin study of genetic relationships between psychotic symptoms. Am J Psychiatry 159:539–545, 2002

Carmelli D, DeCarli C, Swan GE, et al: Evidence for genetic variance in white matter hyperintensity volume in normal elderly male twins. Stroke 29:1177–1181, 1998

Cheverud JM, Falk D, Hildebolt C, et al: Heritability and association of cortical petalias in rhesus macaques (*Macaca mulatta*). Brain Behav Evol 35:368–372, 1990

Clark L, Iversen SD, Goodwin GM: A neuropsychological investigation of prefrontal cortex involvement in acute mania. Am J Psychiatry 158:1605–1611, 2001

Clark L, Iversen SD, Goodwin GM: Sustained attention deficit in bipolar disorder. Br J Psychiatry 180:313–319, 2002

Clark L, Sarna A, Goodwin GM: Impairment of executive function but not memory in first-degree relatives of patients with bipolar I disorder and in euthymic patients with unipolar depression. Am J Psychiatry 162:1980–1982, 2005

Coffman JA, Bornstein RA, Olson SC, et al: Cognitive impairment and cerebral structure by MRI in bipolar disorder. Biol Psychiatry 27:1188–1196, 1990

Devlin B, Daniels M, Roeder K: The heritability of IQ. Nature 388:468–471, 1997
Duman RS: Synaptic plasticity and mood disorders. Mol Psychiatry 7:29–34, 2002
Duman RS, Heninger GR, Nestler EJ: A molecular and cellular theory of depression. Arch Gen Psychiatry 54:597–606, 1997
El-Badri SM, Ashton CH, Moore PB, et al: Electrophysiological and cognitive function in young euthymic patients with bipolar affective disorder. Bipolar Disord 3:79–87, 2001
Engelsmann F, Katz J, Ghadirian AM, et al: Lithium and memory: a long-term follow-up study. J Clin Psychopharmacol 8:207–212, 1988
Fan J, Wu Y, Fossella JA, et al: Assessing the heritability of attentional networks. BMC Neurosci 2:14, 2001
Ferrier IN, Stanton BR, Kelly TP, et al: Neuropsychological function in euthymic patients with bipolar disorder. Br J Psychiatry 175:246–251, 1999
Ferrier IN, Chowdhury R, Thompson JM, et al: Neurocognitive function in unaffected first-degree relatives of patients with bipolar disorder: a preliminary report. Bipolar Disord 6:319–322, 2004
Frangou S, Donaldson S, Hadjulis M, et al: The Maudsley Bipolar Disorder Project: executive dysfunction in bipolar disorder I and its clinical correlates. Biol Psychiatry 58:859–864, 2005a
Frangou S, Haldane M, Roddy D, et al: Evidence for deficit in tasks of ventral, but not dorsal, prefrontal executive function as an endophenotypic marker for bipolar disorder. Biol Psychiatry 58:838–839, 2005b
Gershon E, Goldin L: Clinical methods in psychiatric genetics, I: robustness of genetic marker investigative strategies. Acta Psychiatr Scandinavica 74:113–118, 1986
Geschwind DH, Miller BL, DeCarli C, et al: Heritability of lobar brain volumes in twins supports genetic models of cerebral laterality and handedness. Proc Natl Acad Sci USA 99:3176–3181, 2002
Glahn DC, Bearden CE, Niendam TA, et al: The feasibility of neuropsychological endophenotypes in the search for genes associated with bipolar affective disorder. Bipolar Disord 5:171–182, 2004
Glahn DC, Bearden CE, Caetano S, et al: Declarative memory impairment in pediatric bipolar disorder. Bipolar Disord 7:546–554, 2005
Glahn DC, Bearden CE, Cakir S, et al: Differential working memory impairment in bipolar disorder and schizophrenia: effects of lifetime history of psychosis. Bipolar Disord 8:117–123, 2006
Goodwin FK, Jamison KR: Manic-Depressive Illness. New York, Oxford University Press, 1990
Gottesman II, Gould TD: The endophenotype concept in psychiatry: etymology and strategic intentions. Am J Psychiatry 160:636–645, 2003
Gottesman II, Shields J: Schizophrenia and Genetics: A Twin Study Vantage Point. New York, Academic Press, 1972
Gottesman II, McGuffin P, Farmer AE: Clinical genetics as clues to the "real" genetics of schizophrenia (a decade of modest gains while playing for time).

Schizophr Bull 13:23–47, 1987
Gourovitch ML, Torrey EF, Gold JM, et al: Neuropsychological performance of monozygotic twins discordant for bipolar disorder. Biol Psychiatry 45:639–646, 1999
Gulseren S, Gurcan M, Gulseren L, et al: T2 hyperintensities in bipolar patients and their healthy siblings. Arch Med Res 37:79–85, 2006
Harmer CJ, Clark L, Grayson L, et al: Sustained attention deficit in bipolar disorder is not a working memory impairment in disguise. Neuropsychologia 40:1586–1590, 2002
Hasler G, Drevets WC, Gould TD, et al: Toward constructing an endophenotype strategy for bipolar disorders. Biol Psychiatry 60:93–105, 2006
Hawkins KA, Hoffman RE, Quinlan DM, et al: Cognition, negative symptoms, and diagnosis: a comparison of schizophrenic, bipolar, and control samples. J Neuropsychiatry Clin Neurosci 9:81–89, 1997
Honig A, Arts BM, Ponds RW, et al: Lithium induced cognitive side-effects in bipolar disorder: a qualitative analysis and implications for daily practice. Int Clin Psychopharmacol 14:167–171, 1999
Hulshoff Pol HE, Brans RG, van Haren NE, et al: Gray and white matter volume abnormalities in monozygotic and same-gender dizygotic twins discordant for schizophrenia. Biol Psychiatry 55:126–130, 2004
Jacob N, van Gestel S, Derom C, et al: Heritability estimates of intelligence in twins: effect of chorion type. Behav Genet 31:209–217, 2001
Kalidindi S, McGuffin P: The genetics of affective disorders: present and future, in Behavioral Genetics in the Post-Genomic Era. Edited by Plonim R, DeFries JC, Craig IW, et al. Washington, DC, American Psychological Association, 2003, pp 481–501
Keri S, Kelemen O, Benedek G, et al: Different trait markers for schizophrenia and bipolar disorder: a neurocognitive approach. Psychol Med 31:915–922, 2001
Kerry RJ, McDermott CM, Orme JE: Affective disorders and cognitive performance. A clinical report. J Affect Disord 5:349–352, 1983
Kieseppä T, Partonen T, Haukka J, et al: High concordance of bipolar I disorder in a nationwide sample of twins. Am J Psychiatry 161:1814–1821, 2004
Kieseppä T, Tuulio-Henriksson A, Haukka J, et al: Memory and verbal learning functions in twins with bipolar-I disorder, and the role of information-processing speed. Psychol Med 35:205–215, 2005
Krabbendam L, Honig A, Wiersma J, et al: Cognitive dysfunctions and white matter lesions in patients with bipolar disorder in remission. Acta Psychiatr Scand 101:274–280, 2000
Leboyer M, Bellivier F, Nosten-Bertrand M, et al: Psychiatric genetics: search for phenotypes. Trends Neurosci 21:102–105, 1998
Lenox RH, Gould TD, Manji HK: Endophenotypes in bipolar disorder. Am J Med Genet 114:391–406, 2002
Luciano M, Wright M, Smith GA, et al: Genetic covariance among measures of information processing speed, working memory, and IQ. Behav Genet 31:581–592,

2001

Mahaney MC, Williams-Blangero S, Blangero J, et al: Quantitative genetics of relative organ weight variation in captive baboons. Hum Biol 65:991–1003, 1993

Manji HK, Moore GJ, Chen G: Clinical and preclinical evidence for the neurotrophic effects of mood stabilizers: implications for the pathophysiology and treatment of manic-depressive illness. Biol Psychiatry 48:740–754, 2000

Martinez-Aran A, Vieta E, Colom F, et al: Do cognitive complaints in euthymic bipolar patients reflect objective cognitive impairment? Psychother Psychosom 74:295–302, 2005

McClearn GE, Johansson B, Berg S, et al: Substantial genetic influence on cognitive abilities in twins 80 or more years old. Science 276:1560–1563, 1997

McDonald C, Bullmore ET, Sham PC, et al: Association of genetic risks for schizophrenia and bipolar disorder with specific and generic brain structural endophenotypes. Arch Gen Psychiatry 61:974–984, 2004

McDonald C, Marshall N, Sham PC, et al: Regional brain morphometry in patients with schizophrenia or bipolar disorder and their unaffected relatives. Am J Psychiatry 163:478–487, 2006

McGuffin P, Rijsdijk F, Andrew M, et al: The heritability of bipolar affective disorder and the genetic relationship to unipolar depression. Arch Gen Psychiatry 60:497–502, 2003

McIntosh AM, Harrison LK, Forrester K, et al: Neuropsychological impairments in people with schizophrenia or bipolar disorder and their unaffected relatives. Br J Psychiatry 186:378–385, 2005

Merikangas KR, Chakravarti A, Moldin SO, et al: Future of genetics of mood disorders research. Biol Psychiatry 52:457–477, 2002

Moore GJ, Bebchuk JM, Wilds IB, et al: Lithium-induced increase in human brain grey matter. Lancet 356:1241–1242, 2000

Narr KL, Cannon TD, Woods RP, et al: Genetic contributions to altered callosal morphology in schizophrenia. J Neurosci 22:3720–3729, 2002

Nestler E, Gould E, Manji H, et al: Preclinical models: status of basic research in depression. Biol Psychiatry 52:503–528, 2002

Neubauer A, Spinath F, Riemann R, et al: Genetic and environmental influences on two measures of speed of information processing and their relation to psychometric intelligence: evidence from the German Observational Study of Adult Twins. Intelligence 28:267–289, 2000

Paradiso S, Lamberty GJ, Garvey MJ, et al: Cognitive impairment in the euthymic phase of chronic unipolar depression. J Nerv Ment Dis 185:748–754, 1997

Posthuma D, de Geus EJ, Neale MC, et al: Multivariate genetic analysis of brain structure in an extended twin design. Behav Genet 30:311–319, 2000

Posthuma D, Neale MC, Boomsma DI, et al: Are smarter brains running faster? heritability of alpha peak frequency, IQ, and their interrelation. Behav Genet 31:567–579, 2001

Quraishi S, Frangou S: Neuropsychology of bipolar disorder: a review. J Affect Disord 72:209–226, 2002

Rakic P: Specification of cerebral cortical areas. Science 241:170–176, 1988
Risch N: Linkage strategies for genetically complex traits, I: multilocus models. Am J Hum Genet 46:222–228, 1990
Risch NJ, Merikangas KR: The future of genetic studies of complex human diseases. Science 273:1516–1517, 1996
Rubenstein JL, Rakic P: Genetic control of cortical development. Cereb Cortex 9:521–523, 1999
Rubenstein JL, Anderson S, Shi L, et al: Genetic control of cortical regionalization and connectivity. Cereb Cortex 9:524–532, 1999
Rubinsztein JS, Michael A, Paykel ES, et al: Cognitive impairment in remission in bipolar affective disorder. Psychol Med 30:1025–1036, 2000
Sapin LR, Berrettini WH, Nurnberger JI Jr, et al: Mediational factors underlying cognitive changes and laterality in affective illness. Biol Psychiatry 22:979–986, 1987
Sassi RB, Nicoletti MA, Brambilla P, et al: Increased gray matter volume in lithium-treated bipolar disorder patients. Neurosci Lett 329:243–245, 2002
Sassi RB, Brambilla P, Hatch JP, et al: Reduced left anterior cingulate volumes in untreated bipolar patients. Biol Psychiatry 56:467–475, 2004
Strakowski SM, DelBello MP, Zimmerman ME, et al: Ventricular and periventricular structural volumes in first- versus multiple-episode bipolar disorder. Am J Psychiatry 159:1841–1847, 2002
Strakowski SM, Delbello MP, Adler CM: The functional neuroanatomy of bipolar disorder: a review of neuroimaging findings. Mol Psychiatry 10:105–116, 2005
Strasser HC, Lilyestrom J, Ashby ER, et al: Hippocampal and ventricular volumes in psychotic and nonpsychotic bipolar patients compared with schizophrenia patients and community control subjects: a pilot study. Biol Psychiatry 57:633–639, 2005
Styner M, Lieberman JA, McClure RK, et al: Morphometric analysis of lateral ventricles in schizophrenia and healthy controls regarding genetic and disease-specific factors. Proc Natl Acad Sci USA 102:4872–4877, 2005
Swan GE, Carmelli D: Evidence for genetic mediation of executive control: a study of aging male twins. J Gerontol B Psychol Sci Soc Sci 57:P133–P143, 2002.
Swan GE, Reed T, Jack LM, et al: Differential genetic influence for components of memory in aging adult twins. Arch Neurol 56:1127–1132, 1999
Thompson JM, Gallagher P, Hughes JH, et al: Neurocognitive impairment in euthymic patients with bipolar affective disorder. Br J Psychiatry 186:32–40, 2005
Thompson PM, Cannon TD, Narr KL, et al: Genetic influences on brain structure. Nat Neurosci 4:1253–1258, 2001
Tuulio-Henriksson A, Haukka J, Partonen T, et al: Heritability and number of quantitative trait loci of neurocognitive functions in families with schizophrenia. Am J Med Genet 114:483–490, 2002

van Gorp WG, Altshuler L, Theberge DC, et al: Cognitive impairment in euthymic bipolar patients with and without prior alcohol dependence. A preliminary study. Arch Gen Psychiatry 55:41–46, 1998

van Gorp WG, Altshuler L, Theberge DC, et al: Declarative and procedural memory in bipolar disorder. Biol Psychiatry 46:525–531, 1999

Wilder-Willis KE, Sax KW, Rosenberg HL, et al: Persistent attentional dysfunction in remitted bipolar disorder. Bipolar Disord 3:58–62, 2001

Wright IC, Sham P, Murray RM, et al: Genetic contributions to regional variability in human brain structure: methods and preliminary results. Neuroimage 17:256–271, 2002

Zalla T, Joyce C, Szoke A, et al: Executive dysfunctions as potential markers of familial vulnerability to bipolar disorder and schizophrenia. Psychiatry Res 121:207–217, 2004

Zubieta JK, Huguelet P, O'Neil RL, et al: Cognitive function in euthymic bipolar I disorder. Psychiatry Res 102:9–20, 2001

第5章

心境、焦虑及精神病性症状对双相障碍患者认知功能的影响

Gin S. Malhi，M.B.Ch.B.，B.Sc.（Hons），F.R.C.Psych.，F.R.A.N.Z.C.P.，M.D.
Catherine M. Cahill，M.Sc.，M.Psychol.
Philip Mitchell，M.B.，B.S.，M.D.，F.R.A.N.Z.C.P.，F.R.C.Psych.

近年来，Kraepelin对双相障碍（也称躁郁症）的定义因与精神分裂症（早发性痴呆）存在许多假设差异而受到越来越多的质疑，包括对认知受损的特异性诊断。越来越多的研究指出，双相障碍患者除了发病时存在状态相关的认知缺陷外，在稳定期仍有残留认知下降。正如本书第4章中提到的，双相障碍患者的未患病的一级亲属存在明显的认知缺陷，进一步支持了其疾病特质易感性的可能，从其某一方面表现出认知缺陷。在本章中，我们简要验证了双相障碍的神经心理学特性，着重于目前临床上突出的缺陷，同时关注目前的临床研究许多局限性问题。影响大多数研究的一个显著混杂因素是药物问题；这个问题将在第7章和第8章中重点讨论。其他混杂因素主要包括亚综合征症状以及可能出现神经解剖学变化，这些因素可能共同影响情感障碍患者及相关高危人群的认知功能障碍的内表型（Robinson和Ferrier 2006）。然而，我们开始从认知损害表现的层面，即从这些患者本身考虑。

患者的观点

在我们着手讨论研究结果之前，有必要考虑双相障碍患者本人

的体验。这个话题值得关注的原因是，虽然我们在本章中讨论了许多研究结果，报告了神经认知的改变，患者用相对简单而又直白的言语表达他们的问题，专业人员用标准化工具不容易捕捉到不同患者之间体验的细微差别。下面用简短案例说明双相障碍患者在日常生活和工作期间体验到的一些认知功能损害。重点指的是轻微损害，患者很难接受自身的缺陷，以及这些缺陷对日常生活的深远影响。

案例 1

患者，男性，42 岁，一妻二子，银行家，事业有成。患者热爱工作，收入稳定。病情稳定，接受药物（锂盐，间断合用抗抑郁剂）治疗，自知力存在。他 3 年前起病，诊断为双相障碍，并开始及时治疗。最近他主诉注意力和记忆力下降，工作中接触客户时尤为显著，难以记住日常生活中简单的人和事。他通过记录许多事情来弥补，必要时查看，尚能应付。然而偶有走神，开会时显著。他回忆自己大学时“过目不忘”，能连续工作几小时而不出差错。事实上，很多同学过去经常抄写他的课堂笔记。他把认知功能下降部分归咎为药物所致，但也认为自己的思维从根本上出现了问题。

案例 2

患者，女性，19 岁，大一学生，双相障碍Ⅰ型病史 1 年，主诉焦虑、情绪低落，认为这种情绪给学习带来“灾难性影响”，高中成绩优异，后因疾病问题推迟 1 年入学。有部分自知力，勉强承认自己有病。患者健康时感觉“非常好”，但是稍有情绪上的改变就会导致易激惹或焦虑，使自己“没有功能”；有趣的是，当处于情绪中度高时她感觉“很好”，但承认自己学习效率差。她认为药物不能解决她的思维问题，拒绝服药且已经停药很长时间。她描述自己的认知功能问题为：“我只是不像过去那么好，我容易狂躁是因为有些东西在损坏我的大脑。”

这两个案例中提到的认知损害一开始都是相对轻微的。但重要的是认识双相障碍较轻微的认知缺陷会累积，因为长此发展下去，患者的功能会逐渐恶化，甚至最终导致残疾。所以，我们更好地理解双相障碍的认知特征势在必行。

双相障碍的认知特征

心境症状的影响

发现双相障碍患者在稳定期仍有认知损害，提示这个特质可以作为该病的标志性特征（Malhi 等 2004）。尽管这个潜在的诊断标志并不十分清楚，但有证据表明特异的缺陷在双相障碍的各个心境状态下及稳定期都持续存在。对该障碍的个体特征如病程、发作次数以及对相关认知损害的影响目前没有进行广泛的研究。然而，发病次数越多和住院天数越多都与各维度的认知功能不良有关，特别是视觉记忆（Rubinsztein 等 2000）和言语记忆（Martinez-Aran 等 2004b）。发病年龄未显示出对双相患者认知的影响，而病程对双相障碍认知结局的影响说法不一（Clark 等 2001；Martinez-Aran 等 2004a，2004b）。目前这些研究最主要的局限性是横断面研究；也就是说，仅少数研究得出认知功能较前水平下降，究竟是调查之前就合并认知问题，还是因为心境症状导致的认知问题，或反映的是一般性认知下降，很难得出结论。一些证据提示认知损害持续很长时间，这就支持了认知受损确实是该病的特质性标记物的假说（Balanzá-Martinez 等 2005；详见本书第 4 章）。大部分研究集中于将双相障碍组和对照组如健康人、抑郁症或精神分裂症进行比较。这些研究及其提供的双相障碍各个心境阶段出现的认知损害结果将在下文讨论。

稳定期

尽管大量研究证实在急性情感发作期存在认知障碍，大部分双相障碍认知功能的早期研究推测当患者康复后，他们将恢复正常学习、工作、生活功能以及良好的认知功能。然而，最近许多研究质疑这一假设，提示在稳定期的持续注意、言语记忆、语言流畅性以及执行功能方面的缺陷可能持续存在（Martinez-Aran 等 2004b；van Gorp 等 1999）。特别是稳定期患者进行威斯康星卡片分类测验持续性错误得分较高（Martinez-Aran 等 2002a）。该研究结果提示患者存在信息加工功能损害，这与 Sapin 等（1987）的早期报告一致，后者研究显示双相稳定期患者在尝试解决问题时，做出回应时往往依赖于特定的细节而不是整体的信息。信息加工效应理论提出因为需要对刺激保持注意认知负荷增加，稳定期的双相患者信息处理也许显得“较慢”（Fleck 等 2005）。研究也发现双相患者稳定期存在记忆受损是一致的，特别是言语记忆（Ali 等 2001；Clark 等 2002；Malhi 等 2007a）。

抑郁期

认知损害与抑郁的关系存在多种变量影响，如患者年龄、抑郁严重程度以及共病。然而，即使是未治疗的轻度抑郁症患者也存在显著的认知损害（Smith 等 2006）。与无抑郁、无认知损害的对照组相比，老年轻度抑郁患者不考虑既往的情感极相，仍存在文字流畅性下降问题，但语义流畅性正常。记忆和注意集中问题是抑郁症的核心症状，且反映了抑郁症的认知特征。研究发现认知功能损害主要表现在记忆力、保持注意或注意集中方面（Murphy 等 1999）。注意集中困难也许在双相障碍患者中可能更为显著，同时显示注意转移和对特定刺激的注意问题（Murphy 和 Sahakian 2001；Sweeney 等 2000）。此外，执行功能障碍在某种程度上可能是双相障碍患者的核心问题（见第 2 章），与抑郁症状相关的执行功能表现需要仔细的评估。请思考如下案例。

案例 3

患者，男性，43 岁，体健，双相障碍 I 型。因躁狂发作服用奥氮平 10mg/d 成功治疗数月后，主诉心理治疗期间情绪低落，精力缺乏，焦虑，担心不能完成日常工作。在访谈时否认自主神经症状、自卑自责、自杀观念、无助无望或身体懒惰。未引出躁狂、轻躁狂及精神病性症状。否认记忆、注意问题或走神，但诉任务启动困难，经常“反复阅读同一段文字”而不理解，担心达不到正常的工作预期而不愿与客户接触。精神检查：警觉性高，定向力完整，语言和运动迟钝。他在倒序背诵月份、即刻回忆物体或回忆总统名字时没有困难。贝克抑郁问卷（Beck 等 1996）评分 13 分，提示轻度抑郁。

该患者存在显著的亚临床抑郁综合征，常发生在躁狂发作后数月（Frye 等 2006）。患者的主观问题是始动、计划、执行复杂且有序的工作相关活动方面有困难，提示其在抑郁状态下存在执行功能障碍。基于躁狂近期加用抗抑郁剂可能恶化躁狂症状（MacQueen 等 2002），以及对双相抑郁有限的疗效证据。国立精神卫生研究所（National Institute of Mental Health，NIMH）的双相障碍系统治疗优化项目（Systematic Treatment Enhancement Program for Bipolar Disorder，STEP-BD）（Sachs 等 2007）不提倡初始应用传统的抗抑郁治疗，建议在奥氮平治疗的基础上加用拉莫三嗪，后者对双相抑郁具有抗抑郁作用（Calabrese 等 1999）及改善认知的效果（Khan 等 2004）。另一个观点认为新型精神兴奋剂莫达非尼可以增强奥氮平疗效，现有数据表明莫达非尼对双相抑郁急性期抗抑郁效果强，安全性高（Frye 等 2007），消除非典型抗精神病药潜在的镇静作用（Sevy 等 2005），并且可改善认知（在第 8 章中进一步讨论）。数天后达到 100mg/d，患者症状改善明显，没有出现精神运动性兴奋或轻躁狂发作。

抑郁症相关的认知损害可以拓宽与双相障碍相关的诊断概念。采用一个双极性这一“柔和”定义，基于 Ghaemi 等（2002）对患者的描述，Smith 等（2006）将其定为双相谱系障碍人群，包括：①复发性重性抑郁障碍且具有双相特征病史，如抗抑郁剂引起躁狂发作；②一级亲属有双相障碍病史；③频繁的抑郁发作。Smith 等比较年轻的双相谱系障碍患者组和重性抑郁障碍组，发现双相谱系障碍患者涉及神经心理问题更为普遍，特别是言语记忆和执行功能。有趣的是，稳定期重性抑郁障碍对照组的认知损害少于双相谱系障碍组，而后者比健康对照组更严重（Smith 等 2006）。另外，许多研究通过加工速度测验（如韦氏成人智力量表数字符号分测验）证实双相比单相抑郁症患者的精神运动性缓慢更显著（Fleck 等 2005）。与单相抑郁症或健康对照组相比，双相抑郁患者显示在执行难度大的言语任务中表现更差。双相抑郁和重性抑郁障碍人群均存在视空间及非言语学习能力损害（Borkowska 和 Rybakowski 2001）。

认知偏差影响抑郁症的思维，Aaron Beck 等（1979）描述或许可以解释抑郁症患者样本中的部分特征性表现模式。一个典型的认知偏差例子，可能是 Murphy 等（1999）发现抑郁期间的患者对悲伤词汇反应时间较快而躁狂发作期间对欢快的词汇反应时间较快。进一步研究发现，与精神分裂症或帕金森病患者比较，在测试反应精确度的任务中，老年重性抑郁障碍患者反馈他们反应的精确度更容易受负性反馈影响，往往增加随后的不正确反应（Steffens 等 2001）。这可能表明认知操作受情绪的调节（关于如何将这种现象应用到心理治疗方面的讨论，详见第 6 章）。

自杀与执行功能障碍

研究表明有自杀观念较无自杀观念的抑郁症患者（Marzuk 等 2005），既往高致命自杀企图史较低致命自杀企图史或既往无自杀企图史的抑郁症患者，执行功能损害更严重（Keilp 等 2001）。抑郁症自杀者的执行功能损害提示背外侧前额叶皮质损害比眶额皮质更显著（详见第 1 章），与可能发生 5- 羟色胺能系统异常的区域一致（Raust 等 2007）。虽然心境障碍患者的冲动自杀行为远比预谋自杀企图更常见（Simon 等 2001），但蓄意自杀这样的复杂行为包括起始和计划行为，则需要完整的执行功能。此外，动作序列学习损害（Naismith 等 2006）可能阻碍抑郁和自杀患者的能力去考虑改变对生活事件或诱发无望感情景的解决方式和反应。双相障碍患者合并焦虑时，反刍的增强可能会调节自杀行为的风险增加（Simon 等 2007a），完整的执行功能对抑制反刍自杀观念走向自我毁灭的行为进程中起着重要的作用（Green 等 2007）。

躁狂期

躁狂症的认知研究难度很大，其伴有精神病性症状、注意分散和冲动，这些因素在很大程度上影响了我们对双相躁狂认知的研究。可以预见的是，躁狂症患者很难注意集中（Clark 和 Goodwin 2004；Sax 等 1995），且更容易做出冲动性决策（Clark 等 2001；见第 2 章）。然而躁狂症同样存在信息加工和执行功能损害，特别是问题解决、注意转换及抑制控制问题（Clark 等 2001；McGrath 等 1997；Sweeney 等 2000）。总体来说，躁狂症患者在执行决策任务上表现较差，杨氏躁狂量表得分越高，决策越差（Malhi 等 2004）。这提示躁狂症候群与认知密切相关，认知损害的程度和症状严重程度成正比（Rubinsztein 等 2001）。

记忆方面的研究显示躁狂症患者存在工作记忆及情景记忆损害（Clark 等 2001；McGrath 等 2001），初步证实混合性症状加重记忆损害（Berk 等 2005；Sax 等 1995）。混合状态对认知影响的经验研究有限。然而在比较混合 / 躁狂患者与双相抑郁患者的研究中，Sweeney 等（2000）发现，双相混合患者存在情景和工作记忆、空间注意及问题解决方面的损害。同样地，Basso 等（2002）比较 3 组患者（双相躁狂、混合状态、双相抑郁）与健康对照组的研究证实，病例组均存在不同程度的认知领域损害。有趣的是，许多研究无法就躁狂患者和健康对照证实两者在记忆或总体智力上存在差异（Green 和 Walker 1986；Taylor 等 1981）。关于假设双相障碍躁狂状态的神经心理功能损害的信息可能来源于躁狂症与精神分裂症比较的新文献。

双相抑郁、躁狂及稳定期的特定认知领域受损程度的报告总结在表 5-1。双相障碍比单相抑郁认知损害更严重（至少是双相障碍 I 型）（Brand 和 Jolles 1987；Calev 等 1989；Wolfe 等 1987）；因此，双相可能比单相抑郁功能损害更显著（Mitchell 和 Malhi 2004）。这些被认同的缺陷完全符合抑郁症的心理干预理论支撑（Chamberlain

和 Sahakian 2004)，即将抑郁症的认知改变如负性刺激解释为内在的、稳定的、普遍存在的（比如，Beck 等 1979)。此外，抑郁症和躁狂症取决于对刺激的反应的心境状态依赖性的认知偏差（Murphy 等 1999)，如像抑郁症的负性反馈显示对将来的功能有影响。奇怪的是，躁狂症患者也具有对负性刺激的认知倾向。Bentall 等（2005）进行了一项任务自我描述某些词汇的回忆，发现在抑郁患者中评价自我时，多选择消极词汇，而且回忆较多的也都是消极词汇；相反，躁狂患者则多用积极词汇评价自我，但回忆也是消极词汇较多。同样，Goldberg 等（2008）等也发现躁狂患者消极的回想多于积极的态度和核心观念，与抑郁症患者的认知模式相似。

精神病性症状的影响

正如第 1 章提到的，情感、焦虑症状对认知不良的影响明显大于急性精神病性症状；但只有少部分近期研究而并非所有的（Selva 等 2007）研究，报道了伴有精神病性症状的双相障碍Ⅰ型患者特定的认知功能确实受到了影响，同时与健康相关的生活质量和功能也受到影响（Depp 等 2006)。特别指出的是，具有精神病性症状病史的稳定期双相患者比无精神病性症状史的患者，存在显著的前额叶执行功能及空间工作记忆损害（Bora 等 2007；Glahn 等 2007)。相反，伴有和不伴有精神病症状的患者在注意力、流畅性、记忆、精神运动反应方面表现类似（Bora 等 2007；Glahn 等 2007；Selva 等 2007)。在其他研究中证实精神病性症状史会导致言语流畅性的损害（Rocca 等 2008)。进一步说，有任何精神疾病阳性家族史的双相障碍患者的一级亲属比无家族史的患者显示执行功能受损程度更严重（Tabarés-Seisdedos 等 2003)。综合起来看，这些数据提示双相障碍患者本人或他们的一级亲属存在精神病性症状史，会延长有关特异性神经认知损害的认知病程。这个观点与存在某些常见的遗传因素的“精神疾病连续性”一致，包括精神病性情感障碍和重性精神疾病如精神分裂症。

也有研究证据提示，预测精神分裂症的社会心理结局其总体认

表5-1 双相障碍不同阶段认知损害的研究结果

损害情况	双相障碍阶段		
	抑郁期	躁狂期	稳定期
持续性注意	Malhi 等 2007a	Addington 和 Addington 1997 Bora 等 2006 Clark 等 2001 McGrath 等 1997	Bora 等 2006 Clark 等 2002 Clark 等 2005 Ferrier 等 1999
选择性注意	无	Addington 和 Addington 1997	无
视空间记忆	Goldberg 等 1993	Badcock 等 2005 Gourovitch 等 1999 McGrath 等 2001	Deckersbach 等 2004a Glahn 等 2006 Rubinsztein 等 2000 Thompson 等 2006
言语流畅性	Martinez-Aran 等 2002b Wolfe 等 1987	无	Martinez-Aran 等 2002a Rossell 2006
抑制控制	无	Malhi 等 2007a Murphy 等 1999	无
认知灵活性	Malhi 等 2007a Martinez-Aran 等 2004a Savard 等 1980	Malhi 等 2007a Martinez-Aran 等 2004a McGrath 等 1997	Ferrier 等 1999 Goswami 等 2006 Martinez-Aran 等 2002a Martinez-Aran 等 2004a Martinez-Aran 等 2004b Morice 1990

表5-1　双相障碍不同阶段认知损害的研究结果（续表）

损害情况	双相障碍阶段		
	抑郁期	躁狂期	稳定期
问题解决	Goldberg 等 1993	无	无
言语学习	Bearden 等 2006 Martinez-Aran 等 2002a	Clark 等 2001	Deckersbach 等 2004b Deckersbach 等 2005
言语记忆	Calev 等 1989 Martinez-Aran 等 2004a Strauss 等 1984	Atre-Vaidya 等 1998 Martinez-Aran 等 2004a	Clark 等 2002 Ferrier 等 1999 Goswami 等 2006 Gourovich 等 1999 Martinez-Aran 等 2004a Martinez-Aran 等 2004b van Gorp 等 1999 Wolfe 等 1987

知功能比个别认知领域更有说服力（Green 等 2000）。虽然双相障碍患者的认知损害没有精神分裂症患者认知损害严重，但这也适用于评估双相障碍（Burdick 等 2006；Dickerson 等 2004）。

双相障碍与精神分裂症比较

充足证据表明在精神障碍中如精神分裂症，其精神病特征与不良结局存在很大关系。一般来说，精神分裂症患者的言语学习与不良的社会功能有关；而双相障碍的社会功能更多直接与问题的解决和计划性差有关。因此，解决日常困难和应激源的思考能力下降，将明显造成双相障碍功能削弱。

研究证据显示，虽然缓解期双相障碍患者存在认知功能损害，但在认知功能测试上优于精神分裂症患者，且双相障碍的认知特征是特定的而非总体受损（Chamberlain 和 Sahakian 2004；Dickerson 等 2004；Olley 等 2005b；Quraishi 和 Frangou 2002）。Krabbendam 等（2005）在一篇综述中提示，与双相障碍患者比较，精神分裂症患者在 11 个认知领域中存在 9 个损害，而双相障碍患者更多为局限性认知受损。就这一点而言，提示确定精神病性症状比认知功能对明确社会功能更重要（Laes 和 Sponheim 2006）。研究显示认知损害对社会功能的影响，双相障碍患者可能不同于精神分裂症患者，即使两组的社会功能测试分相似，但精神分裂症患者组社会接纳性及有效性的测试分较低（Dickerson 等 2001）。

也有证据表明，认知损害与症状类型更相关，与疾病诊断关系不大，特别是存在精神病性症状的精神疾病（Kravariti 等 2005）。一项执行功能研究发现，双相躁狂患者认知特征与瓦解型精神分裂症患者十分相似，与双相抑郁患者或存在显著阴性症状的精神分裂症患者都相差甚远（Kravariti 等 2005）。在一项要求参与能力以及处理信息并做出正确反应的测试任务中存在相似性（Glahn 等 2006）。尽管许多研究质疑这些研究可能存在偏倚，而且反映情感障碍患者的样本病情较严重，但这些结果证实了早期关于精神分裂症与双相障碍之间的认知特征的研究具有相似性。

焦虑症状的影响

焦虑对正常认知功能的影响因素在很早就已经达成共识。确实，临床医生在对心境障碍患者做出的确实存在认知损害可靠诊断之前，必须认真筛查焦虑症状或相关特征。请思考如下案例。

案例 4

患者，男性，49 岁，已婚，双相障碍Ⅱ型，病史约 20 年，本次因抑郁情绪就诊咨询。服用双丙戊酸钠 1500mg/d，血清丙戊酸浓度 74 μg/dl，两周前隔日加用拉莫三嗪 25mg，之后 25mg/d 服用 2 周。在治疗过程中，患者诉记忆下降一直未改善，该症状在吃药之前已存在，涉及重要的工作任务时更突出，如忘记开会日期或截止日期，回想不起会议内容，"床旁"评估显示患者编码信息没有错误，但存在中度短时回忆问题，线索记忆完好。之前精神科医师认为可能是注意缺陷 / 多动障碍，给予混合苯丙胺盐试验性治疗，导致"超敏"感觉，但没有影响其他治疗。进一步询问发现他存在严重的焦虑，程度为波动性，并伴有持续担心在工作中犯错误。他也认为由于过分担心，难以控制，以致坐立不安。

他的部分抑郁症状与广泛性焦虑障碍有显著重叠，他的记忆问题可能只是与共病焦虑且未经治疗有关。针对目前双相障碍的症状以及焦虑，增加双丙戊酸盐及拉莫三嗪剂量，同时加用喹硫平（Calabrese 等 2005；Thase 等 2006），这与 GAD 共病的治疗方法一致（Hirschfeld 等 2006）。制定认知策略（包括制订计划和放松技巧）管理以应对患者的焦虑及记忆缺失带来的害怕情境。

在双相障碍患者中焦虑症状与焦虑综合征很常见，在社区样本调查中一半以上的个体都存在（Grant 等 2005）。流行病学密集区域调查结果显示双相障碍与焦虑障碍共病中，21% 是合并强迫症，

21% 是惊恐障碍（Chen 和 Dilsaver 1995a，1995b）。在一般人口调查中，强迫症及惊恐障碍的患病率分别为 0.8% 和 2.6%。在另一项双相障碍Ⅰ型的患者中，24% 合并焦虑障碍，主要是惊恐障碍（约占 16%）（Henry 等 2003）。Kessler 等（1994）报道双相障碍Ⅰ型患者，其一生中罹患焦虑的概率为 92%，而一般人群的患病率是 25%。然而目前为止，还没有文献探讨双相障碍合并焦虑的认知特征，尽管普遍认为焦虑影响认知，但神经心理评估只是常规评定焦虑症状。

在伴有精神病性症状的心境谱系障碍中，焦虑与精神病理学症状有关（Cassano 等 1999）。在双相障碍中，焦虑会导致功能下降（Feske 等 2000）及自杀倾向（Simon 等 2007b）。特别是当双相障碍门诊患者合并广泛性及社交焦虑障碍，与其自杀意向和行为相关。然而，将首次发病年龄与目前疾病恢复状态等因素纳入分析之后，这种相关性变得不太显著，提示双相障碍的严重程度可以调节焦虑和自杀之间的联系。在 NIMH STEP-BD 中，双相障碍发病年龄早与共病广泛社交焦虑及惊恐障碍风险增加有关（Perlis 等 2004；Simon 等 2004），也和预后差相关（Otto 等 2006）。

焦虑和双相障碍的关系对于理论和临床实践都很重要。众所周知在应对恐惧刺激时，焦虑会对认知产生显著的负性影响，很有可能，双相障碍本身的认知损害，加上焦虑共病，导致患者预后更差。临床医生应当意识到使用苯二氮䓬类药物作为双相障碍患者的抗焦虑治疗，会直接损害觉醒、注意和记忆功能（更多描述详见本书第 7 章）。因此，在评估双相障碍合并焦虑患者的认知功能损害时，需把这些潜在的医源性因素考虑在内。

双相障碍认知特征的未来方向

本书第 4 章中提到，情感障碍和精神障碍的内表型概念越来越得到关注。在精神分裂症患者及其未患病的一级亲属中发现了执行功能和认知领域损害（Rosa 等 2004；Zalla 等 2004）。在双相障碍中，单卵双生未患病的同胞也存在言语记忆和视空间功能损害（Gourovitch 等 1999）。精神分裂症纵向研究证实，多个领域包括工作记忆和执行功能存在持续性损害（Bartok 等 1996；Basso 等 1998；Burdick 等 2006），与之相比，双相障碍中究竟是不是确定存在特征性损害，仍不十分清楚。双相障碍近期的纵向研究以及神经影像学证据提示了一个特征性损害（Malhi 等 2007a，2007b）。

需重点指出的是，纵向及关联性研究是基于神经认知代表某种可靠特征的假设（Gottesman 和 Gould 2003）。精神分裂症面孔识别障碍就是一个推测的神经认知特征（Addington 和 Addington 1998），同样，非言语记忆（Purdon 等 2000）和言语流畅性（Cuesta 等 2001）损害随时间或治疗之后的变化似乎不大。Burdick 等（2006）证实双相障碍的神经认知功能和注意加工的关联性更强，而其他如记忆、执行功能变异性较大。事实上，双相躁狂时的认知功能会有改善（Liu 等 2002）。相比 Glahn，Burdick 和 Bearden 在本书第 4 章中提到的执行功能或工作记忆以及言语学习或外显记忆、注意功能的稳定性，可能代表着双相障碍神经认知中最可行的内表型。

在最近的一篇综述中，Robinson 和 Ferrier（2006）发现躁狂和言语外显记忆及执行功能损害之间存在一致相关性。重点指出，双相障碍稳定期患者编码更加困难，而躁狂患者似乎记忆保持存在明显困难。相比之下，双相抑郁患者在视觉记忆、空间工作记忆、言语学习及执行任务方面都出现一致性的功能损害。

双相障碍神经认知损害可能是特征性标记，这一观点的进一步研究证据开始逐渐深入到童年和青少年时期（Cahill 等 2007）。这一时期注意转换、视空间记忆、言语学习及记忆方面的损害也被证实（Dickstein 等 2004；McClure 等 2005a），很多损害也映射出成年后出现的问题。McClure 等（2005b）也证实双相障碍的青少年存在表情识别和反应灵活性方面的问题，Ernst 等（2004）发现，尽管总体表现结果一致，相比对照组，这类人群在冒险的任务方面对负性反馈的敏感性更强。

小结

本章我们重点讨论了双相障碍的心境、焦虑及精神病性症状以及与认知功能的关系。双相障碍共病问题，如物质依赖、人格障碍以及创伤史很可能对认知存在负性影响，加上我们之前讨论的共病，需进一步研究以更好地理解影响认知功能的发生机制。双相障碍的认知特征开始唤起人们对该障碍的初步认识，并有助于至今不能完全说明以注意和语言外显记忆特异性损害为特征的解释（Malhi 等 2006）（图 5-1）。尽管这些发现还需要从不同角度去研究双相障碍例证，但同时也说明了未来的研究方向，应当着重挖掘双相障碍更具体的特征，从而提升诊疗技术。发展更灵敏的或者社会化的测试如挖掘心理理论（Olley 等 2005a；详见本书第 6 章）是非常必要的。

实践中，信息很简单——双相障碍患者不仅仅是在显著异常时才出现功能损害，而是在似乎稳定期仍然存在。因而询问有关注意和记忆方面的认知问题就显得尤为重要，告知患者这些症状不一定是药物治疗的结果。强化识别并检测将大有益处，并通过神经心理评估明确这些损害。

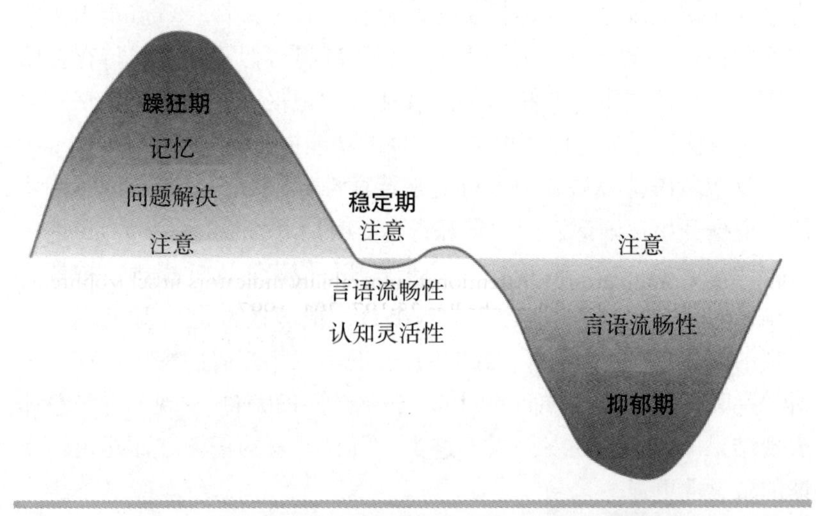

图 5-1　双相障碍不同阶段重要神经心理损害的临床表现

要点

- 双相障碍较单相抑郁的认知损害更严重、更广泛，特别是记忆、注意集中问题，包括言语记忆、持续注意、转换注意以及执行功能障碍。
- 双相抑郁患者的执行功能障碍及眶额叶缺陷可能会导致冲动（而非预谋、计划）自杀意向。
- 躁狂症状可能加重双相障碍的脱抑制状态，降低决策能力，损害问题解决能力以及注意定式转换，导致工作记忆、情景记忆及执行功能的损害。然而，尽管这些区域损害程度较小但会持续存在，贯穿整个稳定期。
- 双相躁狂患者回忆自我描述词汇及描绘核心信念词组，与抑郁患者十分相似。这种情感偏倚的模式可能提示特定的认知领域损害（如定式转换障碍）。
- 存在精神病性症状的个人史或家族史的双相障碍患者，可能出现更严重的认知损害。
- 焦虑症状或共病可直接损害认知功能，当评估认知损害时必须考虑在内。同时治疗焦虑症状可能改善目前的认知状况，不然可能被误认为是双相障碍的其他精神病理学因素如情感症状及精神病性症状所致。

参考文献

Addington J, Addington D: Attentional vulnerability indicators in schizophrenia and bipolar disorder. Schizophr Res 23:197–204, 1997

Addington J, Addington D: Facial affect recognition and information processing in schizophrenia and bipolar disorder. Schizophr Res 17:171–181, 1998

Ali SO, Denicoff KD, Altshuler LL, et al: Relationship between prior course of illness and neuroanatomic structures in bipolar disorder: a preliminary study. Neuropsychiatry Neuropsychol Behav Neurol 14:227–232, 2001

Atre-Vaidya N, Taylor MA, Seidenberg MA, et al: Cognitive deficits, psychopathology, and psychosocial functioning in bipolar mood disorder. Neuropsychiatry

Neuropsychol Behav Neurol 11:120–126, 1998
Badcock J, Michiel PT, Rock D: Spatial working memory and planning ability: contrasts between schizophrenia and bipolar I disorder. Cortex 41:753–763, 2005
Balanzá-Martínez V, Tabarés-Seisdedos R, Selva-Vera G, et al: Persistent cognitive dysfunctions in bipolar I disorder and schizophrenic patients: a 3-year follow-up study. Psychother Psychosom 74:113–119, 2005
Bartok J, Sands J, Harrow M, et al: Executive functioning deficits in schizophrenia patients 15 years after initial hospitalization. J Int Neuropsychol Soc 2:22, 1996
Basso M, Nasrallah HA, Olson SC, et al: Neuropsychological correlates of negative, disorganized and psychotic symptoms in schizophrenia. Schizophr Res 31:99–111, 1998
Basso MR, Lowery N, Neel J, et al: Neuropsychological impairment among manic, depressed, and mixed episode inpatients with bipolar disorder. Neuropsychology 16:84–91, 2002
Bearden C, Glahn DC, Monkul ES, et al: Patterns of memory impairment in bipolar disorder and unipolar major depression. Psychiatry Res 142:139–150, 2006
Beck AT, Rush AJ, Shaw BF, et al: Cognitive Therapy of Depression. New York, Guilford, 1979
Beck AT, Steer RA, Brown GK: Beck Depression Inventory, 2nd Edition. San Antonio, TX, Psychological Corporation, 1996
Bentall R, Kinderman P, Manson K: Self-discrepancies in bipolar disorder: comparison of manic, depressed, remitted and normal participants. Br J Clin Psychol 44:457–473, 2005
Berk M, Dodd S, Malhi GS: 'Bipolar missed states': the diagnosis and clinical salience of bipolar mixed states. Aust N Z J Psychiatry 39:215–221, 2005
Bora E, Vahip S, Akdeniz F: Sustained attention deficits in manic and euthymic patients with bipolar disorder. Prog Neuropsychopharmacol Biol Psychiatry 30:1097–1102, 2006
Bora E, Vahip S, Akdeniz F, et al: The effect of previous psychotic mood episodes on cognitive impairment in euthymic bipolar patients. Bipolar Disord 9:468–477, 2007
Borkowska A, Rybakowski JK: Neuropsychological frontal lobe tests indicate that bipolar depressed patients are more impaired than unipolar. Bipolar Disord 3:88–94, 2001
Brand N, Jolles J: Information processing in depression and anxiety. Psychol Med 17:145–153, 1987
Burdick K, Goldberg JF, Harrow M, et al: Neurocognition as a stable endophenotype in bipolar disorder and schizophrenia. J Nerv Ment Dis 194:255–260, 2006
Cahill CM, Green MJ, Jairam R, et al: Do cognitive deficits in juvenile bipolar disorder persist into adulthood? J Nerv Ment Dis 195:891–896, 2007
Calabrese JR, Bowden CL, Sachs GS, et al; for Lamictal 602 Study Group: A double-blind placebo-controlled study of lamotrigine monotherapy in outpatients

with bipolar I depression. J Clin Psychiatry 60:79–88, 1999
Calabrese JR, Keck PE Jr, Macfadden W, et al: A randomized, double-blind, placebo-controlled trial of quetiapine in the treatment of bipolar I or II depression. Am J Psychiatry 162:1351–1360, 2005
Calev A, Nigal D, Chazan S: Retrieval from semantic memory using meaningful and meaningless constructs by depressed, stable bipolar and manic patients. Br J Clin Psychol 28:67–73, 1989
Cassano G, Pini S, Saettoni M, et al: Multiple anxiety disorder comorbidity in patients with mood spectrum disorders with psychotic features. Am J Psychiatry 156:474–476, 1999
Chamberlain S, Sahakian BJ: Cognition in mania and depression: psychological models and clinical implications. Curr Psychiatry Rep 6:451–458, 2004
Chen Y, Dilsaver SC: Comorbidity for obsessive-compulsive disorder in bipolar and unipolar disorders. Psychiatry Res 59:57–64, 1995a
Chen Y, Dilsaver SC: Comorbidity of panic disorder in bipolar illness: evidence from the Epidemiologic Catchment Area Survey. Am J Psychiatry 152:280–282, 1995b
Clark L, Goodwin G: State- and trait-related deficits in sustained attention in bipolar disorder. Eur Arch Psychiatry Clin Neurosci 254:61–68, 2004
Clark L, Iversen SD, Goodwin GM: A neuropsychological investigation of prefrontal cortex involvement in acute mania. Am J Psychiatry 158:1605–1611, 2001
Clark L, Iversen SD, Goodwin GM: Sustained attention deficit in bipolar disorder. Br J Psychiatry 180:313–319, 2002
Clark L, Kempton MJ, Scarnà A, et al: Sustained attention-deficit confirmed in euthymic bipolar disorder but not in first-degree relatives of bipolar patients or euthymic unipolar depression. Biol Psychiatry 57:183–187, 2005
Cuesta M, Peralta V, Zarzuela A: Effects of olanzapine and other antipsychotics on cognitive function in chronic schizophrenia: a longitudinal study. Schizophr Res 48:17–28, 2001
Deckersbach T, McMurrich S, Oqutha J, et al: Characteristics of non-verbal memory impairment in bipolar disorder: the role of encoding strategies. Psychol Med 34:823–832, 2004a
Deckersbach T, Savage CR, Reilly-Harrington N, et al: Episodic memory impairment in bipolar disorder and obsessive-compulsive disorder: the role of memory strategies. Bipolar Disord 6:233–244, 2004b
Deckersbach T, Savage CR, Dougherty DD, et al: Spontaneous and directed application of verbal learning strategies in bipolar disorder and obsessive-compulsive disorder. Bipolar Disord 7:166–175, 2005
Depp CA, Davis CE, Mittal D, et al: Health-related quality of life and functioning of middle-aged and elderly adults with bipolar disorder. J Clin Psychiatry 67:215–221, 2006
Dickerson F, Sommerville J, Origoni AE, et al: Outpatients with schizophrenia and bipolar I disorder: do they differ in their cognitive and social functioning? Psychiatry Res 102:21–27, 2001

Dickerson F, Boronow JJ, Stallings CC, et al: Cognitive functioning in schizophrenia and bipolar disorder: comparison of performance on the Repeatable Battery for the Assessment of Neuropsychological Status. Psychiatry Res 129:45–53, 2004

Dickstein DP, Treland JE, Snow J, et al: Neuropsychological performance in pediatric bipolar disorder. Biol Psychiatry 55:32–39, 2004

Ernst M, Dickstein DP, Munson S, et al: Reward-related processes in pediatric bipolar disorder: a pilot study. J Affect Disord 82 (suppl 1):S89–S101, 2004

Ferrier IN, Stanton BR, Kelly TP, et al: Neuropsychological function in euthymic patients with bipolar disorder. Br J Psychiatry 175:246–251, 1999

Feske U, Frank E, Mallinger AG, et al: Anxiety as a correlate of response to the acute treatment of bipolar I disorder. Am J Psychiatry 157:956–962, 2000

Fleck D, Shear PK, Strakowski SM: Processing efficiency and sustained attention in bipolar disorder. J Int Neuropsychol Soc 11:49–57, 2005

Frye MA, Yatham LN, Calabrese JR, et al: Incidence and time course of subsyndromal symptoms in patients with bipolar I disorder: an evaluation of 2 placebo-controlled maintenance trials. J Clin Psychiatry 67:1721–1728, 2006

Frye MA, Grunze H, Suppes T, et al: A placebo-controlled evaluation of adjunctive modafinil in the treatment of bipolar depression. Am J Psychiatry 164:1242–1249, 2007

Ghaemi SN, Ko JY, Goodwin FK: "Cade's disease" and beyond: misdiagnosis, antidepressant use, and a proposed definition for bipolar spectrum disorder. Can J Psychiatry 47:125–134, 2002

Glahn D, Bearden CE, Cakir S, et al: Differential working memory impairment in bipolar disorder and schizophrenia: effects of lifetime history of psychosis. Bipolar Disord 8:117–123, 2006

Glahn DC, Bearden CE, Barguil M, et al: The neurocognitive signature of psychotic bipolar disorder. Biol Psychiatry 62:910–916, 2007

Goldberg JF, Gerstein RK, Wenze SJ, et al: Dysfunctional attitudes and cognitive schemas in bipolar manic and unipolar depressed outpatients: implications for cognitively based psychotherapies. J Nerv Ment Dis 196:207–210, 2008

Goldberg TE, Gold JM, Greenberg J, et al: Contrasts between patients with affective disorders and patients with schizophrenia on a neuropsychological test battery. Am J Psychiatry 150:1355–1362, 1993

Goswami U, Sharma A, Khastigir U, et al: Neuropsychological dysfunction, soft neurological signs and social disability in euthymic patients with bipolar disorder. Br J Psychiatry 188:366–373, 2006

Gottesman I, Gould TD: The endophenotype concept in psychiatry: etymology and strategic intentions. Am J Psychiatry 160:636–645, 2003

Gourovitch ML, Torrey EF, Gold JM, et al: Neuropsychological performance of monozygotic twins discordant for bipolar disorder. Biol Psychiatry 45:639–646, 1999

Grant BF, Stinson FS, Hasin DS, et al: Prevalence, correlates, and comorbidity of bipolar I disorder and Axis I and II disorders: results from the National Epidemiologic Survey on Alcohol and Related Conditions. J Clin Psychiatry 66:1205–1215, 2005

Green M, Walker E: Attentional performance in positive- and negative-symptom schizophrenia. J Nerv Ment Dis 174:208–213, 1986

Green M, Kern RS, Braff DL, et al: Neurocognitive deficits and functional outcome in schizophrenia: are we measuring the "right stuff"? Schizophr Bull 26:119–136, 2000

Green MJ, Cahill CM, Malhi GS: The cognitive and neurophysiological basis of emotion dysregulation in bipolar disorder. J Affect Disord 103:29–42, 2007

Henry C, van den Bulke D, Bellivier F, et al: Anxiety disorders in 318 bipolar patients: prevalence and impact on illness severity and response to mood stabilizer. J Clin Psychiatry 64:331–335, 2003

Hirschfeld RM, Weisler RH, Raines SR, et al: Quetiapine in the treatment of anxiety in patients with bipolar I or II depression: a secondary analysis from a randomized, double-blind, placebo-controlled study. J Clin Psychiatry 67:355–362, 2006

Keilp JG, Sackheim HA, Brodsky BS, et al: Neuropsychological dysfunction in depressed suicide attempters. Am J Psychiatry 158:735–741, 2001

Kessler R, McGonagle KA, Zhao S, et al: Lifetime and 12-month prevalence of DSM-III-R psychiatric disorders in the United States: results from the National Comorbidity Survey. Arch Gen Psychiatry 51:8–19, 1994

Khan DA, Ginsberg LD, Asnis GM, et al: Effect of lamotrigine on cognitive complaints in patients with bipolar I disorder. J Clin Psychiatry 65:1483–1490, 2004

Krabbendam L, Arts B, van Os J, et al: Cognitive functioning in patients with schizophrenia and bipolar disorder: a quantitative review. Schizophr Res 80:137–149, 2005

Kravariti E, Dixon T, Frith C, et al: Association of symptoms and executive function in schizophrenia and bipolar disorder. Schizophr Res 74:22–31, 2005

Laes J, Sponheim SR: Does cognition predict community function only in schizophrenia? a study of schizophrenia patients, bipolar affective disorder patients, and community control subjects. Schizophr Res 84:121–131, 2006

Liu S, Chiu CH, Chang CJ, et al: Deficits in sustained attention in schizophrenia and affective disorders: stable versus state-dependent markers. Am J Psychiatry 159:975–982, 2002

MacQueen GM, Young LT, Marriott M, et al: Previous mood state predicts response and switch rates in patients with bipolar depression. Acta Psychiatr Scand 105:414–418, 2002

Malhi GS, Ivanovski B, Szekeres V, et al: Bipolar disorder: it's all in your mind? The neuropsychological profile of a biological disorder. Can J Psychiatry 49:813–819, 2004

Malhi GS, Cahill C, Ivanovski B, et al: A neuropsychological "image" of bipolar dis-

order. Clinical Approaches in Bipolar Disorders 5:2–13, 2006
Malhi GS, Ivanovski B, Hazdi-Pavlovic D, et al: Neuropsychological deficits and functional impairment in bipolar depression, hypomania and euthymia. Bipolar Disord 9:114–125, 2007a
Malhi GS, Lagopoulos J, Sachdev P, et al: Is a lack of disgust something to fear? An fMRI facial emotion recognition study in euthymic bipolar disorder patients. Bipolar Disord 9:345–357, 2007b
Martinez-Aran A, Penadés R, Vieta E, et al: Executive function in patients with remitted bipolar disorder and schizophrenia and its relationship with functional outcome. Psychother Psychosom 71:39–46, 2002a
Martinez-Aran A, Vieta E, Colom F, et al: Neuropsychological performance in depressed and euthymic bipolar patients. Neuropsychobiology 46 (suppl 1):16–21, 2002b
Martinez-Aran A, Vieta E, Colom F, et al: Cognitive impairment in euthymic bipolar patients: implications for clinical and functional outcome. Bipolar Disord 6:224–232, 2004a
Martinez-Aran A, Vieta E, Reinares M, et al: Cognitive function across manic or hypomanic, depressed, and euthymic states in bipolar disorder. Am J Psychiatry 161:262–270, 2004b
Marzuk PM, Hartwell N, Leon AC, et al: Executive functioning in depressed patients with suicidal ideation. Acta Psychiatr Scand 112:294–301, 2005
McClure EB, Treland JE, Snow J, et al: Deficits in social cognition and response flexibility in pediatric bipolar disorder. Am J Psychiatry 162:1644–1651, 2005a
McClure EB, Treland JE, Snow J, et al: Memory and learning in pediatric bipolar disorder. J Am Acad Child Adolesc Psychiatry 44:461–469, 2005b
McGrath J, Scheldt S, Welham J, et al: Performance on tests sensitive to impaired executive ability in schizophrenia, mania and well controls: acute and subacute phases. Schizophr Res 26:127–137, 1997
McGrath J, Chapple B, Wright M: Working memory in schizophrenia and mania: correlation with symptoms during the acute and subacute phases. Acta Psychiatr Scand 103:181–188, 2001
Mitchell PB, Malhi GS: Bipolar depression: phenomenological overview and clinical characteristics. Bipolar Disord 6:530–539, 2004
Morice R: Cognitive inflexibility and pre-frontal dysfunction in schizophrenia and mania. Br J Psychiatry 157:50–54, 1990
Murphy FC, Sahakian BJ: Neuropsychology of bipolar disorder. Br J Psychiatry 41(suppl):120–127, 2001
Murphy FC, Sahakian BJ, Rubinsztein JS, et al: Emotional bias and inhibitory control processes in mania and depression. Psychol Med 29:1307–1321, 1999
Naismith SL, Hickie IB, Ward PB, et al: Impaired implicit sequence learning in depression: probe for frontostriatal dysfunction? Psychol Med 36:313–323, 2006
Olley AL, Malhi GS, Bachelor J, et al: Executive functioning and theory of mind in euthymic bipolar disorder. Bipolar Disord 7 (suppl 5):43–52, 2005a

Olley AL, Malhi GS, Mitchell PB, et al: When euthymia is just not good enough: the neuropsychology of bipolar disorder. J Nerv Ment Dis 193:323–330, 2005b

Otto MW, Simon NW, Wisniewski SR, et al: Prospective 12-month course of bipolar disorder in out-patients with and without comorbid anxiety disorders. Br J Psychiatry 189:20–25, 2006

Perlis RH, Miyahara S, Marangell LB, et al: Long-term implications of early onset in bipolar disorder: data from the first 1000 participants in the Systematic Treatment Enhancement Program for Bipolar Disorder (STEP-BD). Biol Psychiatry 55:875–881, 2004

Purdon S, Jones BD, Stip E, et al; for The Canadian Collaborative Group for research in schizophrenia: Neuropsychological change in early phase schizophrenia during 12 months of treatment with olanzapine, risperidone, or haloperidol. Arch Gen Psychiatry 57:249–258, 2000

Quraishi S, Frangou S: Neuropsychology of bipolar disorder: a review. J Affect Disord 72:209–226, 2002

Raust A, Slama F, Mathieu F, et al: Prefrontal cortex dysfunction in patients with suicidal behavior. Psychol Med 37:411–419, 2007

Ravdin LD, Katzen HL, Agrawal P, et al: Letter and semantic fluency in older adults: effects of mild depressive symptoms and age-stratified normative data. Clin Neuropsychol 17:195–202, 2003

Robinson L, Ferrier IN: Evolution of cognitive impairment in bipolar disorder: a systematic review of cross-sectional evidence. Bipolar Disord 8:103–116, 2006

Rocca CC, Macedo-Soares MB, Gorenstein C, et al: Verbal fluency dysfunction in euthymic bipolar patients: a controlled study. J Affect Disord 107:187–192, 2008

Rosa A, Peralta V, Cuesta MJ, et al: New evidence of association between COMT gene and prefrontal neurocognitive function in healthy individuals from sibling pairs discordant for psychosis. Am J Psychiatry 161:1110–1112, 2004

Rossell SL: Category fluency performance in patients with schizophrenia and bipolar disorder: the influence of affective categories. Schizophr Res 82:135–138, 2006

Rubinsztein JS, Michael A, Paykel ES, et al: Cognitive impairment in remission in bipolar affective disorder. Psychol Med 30:1025–1036, 2000

Rubinsztein J, Fletcher PC, Rogers RD, et al: Decision-making in mania: a PET study. Brain 124:2550–2563, 2001

Sachs GS, Nierenberg AA, Calabrese JR, et al: Effectiveness of adjunctive antidepressant treatment for bipolar depression. N Engl J Med 356:1711–1722, 2007

Sapin LR, Berrettini WH, Nurnberger JI Jr, et al: Mediational factors underlying cognitive changes and laterality in affective illness. Biol Psychiatry 22:979–986, 1987

Savard RJ, Rey AC, Post RM: Halstead-Reitan Category Test in bipolar and unipolar affective disorders: relationship to age and phase of illness. J Nerv Ment Dis 168:297–304, 1980

Sax KW, Strakowski SM, McElroy SL, et al: Attention and formal thought disorder in mixed and pure mania. Biol Psychiatry 37:420–423, 1995

Selva G, Salazar J, Balanzá-Martinez V, et al: Bipolar I patients with and without a history of psychotic symptoms: do they differ in cognitive functioning? J Psychiatr Res 41:265–272, 2007

Sevy S, Rosenthal MH, Alvir J, et al: Double-blind, placebo-controlled study of modafinil for fatigue and cognition in schizophrenia patients treated with psychotropic medications. J Clin Psychiatry 66:839–843, 2005

Simon NM, Otto MW, Wisniewski SR, et al: Anxiety disorder comorbidity in bipolar disorder patients: data from the first 500 participants in the Systematic Treatment Enhancement Program for Bipolar Disorder (STEP-BD). Am J Psychiatry 161:1–8, 2004

Simon NM, Pollack MH, Ostacher MJ, et al: Understanding the link between anxiety symptoms and suicidal ideation and behaviors in outpatients with bipolar disorder. J Affect Disord 97:91–99, 2007a

Simon NM, Zalta AK, Otto MW, et al: The association of comorbid anxiety disorders with suicide attempts and suicidal ideation in outpatients with bipolar disorder. J Psychiatr Res 41:255–264, 2007b

Simon OR, Swann AC, Powell KE, et al: Characteristics of impulsive suicide attempts and attempters. Suicide Life Threat Behav 32 (suppl 1):49–59, 2001

Smith D, Muir WJ, Blackwood DH: Neurocognitive impairment in euthymic young adults with bipolar spectrum disorder and recurrent major depressive disorder. Biol Psychiatry 8:40–46, 2006

Steffens D, Wagner HR, Levy RM, et al: Performance feedback deficit in geriatric depression. Biol Psychiatry 50:358–363, 2001

Strauss ME, Bohannon WE, Stephens JH, et al: Perceptual span in schizophrenia and affective disorders. J Nerv Ment Dis 172:431–435, 1984

Sweeney JA, Kmiec JA, Kupfer DJ: Neuropsychologic impairments in bipolar and unipolar mood disorders on the CANTAB neurocognitive battery. Biol Psychiatry 48:674–684, 2000

Tabarés-Seisdedos R, Balanzá-Martínez V, Salazar-Fraile J, et al: Specific executive/attentional deficits in patients with schizophrenia or bipolar disorder who have a positive family history of psychosis. J Psychiatr Res 37:479–486, 2003

Taylor MA, Redfield J, Abrams R: Neuropsychological dysfunction in schizophrenia and affective disease. Biol Psychiatry 16:467–478, 1981

Thase ME, Macfadden W, Weisler RH, et al: Efficacy of quetiapine monotherapy in bipolar I and II depression: a double-blind, placebo-controlled study (the BOLDER II study). J Clin Psychopharmacol 26:600–609, 2006

Thompson JM, Hamilton CJ, Gray JM, et al: Executive and visuospatial sketchpad resources in euthymic bipolar disorder: implications for visuospatial working memory architecture. Memory 14:437–451, 2006

van Gorp WG, Altshuler L, Theberge DC, et al: Declarative and procedural memory in bipolar disorder. Biol Psychiatry 46:525–531, 1999

Wolfe J, Granholm E, Butters N, et al: Verbal memory deficits associated with major affective disorders: a comparison of unipolar and bipolar patients. J Affect Disord 13:83–92, 1987

Zalla T, Joyce C, Szöke A, et al: Executive dysfunctions as potential markers of familial vulnerability to bipolar disorder and schizophrenia. Psychiatry Res 121:207–217, 2004

第6章

改善双相障碍的心理治疗实践与技巧

——认知神经科学课程

Joseph F．Goldberg，M.D.
Cory F．Newman，Ph.D.
Gin S．Malhi，M.B.Ch.B.，B.Sc.（Hons），F.R.C.Psych.，F.R.A.N.Z.C.P.，M.D.
David J．Miklowitz，Ph.D.

近几年的研究证明，针对双相障碍患者的一些心理治疗模式联合适当药物治疗能够有效缓解患者的情感症状、预防复发并提高生活质量。结构式心理治疗基于双相障碍患者认知和人际关系的不良，运用大量治疗技术来纠正适应不良行为、态度和情感体验。从这层意义上来说，心理治疗是一种主动学习范式，例如，获得预期和应对压力影响的新技能，或者是用新的更合理均衡的角度和视点取代消极态度和认识能力。从事这些心理治疗活动，几乎都以患者心理活动能力为先决条件。这些心理活动能力包括注意维持、熟练地使用抽象概念、定式转移、识别环境线索、验证假设、理解记忆情绪效价能力（比如有创伤经历或反复适应不良行为的案例）。在小组心理教育治疗和家庭心理治疗中每个人必须有能力识别自身行为对其他人的影响，有能力考虑替代的观点，有能力把他人的想法、感受、动机与自身区分开来。

正式的心理治疗实践培训（无论是心理动力学、支持、认知行为、人际关系、小组、家庭心理治疗）很少对执行功能和相关操作功能严重缺陷的患者进行宣教，患者必须积极地、有目的地参与心理治疗工作。全面地认识这种神经认知过程有助于心理治疗师从一个新视角理解心理治疗的机制，通过考虑认知局限性及利用较成功的心理治疗效果来完善心理治疗技术。

心理治疗师需要考虑的总体要点

双相障碍患者往往有注意、词语记忆和执行功能障碍，这些问题存在于疾病的各个阶段，而在急性情感发作期可能尤其明显。躁狂发作患者注意力和选择性注意严重受损，使得双相障碍患者从大多数心理治疗中获得信息处理技能的程度受到限制。相比之下，严重抑郁发作期的患者从加强心理治疗中获益的能力并没有受到损害，尽管人们仍然推测抑郁情绪对认知效能有不利影响（Miklowitz 等 2006）。

重要的神经认知现象往往出现在心理治疗过程中，如患者不能认同和领会用另一种观点审视自己和世界。我们针对抑郁症患者的认知行为、人际关系或家庭的心理治疗重塑患者的消极态度或情感体验，这反映出一种基于生物学的疾病效应，从而进入一个疾病模型，指导患者根据自身面对的环境采取另一种观点和看法。同样，动力导向的心理治疗往往使思维或行为的适应不良模式概念化，反映为自知力贫乏（如否认或无法鉴别自身在辩论中的角色）和内心冲突（如反复发生自伤行为导致不良后果）等因素。多数结构式和现代心理动力治疗鼓励心理治疗师在推测以下症状，如社会孤立、快感缺乏或动机低下的心理学病因（以人际矛盾为基础）之前，先考虑它们是否能解释为未经治疗的情感障碍的疾病模型征象。同样，双相障碍患者的神经认知缺陷也会造成人际关系、决策或角色功能等问题，但识别这些问题可能更具挑战性。例如，双相障碍稳定期患者的配偶可能会抱怨他（她）缺乏同情心、忽视他人的关心和感受。心理动力治疗的价值是探索患者对于这些抱怨的想法和感受，他（她）对他人的正确的理解以及类似问题是出现在任何场合，还是仅局限于特定阶段。同时，显著的认知缺陷包括社会忽视，可能表现为缺乏同情心或冷漠，在对自身相对于他人的判断上依赖于特定神经网络的激活，这一点会在下文“社会认知和理解他人意图能力受损（心智化理论）”部分进一步介绍。

与其他神经认知领域一样，评估患者共情能力也是心理治疗的任务之一，也是推测认知受损潜在原因的一部分。在心理治疗过程中出现沟通问题，心理治疗师可以应用神经认知推论知识做出相应的决定，拓宽思路。

在下一个章节，我们会讨论与神经认知过程密切相关的几个典型的心理治疗主题：僵化的思维和认知灵活性；社会认知和理解他人意图的能力受损；综合反馈困难；判断力受损；持续言语、冲动和脱抑制。

思维僵化和认知灵活性

当某种治疗效果不明显时，心理治疗师往往试图引导患者使其能够更好地洞悉自己的决定和行为，这些行为可能是适应不良行为或者是与患者自己兴趣相反的动机。患者拒绝承认他们的适应不良行为和可能的动机，有时会被心理治疗师认为是拒绝抵抗行为或不愉快的情绪心理体验。然而，有时应该结合新观点来考虑是否存在明显的神经认知损害。

认知灵活性主要包括：在环境内处理意外情况的能力，将注意力转移到问题新层面上的能力以及提出可能解决方案的能力（Canas 等 2003）。僵化的思维模式可能受情绪和内心因素调节（故意或无意的拒绝考虑其他观点可能是情绪不稳定或难以忍受）；然而，心理治疗师同样要警惕这个可能性：双相障碍患者的认知定式转移障碍（执行功能障碍的一种形式）主要受前额叶皮质功能异常的调节。当患者存在严重的思维僵化时，临床医师同样要警惕潜在的认知不灵活反映了精神疾病的过程，患者存在坚定不移的信念即妄想性思维会导致其无法考虑替代观点。焦虑反刍和强迫思维有别于妄想性思维，是因为其保留对现实的检验能力和转移注意力并接受不同观点的能力。

社会认知和理解他人意图能力受损（心智化理论）

心智化理论（theory of mind，TOM）是指个人理解自身和他人心理状态的认知能力，包括情绪、思维和意图。心智化理论功能紊乱与精神分裂症症状有关，尤其阴性症状和瓦解症状（Mazza 等 2001；Sarfati 等 1997）。在识别自身语言和行为对他人情绪产生影响时，心智理论受损的患者表现为人际直觉障碍，甚至缺乏同情心。

在心理治疗过程中，患者往往很难理解周围人情绪反应的原因。在这种情况下就需要患者有这样的能力：通过他人的面部表情、肢体语言、语音语调以及自身行为对他人意识的影响来“读出”他人情绪，把他人的信念、愿望和意图与自身的关注点区分开来。例如，一个热情洋溢的、喧闹的、轻度躁狂的乘客在长时间飞机飞行时，试图干扰性的与邻座乘客进行交谈，交谈内容可能揭露大量的个人信息，当他被回绝的时候就会变得恼怒和沮丧。我们推测他人在人际交往中的反应并做出适当回应的能力涉及对一些技巧的复杂整合，这些技巧包括同情、社会判断与整合反馈能力，这些技巧受损可能单独或同时出现在双相障碍患者中。此种人际关系意识在人际心理治疗和社会节奏治疗中是极其重要的（Frank 等 2000，2005）。

在双相障碍的发病期，心智化理论缺陷特征会明显表现出来。早期研究包括小的异质性样本研究，通常把双相障碍患者归入有“精神疾病”组中（Fletcher 等 1995；Mazza 等 2001），或将其作为与精神分裂症比较的对照组（Drury 等 1998；Sarfati 等 1999）。最近的研究对双相障碍患者情绪发作期（Kerr 等 2003）和稳定期（Inoue 等 2004）情绪状态进行检查，结果表明在疾病缓解期心智理论缺陷仍持续存在，可能会导致患者的社会功能较差（Inoue 等 2006）。

心智化理论缺陷影响社交行为，而后者是在正常的社会适应中不可缺少的部分（Inoue 等 2006）。情绪稳定的双相障碍患者的这种心智化理论缺陷与执行功能有关（Olley 等 2005）。双相障碍患者的心智化理论缺陷很可能是整体认知（包括持续性注意力和执行功能）损害的一部分。移情的神经生物学影响进一步解释了心智理论，人对自身问题做出的判断过程依赖于内侧前额叶皮质和左侧颞叶皮质亚区的活化作用，而关于对他人的判断依赖于左侧前额叶皮质和内侧枕叶皮质的活化作用（Ochsner 等 2004；Schulte-Rüther 等 2007）。

功能磁共振成像（fMRI）是研究心智理论任务中脑功能的工具之一，让受试者解释人际交往中的卡通图片所传达的社会意义，同时进行 fMRI 扫描。如图 6-1（亦可见彩图 6-1），双相障碍患者与健康受试者相比，脑区血流量存在差别：患者额中回血流量显著降低，临床上解释为对社会刺激的理解力下降。两个 fMRI 研究已经证明（Malhi 等 2007a，2007b），双相障碍稳定期患者前额叶对情感意义的加工能力受限，提示可能为特征性缺陷，至少需要长期治疗。

与心智化理论进一步相关的是：健全的社会行为需具备识别各种情绪面孔的能力。研究证明抑郁症（Persad 和 Polivy 1993）患者、双相障碍躁狂期患者（Lembke 和 Ketter 2002）和双相障碍稳定期患者（Harmer 等 2002）的情绪感知能力广泛受损。Venn 等进一步调查这一现象：识别不同情绪面孔的能力是依赖于情绪状态，还是双相障碍的一个潜在特征。与健康匹配的对照组相比，稳定期的双相障碍患者在识别快乐、惊奇、悲伤、恐惧、愤怒、厌恶这些情绪面孔时，对不同情绪面孔的敏感性并无差异。尽管双相障碍患者对识别恐惧面孔的能力存在明显统计学趋势，但与其他情绪面孔比较并没有统计学差异。这个研究并不支持对情绪面孔的误解是双相障碍发展的潜在特征，但提示抑郁和躁狂患者对情绪面孔的识别错误可能与心境协调有关。Venn 等的研究结果与其他研究结果相矛盾，可能是因为这些研究在方法、样本量、药物效果与双相障碍患者亚组间的衰退程度存在差异。

整合反馈困难

抑郁症患者的领悟和运用反馈的能力（在执行任务范式时测量的）通常未受损，然而，当负反馈伴有错误或误导信息（Murphy 等 2003）及消极情绪的时候（Elliott 等 1997），与匹配的健康对照组相比，抑郁症患者会出现更多的执行错误。抑郁认知模型指出抑郁

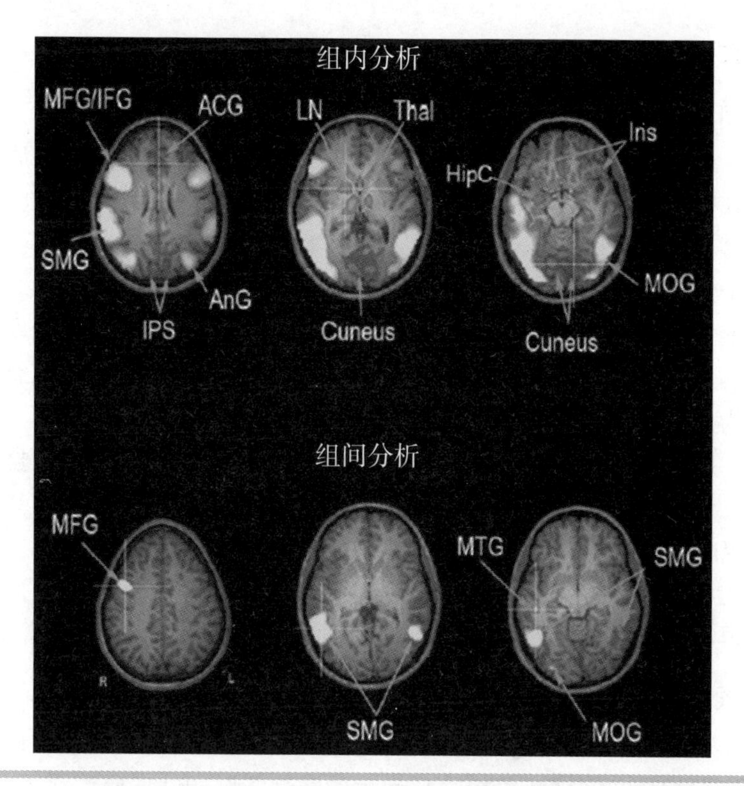

图 6-1　在阐述心智化理论动画时双相障碍患者和健康受试者的脑功能差异

注：对照组［豆状核（lentiform nucleus，LN）、丘脑（thalamus，Thal）、岛叶（insula，Ins）、海马（hippocampus，HipC）、颞中回（middle temporal gyrus，MTG）、缘上回（supramarginal gyrus，SMG）、枕中回（MOG）］和双相障碍患者组［前扣带回（anterior cingulate gyrus，ACG）、顶内沟（intraparietal sulcus，IPS）、楔叶］。激活脑区组间和组内依赖血氧水平的变化。所有荧光区域代表心智化理论和随机运动的比较（蓝色表示双相障碍患者，黄 - 橙色表示健康受试者）组间两两比较为 z 值 > 4，相当于整个脑区 $P < 0.05$。随机效应（组间）结果显示，对照组与患者组比较脑区显著激活。所有的图像均经过影像学的校正。ANG= 角回；L= 左侧；MFG/IFG= 额中 / 下回；R= 右侧

症患者放大了失败的意义，高估了失败的价值和普遍性，当负反馈与一个强烈的“情感”元素和一个强烈的截然相反的“信息”元素相联系时，运用负反馈就更加困难（Murphy 等 2003）。在一整套心理治疗过程中，与负反馈做斗争的患者可能得益于心理治疗师引导，让他们能从反馈中识别和过滤消极的情感偏倚，这可能具有建设性

和教育性的意义。

判断力受损

患者做出错误的决定有时可能是一种任性的意志行为。临床医生往往很难辨别社会的或专业上不恰当的行为反映的是蓄意欺骗或伤害他人（如挪用公款）还是判断失误，后者更为准确地反映了患者未能考虑某些危险行为的不良后果。心智理论研究提示，社会认知能力下降在一定程度上是因为识别正常恐惧能力下降：未能发现和有意识地识别他人的恐惧反应，可能使他们更易出现社会无意识行为（Corden 等 2006）。

Rich 等（2006）研究发现，与年龄和性别相匹配的对照人群比较，青少年双相障碍患者感知中性面孔时有较大的敌意和恐惧。在 fMRI 模式下评估面部敌意时，双相障碍患者与对照组比较，其左侧杏仁核、伏隔核、壳核和内侧前额叶皮质激活显著增加。评估面部恐惧程度时，双相障碍患者左侧杏仁核和双侧伏隔核激活显著增加。

持续言语、冲动和脱抑制

大脑额叶（尤其是眶额叶皮质）损害与冲动和社会适应不良行为密切相关。同样，双相躁狂患者的喙部和眶额叶皮质激活下降，可能导致患者计划、判断和洞悉能力损害，以及对内驱力做出更原始或不恰当的反应（Blumberg 等 1999）。冲动和自制力缺失是双相障碍患者的特征现象，并出现在躁狂发作、抑郁发作和稳定期的整个阶段（Peluso 等 2007），这可能是执行功能损害的一个基本形式（Mur 等 2007）。

Marsha Linehan 等人在治疗边缘型人格障碍的自杀倾向和痛苦体验时首次提出了控制冲动会影响正念的概念，这是心理治疗一个重要的神经认知理论（见 Linehan 等 2006）。将一个人的注意力转移到（而不是远离）不愉快方面就是控制注意网络的例子（如重新定向或调整注意力，使其持续关注一个选择目标）。同样，正念作为冥想应用到心理治疗中也是刻意调节注意网络的一个实例（Ivanovski 和 Malhi 2007；Teasdale 等 1995）。Williams 等人研究发现，以专注力为导向的认知行为治疗（cognitive-behavioral therapy，CBT）能有效的治疗双相障碍患者的焦虑症状（Williams 等 2008）。

学习和情绪记忆

另外一个与心理治疗相关的神经认知领域还包括情绪学习和恐惧消退。LeDoux 首先提出了事件学习记忆模型（如经典条件反射或联想记忆）：在高度情绪唤醒状态下的学习记忆更持久而且不易被破坏（LeDoux，1992）。所谓的恐惧记忆神经环路绕过皮质结构，而是通过边缘结构（中央杏仁核）起作用（LeDoux 1998；Willensky 等 2006）。人类基于恐惧的学习记忆实例，最值得关注的应该是创伤与恐惧症的回避表现。

创伤

近半数的成年双相障碍患者可能都存在明显的被虐待或创伤史，心理治疗通常会关注这一点（Garno 等 2005）。研究证明，儿童期创伤史会增加双相障碍患者共病创伤后应激障碍的风险（Goldberg 和 Garno 2005），同时可能会恶化双相障碍病情（Post 和 Leverich 2006）。通过传统的学习心理治疗范式很难改变基于恐惧的记忆（如创伤记忆），部分是边缘系统原始获得和巩固的原因。同样，再次体验创伤情绪（如病理性重现）也会巩固这种记忆（也就是通过回想）。

所谓的纠正情绪体验就是强制性地把学习和情感投入联系起来。因此，心理治疗干预在非厌恶环境中培养患者获得、巩固和保留新信息时，可能会发挥最好的作用。然而，有效的认知行为策略通常需要将放松技巧或系统脱敏疗法配合条件刺激及其适应不良反应进行反复练习（积极训练），以便消除创伤环境中出现的恐惧或边缘系统的学习记忆问题。

这种联合治疗本身就是一种调节边缘系统神经回路的方法：在心理治疗学习范式中，伴随患者强烈的情绪体验，通过抑制恐惧（也就是给患者灌输基本的信任）和连接一个新的学习范式来达到治疗的目的。

恐惧、焦虑和情绪的持续理论

研究证明，内侧前额叶皮质有修饰恐惧行为反应的作用，或抑制杏仁核输出厌恶刺激（Sotres-Bayon 等 2006）。另外，具有完整功能的腹内侧前额叶有抑制恐惧反应的作用，即情绪的持续概念（Morgan 等 2003）。相关任务转换和抑制控制范式的研究证明，增加工作记忆负荷会干扰对注意力的执行控制（Hester 和 Garavan 2005），也就是说在过分担心时患者很难选择性的转移注意力，此时抑郁情感可能占主导地位，使患者很难运用有效的应对技巧来解决问题和处理感知危机。在半数以上双相障碍患者中，这些与焦虑状态和焦虑症的神经认知领域相关的观察可能以共病现象表现出来（Grant 等 2005）。

在焦虑和焦虑性穷思竭虑的案例中，我们可能很难通过积极的训练抑制信息处理过程，因为信息（消极想法）残留在工作记忆中且执行抑制能力又非常薄弱。因此，针对这种现象进行有效的行为学治疗策略不仅需要学习新的观念和思维方式，而且需要将适应不良行为模式配合以带有情绪效价新的竞争性观念和体验（再一次提到纠正情绪体验的概念），尤其是在执行功能损害的时候。传统的方法对单纯恐惧症的行为学治疗是通过暴露和脱敏疗法来调节边缘系统加工过程，从而达到消除恐惧反应的目的。将这种理念拓宽应用到抵消错误情感加工可能是有效的，假设同样是通过学习过程情感卷入来调节边缘系统结构。从机械角度来看，心理治疗的目标是训练患者更有效地运用执行过程来更好调节抑郁情绪，同时在情绪环境下学会用新的思维方式思考虑旧问题。

正规的认知疗法有时会隐晦地运用执行操作过程：教育患者转向注意力、定势转移，以及将情绪状态与挑战错误假设背后的逻辑过程联系起来。认知疗法在双相障碍相关的认知损害背景下的具体应用将在之后的内容中介绍。

认知行为治疗的应用

Aaron Beck（1979）等人最初将认知疗法应用到重性抑郁症患者，随后用于双相障碍患者，患者的消极态度和对自身所处环境的错误认识使他们信念和思维方式发生扭曲，认知行为治疗（CBT）就是识别和修饰或纠正患者偏倚的信念和扭曲思维模式的一种治疗方法。在治疗中通过关键性评估和理性决策过程，来识别、纠正并重建患者的这些思维模式。研究证明认知疗法如人际关系和社会节律治疗（IPSRT）或家庭治疗（FFT）联合药物治疗能够加快急性期双相障碍患者的缓解（Miklowitz 等 2007b），以及改善患者的社会功能和生活满意度（Miklowitz 等 2007a）。

既往两个随机对照研究探索 CBT 在预防疾病复发中的作用。Lam 等人（2005）研究发现，CBT 较常规治疗（TAU）能更有效地延迟疾病复发达 12 个月以上，但超过 30 个月时疗效会减弱。但是，CBT 治疗的患者与 TAU 相比发病天数更少且有更好的功能。在随后 18 个月的观察中发现复发率增加，这可能有助于提示在完成急性期初始治疗模式后进行持续或“推进”治疗。

Scott 等人对英国 5 个地区的一项研究发现，CBT 与 TAU 患者在疾病预防方面的情况几乎相等。在发作次数小于 12 次患者中，CBT 能延迟疾病复发，然而在发作次数等于或多于 12 次患者中，TAU 相对于 CBT 能够延迟疾病复发。因此，Lam 等人（2005）的研究只是重复了 Scott 等人研究的一个亚组，即复发次数较少（或者较年轻）患者。

认知疗法的神经认知机制

认知扭曲是随着日常生活中选择性注意和不断重复逐渐发展形成的，例如对积极体验的忽视和不接受，而对消极体验的过分关注和过度泛化。认知疗法中大部分工作依赖于患者对新事物能力的关注，以及用替代观点应对熟悉事物的能力，除了压力性刺激（如感知缺失、沮丧或对社会和职业机会的错误评估)。从最基本的层面上,认知疗法包括“忘记”自身对社会的消极态度和偏见,采用无偏见的观点代替错误信念。这样的技能就相当于学习一种新的语言或逐渐适应逆向行驶的思维模式。事实上,患者识别新思维模式并练习使之取代旧的思维模式,最终使这一过程形成自动化,也就是说外显记忆过程最终会转换为内隐记忆。执行这样的操作需要具备处理信息的能力,以及从事件和经历中提炼选择性推论的能力。操作会受多种因素的影响,例如选择性注意、情绪学习、工作记忆和认知灵活性或定式转换。这些能力可能在疾病反复发作但神经受损较轻的患者中比较完整,Scott 等人(2006)研究发现,在发作次数大于或等于 12 次的患者,CBT 相对于常规治疗组疗效不佳。

认知疗法部分改变包括学习用新思维模式应对特定刺激,这个过程开始就相当于学习一种语言或机械技术,通常始于努力有意识地重复事实(基于背诵和外显记忆),通过练习和重复(也就是培养使用内隐记忆的过程,使其在无意识情况下发生)最终达到熟练。重复练习产生实践效应,目的是用更中性的态度和假设方法(如“我能提高我的技能使我自己更具有竞争力”)取代不正常的思维模式(如“我永远都不会成功”)。从神经认知的角度来看,认知疗法最主要的目的不仅是通过学习范式用一个思维定式和信念取代另一种认知方法,而且要改善患者的习性,消除情感的偏见和摒弃固执的信念。

综合具体的神经认知治疗技术能够有效治疗双相障碍患者的一般神经认知问题。因此,应根据神经认知缺陷类型修正标准化的认知治疗技术,否则将影响心理治疗工作。以下是具体的实例。

注意力 / 警觉性持续受损

躁狂发作或轻躁狂发作时通常会出现(或加重)注意力集中问题。这个问题可能会在治疗师与患者谈话中表现出来,患者难以停留在某一话题或难以回答治疗师的直接问题。在这种情况下,治疗师应该以一种关心且又坚定的方式全神贯注地将患者引导到话题中。

治疗师和患者在开始谈话前一起制定一个日程表，帮助患者集中注意力。同时治疗师应该充分采用总结性陈述（如我们今天要讨论和处理的问题就是这些了），然后询问患者能否将本次谈话的大意进行概述。认知治疗师要给患者一个清晰的信息：治疗是一个教育过程，而不仅仅是支持性谈话。并且治疗师应该明确告知双相障碍患者认知治疗的重要目标是学会采用有结构、有组织的方式去思考问题。

在家庭中患者可能需要使用一些方法来完成部分工作，比如他们必须做家务并承担其他责任。认知治疗师教给双相障碍患者“冗余系统（redundant systems）（是指为增加系统的可靠性，而采取两套或两套以上相同、相对独立配置的设计连接组成的系统）”的工程学原理，以便一种方法失败后可以使用另一种方法来代替。我们需要多种方法提醒双相障碍患者把注意力集中在短暂的任务和目标上。这些备用的提醒系统可能是存储卡、电子邮件、私人数码设备中的备忘录或者能提醒患者需要集中注意力完成任务的任何视觉提示。参与治疗的家庭成员也能帮助患者回忆并跟进治疗。

记忆障碍

临床医生通常只关注症状活跃的发作期患者，很少关注稳定期患者的精神状态。在抑郁发作和（或）躁狂发作间的稳定期患者可能表现为充满希望以及更理性化，后来他们确信抑郁和（或）躁狂发作时的心智状态代表他们当时处境的唯一“真相”。在抑郁发作时，他们坚持认为自己的处境是无望的，因为他们放弃或忽略了他们过去良好的功能。在轻躁狂或躁狂发作时，他们可能会忽视之前此种状态下所决定带来的痛苦后果。患者在治疗期间，工作效率高的时候获得的建设性经验在他们情绪变得极端时似乎变得毫无意义，这种影响很明显。

为了弥补该问题，治疗师要帮助患者们建立病程记录，包括治疗工作和治疗间隔的安排。文档性任务是必不可少的。为此，治疗师应该让患者使用记事本将他们最有建设性的观察记录下来。文档的维护包括对异常思维记录的备份（Newman 等 2001），也有助于提醒患者改变自己与心境障碍发作相关的思维内容。如果患者不能回忆如何制定应对技能，可以回过头去参考一下治疗中的书面记录。同样，在谈话中使用语音记录也是非常有效的，便于患者多次回听认知治疗过程。这不仅能够帮助巩固记忆，而且患者能够以轶事的方式听到他们自己录制的不同心智状态。患者开始意识到情绪是短暂的，他们在当时心境状态下所做的极端结论需要检测和重新评估，不要将其视为绝对永久的事实。

此外，一个轻躁狂患者听到自己抑郁发作时的录音，在感叹自己所犯错误的同时可能突然想起多锻炼谨慎行为的目的。同样，一个抑郁发作期患者听到自己稳定期客观冷静的评论时，可能会对自己的功能恢复感到更有希望，消极的陈述也就会减少。

脱抑制和冲动控制问题

认知行为中的脱抑制简单讲是指为了满足个人需求，即使行为会产生潜在的不利影响也不考虑做事后果。在这种情况下，患者需要培养“延迟和分散”能力，在认知反思方面、与信任之人（包括治疗师）沟通方面，为消除精神症状必要时接受药物剂量调整方面花费更多的时间。从神经认知角度讲，延迟 - 分散能力的训练可以帮助患者在面对冲动事件时有更好的控制执行能力（如通过自控能力不断学习，在发生紧急事情时，可以减轻面对暴力冲突时的冲动性）。

“抢占式”的作业任务可以指导患者参与一系列综合的低风险活动，有助于提高患者面对潜在有害冲突时的忍耐性。这些活动都是一些较简单（即不过分享乐或习惯形成）的娱乐方式，如和其他人一起听音乐、看电影、阅读一本书或杂志、悠闲散步或沐浴、写一封友好的电子邮件。通过参与这些活动，双相障碍患者会放弃一些较危险的活动，如疯狂购物、发生愤怒争吵或以不恰当的方式诱惑别人、饮酒或者服用一些其他药物。将这些替代活动与情绪性或边缘性活动联系起来，可以进一步巩固自我放松的记忆，有助于今后的持续治疗。

治疗师要求患者采用和执行“以最少的消耗创造最大价值”的原则。当患者出现脱抑制行为（如体内化学递质活性受损或处于躁狂状态），他们经常会出现一些过度的消费行为，例如暴饮暴食、酗酒、使用违禁药物、过度消费、过分追求性行为。结果，在这些危险行为发生之后患者出现自尊心下降的严重后果。另一方面，创造性行为需要付出更多的努力，但风险较小，能提升自身的体验和感受。例如承担学校或工作中的某个项目，写一篇很重要的报道，演奏一曲美妙的乐曲，从事工艺或园艺制作，在家或办公室营造愉快的氛围。当双相障碍患者处于躁狂或者轻躁狂状态时，他们会反对这些建议。相反，当患者处于疾病稳定期可以增加实现上述替代行为的可能性。

标准化的呼吸放松训练可以帮助双相障碍患者减少生理唤醒，能够促使患者对那些过分刺激和危险的冲动行为说“不”。认知治疗师鼓励双相障碍患者根据自己的需求选择更加保守的行为方式，“做冲动思想的主人，不要让冲动的思维控制你”。

轻躁狂和躁狂患者更容易情绪化，一旦他们认为这种行为是合理的，就会被迫按照这种最强大的意愿去采取行动（即使这种意愿有很大问题）。最不幸的是，有可能这种意愿是毫无根据的，此时做出的决策有可能会导致进一步损失和遗憾。针对这一问题，认知治疗师要教会双相障碍患者学习如何区别情绪的强度和情绪的持续时间。患者使用 0 ~ 100 分量表描述过去几天或几周的情绪（如愤怒、性兴奋）。患者的任务是观察看似强烈的情绪是如何经不住时间的考验。通常患者会发现他们的情绪是起伏不定的，如果没有在情绪剧烈波动的情况下贸然采取行动是比较明智的。患者应该详细记录自己情绪剧烈波动时，但没有采取冲动行为，反而情绪逐渐恢复平静的事例。这种持久的不良情绪（例如，错失良机的后悔、对家人的爱与承诺）会成为治疗的关键所在，多与患者真实的内心需求相一致。

执行功能障碍——计划性差

Williams 等自传记忆中曾记载心境障碍患者存在问题解决能力障碍的现象（Williams 等 2006）。这类患者在反思自己过去经历中的困难，只以一种模糊、大概、莫可名状的方式去回忆。这样的认知方式降低了他们的学习能力、吸取过去错误的再建设能力，以及基于过去成功事件的自我满足能力。结果，基于过去旧的、错误的理念，患者在情绪管理上容易做事冲动。因此，这些患者做事没有合理规划，没有权衡利弊，缺乏针对过去的错误做出改正的策略，没有想象过预期的后果和认知的预演（对计划好的行动方案采取想当然地“敷衍了事”）。因此，认知治疗师必须帮助患者能够识别和实践以下技能。

- **在冲动行为之前制定一个“反应延迟”时间**。这可能是一个非正规的形式，在冲动行为（如买一辆汽车）之前，“睡个充足的好觉”，或者至少等待 48 小时，作为一个实验来观察自己这种冲动情绪（与相关的想法）是否会消退。
- **让患者执行一个“初步计划”而不是完成“整个目标”**。例如，如果一个轻躁狂的患者坚持说要辞去工作，想成为一名全职小说家，治疗师可采取上述提到的“延迟反应”技术，然后给患者制定一个简版的目标或初步计划（例如，让患者写一个简短的故事并试图在杂志上发表）。这种技术能够帮助患者认清现实的同时还能保全颜面。患者不会感觉到治疗师是在过分控制自己，从而能够继续保持这种积极的治疗关系。
- **制订具体的行动计划**。患者并不是简简单单的去完成一个计划，而是需要把预期目标写下来，包括为实现目标需要做的事情以及预期结果（包括一些“意想不到的结果”）。例如，一个患者想搬出父母家独立生活，但是他经常花钱无节制，以致影响自己预期目标的实现。认知疗法会给患者设置一个全面的个人理财计划，包括一张时间表及制定各种支出的具体标准。此外，这个理财计划可能还包括计划实施过程中的潜在障碍或计划的缺陷，以及针对这些问题的补救措施。如果患者能够完成这项任务，则代表它是一种显著的学习经验，能够成为有价值的备忘录。如果患者完成任务有明显困难，说明患者计划功能受损，有充分的依据表明患者存在自我扩张的信念，并因此而抗拒治疗。值得注意的是，患者如果处于轻躁狂状态时可能不太愿意接受这种任务，但是当进入稳定期后，患者将会习惯这种预期干预的行为模式，并获益匪浅。

共情能力下降

过于乐观的双相障碍患者经常会忽略自己的行为对他人产生的影响。例如，一个轻躁狂的患者可能注意不到自己不断的提问会影响整个演讲的进展。同样，一个躁狂的患者在社交活动中可能意识不到她不断以低俗的、轻率的、未经请求的方式给他人某些意见以及行为的不规范，给他人造成痛苦。一个男性双相障碍患者可能会坚定地认为许多婚外情与妻子“无关联”，这种婚外情事件是他们无法理解也无法容忍的。这种情况对认知治疗师来说是一个巨大的挑战，他需要找到一种方法来帮助这类患者采纳那些会对自己产生不利影响他人的观点。缺乏共情的患者很少能够领悟别人告知关于他们需要改变自己的行为，从而对他人更加体贴周到。相反，这些患者很有可能去评估别人的看法，看别人是否将这个练习当成对他智力和想象力的挑战。

例如，治疗师可以让患者参与一个角色互换游戏，治疗师扮演患者的角色（格外小心以防表现得不讨人喜欢），患者挑战一个不被理解和体贴的自我角色。起初许多患者拒绝角色互换的扮演，如果“很多人尝试过角色互换，但很少人能够掌握精髓”以作为鼓励，则有些患者愿意接受这项挑战。

自知力损害

发作期的轻躁狂和躁狂患者在认知功能测试中存在着认知功能缺陷。例如，从来没有进行过严格运动训练的轻躁狂患者，她或许认为自己能够完成当地举行的半程马拉松比赛。当把双相障碍患者的最佳利益放在第一位的治疗师或者其他好心人试图给予患者反馈干预的时候，患者可能表现得很愤怒，认为自己接受了一项严重缺乏尊重和信任的治疗模式。因此，患者对疾病的认识最好有详细地记录，以便后期患者出现判断力损害时应用。为此，可以实施以下治疗原则：当患者发表评论时，治疗师应该发现患者聪明、谨慎的方面，否则治疗目标和治疗过程缺乏一致性，治疗师应该标记患者的评论，并且要求患者能够在治疗笔记上记录下来以便后期使用。当患者症状发作、认知功能下降时，治疗师可以建议患者查找自己曾经做过的笔记以寻找治疗的建议。这种方式大大降低了治疗师和患者由于治疗模式发生争吵的风险，因为“斗争”仅是因为患者本人过去（他们更理性）和当下（他们不太理性）的看法不同所致。最终会建立关于认知重建的治疗性对话，如异常思维的录音（dysfunctional thought record，DTR），可以使患者和治疗者之间在尊重、体贴、平和的方式下进行。虽然患者有深刻见解的时候影响更多一些，但是有必要在患者的日常生活中能充分利用这种积极思想去影响他人。为此，认知治疗师鼓励双相障碍患者在做出重大决定前至少要咨询两个自己信任的人。其中一个咨询的人可以是治疗师，另一个咨询者如果是患者的配偶或者监护人是最理想的（如果可能的话）。如果患者坚信通过征求其他人的建议会丧失自己的决策能力，治疗师可以提醒他们，大多数成功人士都会有一个咨询团队。因此，询问某人的“小圈子（inner circle）”获得重要反馈信息没有什么难为情的。这种治疗方法可以帮助患者从他人的认知观点中获益，同时也让他人（如配偶）了解患者的这个计划，从而改善人与人相互之间的关系。

以相同的治疗方式，认知治疗师使用 DTR 技术让患者阐述抑郁的想法，从而发现和纠正患者超活跃的思维（Newman 等 2001）。因此，DTR 并不是让患者减少悲观情绪和提高疾病的治疗期望值，治疗师需要教会双相障碍患者自己使用 DTR 技术来减少一些怪异的想法（例如，我没有任何问题，我只想做我想做的事），提高自己的预见性（例如，我预期自己会遇到一些麻烦，一旦我找到一个低风险的处理方式并且还很有趣那样就更好了）。

人际关系治疗和家庭治疗的应用

针对双相障碍的心理治疗，除了 CBT 理论外，第二个理论依据源于患者对社会或人际交往以及可能影响日常活动规律的时间生物学因素的错误认识与改变。这是两个独立但又相关的心理治疗模式，包括人际关系和社会节律治疗（IPSRT）（Frank 等 2000，2005）和家庭治疗（FFT）（Miklowitz 等 2003）。从神经认知的角度，IPSRT 和 FFT 两种心理治疗模式同样要求患者能够正确认识和学习如何应对生活压力引起的情绪失调。IPSRT 认为应激强度最大的事件可能是睡眠 - 觉醒周期的调节异常或是不可预测的日常活动（如海外航班、婴儿出生、人际关系丧失）。例如，接受 IPSRT 心理治疗的某大学生有可能会发现自己的情绪和睡眠 - 觉醒周期在新学年开始时发生了改变。达到这些目的可能需要解决一些重要的人际关系问题以促进情绪的稳定和调节（如与男友发生冲突，之前缺乏父母的影响）。

FFT 的心理治疗模式更加强调患者本人与亲属的家庭关系治疗。研究发现患者生活在高表达情感反应的家庭环境（极度挑剔、怀有敌意、情感过度投入）的时候疾病更容易复发（Miklowitz 等 1988；Yan 等 2004），这也提示我们应该增加患者的情感基调和与亲属沟通的有效性，可以减少家庭的紧张氛围并促进患者的情绪稳定性。同样，给患者本人和家属关于双相障碍的疾病性质、病程、致病因素和治疗方面的教育，可以增加家属对患者的关心以及患者本人由于认知功能缺陷导致家属对疾病的不了解。通过这种教育模式可以使那些已经存在神经生物学改变，但对于还没有表现出任性、对立或消极行为的患者能够正确认识自己的疾病。

认知矫正治疗

关于神经认知损害治疗的另一种方法是认知矫正疗法（cognitive remediation，CR）。最初认知矫正治疗用于脑外伤患者，后来逐渐应用于精神分裂症患者，认知矫正治疗主要改善注意力、记忆、执行功能 3 个方面。认知矫正着重于认知任务或培训策略的反复训练从而减轻认知障碍的进展（Pfammatter 等 2006）。临床研究显示给予精神分裂症患者认知矫正治疗，言语记忆、非言语记忆和执行功能均得到改善。而给予系统 CBT 治疗的患者，整体的精神病性症状有所改善，但在神经认知领域的改善仅体现在工作记忆方面（Penades 等 2006）。2002 年 Wykes 等研究调查男性精神分裂症患者，CR 组与对照治疗组和健康对照组比较，看看是否伴随大脑活动的改变（Wykes 等 2002）。精神分裂症患者要求在原有抗精神病药物不变的情况下，随机分为 CR 组和对照治疗组。两组均给予总共 40 次持续 12 周的治疗，对照治疗组给予职业治疗，CR 治疗组给予一项纸笔任务，主要练习信息处理策略包括认知灵活性、工作记忆、设置计划等方面。在基线和最后一次治疗结束时分别完成 fMRI 和执行功能测试。治疗结束两组精神分裂症患者在神经认知功能方面均有改善，而 CR 治疗组在记忆方面改善明显。fMRI 数据显示两组患者治疗后大脑活动均有增强，尤其是 CR 治疗组在与工作记忆相关的额叶皮质区大脑活动增强。两组患者在精神病症状或药物治疗方面差异无统计学意义。因此，似乎大脑活动改变更多与心理治疗有关而不是药物治疗。

双相障碍患者给予 CR 治疗的研究较少。在双相障碍系统治疗强化项目（Systematic Treatment Enhancement Program for Bipolar Disorder）中，发现加强任何心理治疗在抑郁发作后的患者中未能改善职业功能（Miklowitz 等 2007a）。在改善双相障碍患者特有的认知功能方面，我们需要更多有针对性地改善职业功能的 CR 治疗方案。

小结

双相障碍患者神经认知功能缺陷的各种分型都比较常见，对其有充分了解有助于提高心理治疗在神经认知功能方面的有效性和针对性。正确识别潜在的注意力障碍、执行功能障碍等任何损害，有助于心理咨询师发现一些潜在的隐藏问题，如人际关系、工作效率或情绪的自我管理。多种治疗技术组合可有助于双相障碍患者在辅以心理治疗时，对神经认知功能损害会取得更好的效果。

要点

- 尽管认知功能缺陷如注意力下降或执行功能障碍与双相抑郁有关，如果双相障碍患者在严重的抑郁状态下，不要限制患者有效利用强化心理治疗的能力。
- 认知功能缺陷可能会影响心理治疗的效果，体现在认知灵活性差、执拗、思维转换能力受损、自知力缺乏，以及社会认知或心智等认知功能缺陷，这些缺陷可能抑制患者理解需求以及他人不同观点的能力。
- 认知和认知行为治疗包括集中注意力；选择性注意转移（远离消极偏见的态度）；掌握陈述性记忆的技能，以取代旧的思维模式，最终创造新的内隐记忆程序（类似能够熟练地表达一门外语）。
- 双相障碍患者有效的心理治疗策略应该包括：对神经认知功能缺陷的识别、激励补偿策略（foster compensatory strategies），并将情感学习与新视角联系起来，以此挑战现有的、适应不良的思维模式或情绪处理方法。

参考文献

Beck AT, Rush AJ, Shaw F, et al: Cognitive Therapy of Depression. New York, Guilford, 1979

Blumberg HP, Stern E, Ricketts S, et al: Rostral and orbital prefrontal cortex dysfunction in the manic state of bipolar disorder. Am J Psychiatry 156:1986–1988, 1999

Bora E, Vahip S, Gonul AS, et al: Evidence for theory of mind deficits in euthymic patients with bipolar disorder. Acta Psychiatr Scand 112:110–116, 2005

Canas JJ, Quesada JF, Antolí A, et al: Cognitive flexibility and adaptability to environmental changes in dynamic complex problem-solving tasks. Ergonomics 46:482–501, 2003

Clark L, Iversen SD, Goodwin GM: Sustained attention deficit in bipolar disorder.

Br J Psychiatry 180:313–319, 2002

Corden B, Critchley HD, Skuse D, et al: Fear recognition ability predicts differences in social cognitive and neural functioning in men. J Cogn Neurosci 18:889–897, 2006

Drury VM, Robinson EJ, Birchwood M, et al: "Theory of mind" skills during an acute episode of psychosis and following recovery. Psychol Med 28:1101–1112, 1998

Elliott R, Sahakian BJ, Herrod JJ, et al: Abnormal response to negative feedback in unipolar depression: evidence for a diagnosis specific impairment. J Neurol Neurosurg Psychiatry 63:74–82, 1997

Fletcher PC, Happé F, Frith U, et al: Other minds in the brain: a functional imaging study of "theory of mind" in story comprehension. Cognition 57:109–128, 1995

Frank E, Swartz HA, Kupfer DJ: Interpersonal and social rhythm therapy: managing the chaos of bipolar disorder. Biol Psychiatry 48:593–604, 2000

Frank E, Kupfer DJ, Thase ME, et al: Two-year outcomes for interpersonal and social rhythm therapy in individuals with bipolar I disorder. Arch Gen Psychiatry 62:996–1004, 2005

Garno JL, Goldberg JF, Ramirez PM, et al: Impact of childhood abuse on the clinical course of bipolar disorder. Br J Psychiatry 186:121–125, 2005

Goldberg JF, Garno JL: Development of posttraumatic stress disorder in adult bipolar patients with histories of severe childhood abuse. J Psychiatr Res 39:595–601, 2005

Grant BF, Stinson FS, Hasin DS, et al: Prevalence, correlates, and comorbidity of bipolar I disorder and Axis I and II disorders: results from the National Epidemiologic Survey on Alcohol and Related Conditions. J Clin Psychiatry 60:1205–1215, 2005

Harmer CJ, Grayson L, Goodwin GM: Enhanced recognition of disgust in bipolar illness. Biol Psychiatry 51:298–304, 2002

Hester R, Garavan H: Working memory and executive function: the influence of content and load on the control of attention. Mem Cognit 33:221–233, 2005

Inoue Y, Tonooka Y, Yamada K, et al: Deficiency of theory of mind in patients with remitted mood disorder. J Affect Disord 82:403–409, 2004

Inoue Y, Yamada K, Kanba S: Deficit in theory of mind is a risk for relapse of major depression. J Affect Disord 95:125–127, 2006

Ivanovski B, Malhi GH: The psychological and neurophysiological concomitants of mindfulness forms of meditation. Acta Neuropsychiatrica 19:86–91, 2007

Kerr N, Dunbar RI, Bentall RP: Theory of mind deficits in bipolar affective disorder. J Affect Disord 73:253–259, 2003

Lam DH, Hayward P, Watkins ER, et al: Relapse prevention in patients with bipolar disorder: cognitive therapy outcome after 2 years. Am J Psychiatry 162:324–329, 2005

LeDoux JE: Brain mechanisms of emotion and emotional learning. Curr Opin Neurobiol 2:191–197, 1992

LeDoux J: Fear and the brain: where have we been, and where are we going? Biol

Psychiatry 44:1229–1238, 1998

Lembke A, Ketter TA: Impaired recognition of facial emotion in mania. Am J Psychiatry 159:302–304, 2002

Linehan MM, Comtois KA, Murray AM, et al: Two-year randomized controlled trial and follow-up of dialectical behavior therapy vs therapy by experts for suicidal behaviors and borderline personality disorder. Arch Gen Psychiatry 63:757–766, 2006

Malhi GS, Lagopoulos J, Owen A, et al: Reduced activation to implicit affect induction in euthymic bipolar patients: an fMRI study. J Affect Disord 97: 109–122, 2007a

Malhi GS, Lagopoulos J, Sachdev P, et al: Is a lack of disgust something to fear? an fMRI facial emotion recognition study in euthymic bipolar disorder patients. Bipolar Disord 9:345–357, 2007b

Mazza M, De Risio A, Surian L, et al: Selective impairments of theory of mind in people with schizophrenia. Schizophr Res 47:299–308, 2001

Miklowitz DJ, Goldstein MJ, Nuechterlein KJ, et al: Family factors and the course of bipolar affective disorder. Arch Gen Psychiatry 45:225–231, 1988

Miklowitz DJ, George EL, Richards JA, et al: A randomized study of family-focused psychoeducation and pharmacotherapy in the outpatient management of bipolar disorder. Arch Gen Psychiatry 60:904–912, 2003

Miklowitz DJ, Otto MW, Wisniewski SR, et al: Psychotherapy, symptom outcomes, and role functioning over one year among patients with bipolar disorder. Psychiatr Serv 57:959–965, 2006

Miklowitz DJ, Otto MW, Frank E, et al: Intensive psychosocial intervention enhances cognitive functioning in patients with bipolar depression: results from a 9-month randomized controlled trial. Am J Psychiatry 164:1340–1347, 2007a

Miklowitz DJ, Otto MW, Frank E, et al: Psychosocial treatments for bipolar depression: a 1-year randomized trial from the Systematic Treatment Enhancement Program. Arch Gen Psychiatry 64:419–426, 2007b

Morgan MA, Schulkin J, DeDoux JE: Ventral medial prefrontal cortex and emotional perseveration: the memory for prior extinction training. Behav Brain Res 146:121–130, 2003

Mur M, Portella MJ, Martinez-Aran A, et al: Persistent neuropsychological deficit in euthymic bipolar patients: executive function as a core deficit. J Clin Psychiatry 68:1078–1086, 2007

Murphy FC, Michael A, Robbins TW, et al: Neuropsychological impairment in patients with major depressive disorder: the effects of feedback on task performance. Psychol Med 33:455–467, 2003

Newman CN, Leahy RL, Beck AT, et al: Bipolar Disorder: A Cognitive Therapy Approach. Washington, DC, American Psychological Association, 2001

Ochsner KN, Knierim K, Ludlow DH, et al: Reflecting upon feelings: an fMRI study of neural systems supporting the attribution of emotion to self and other. J Cogn Neurosci 16:1746–1772, 2004

Olley AL, Malhi GS, Bachelor J, et al: Executive functioning and theory of mind in euthymic bipolar disorder. Bipolar Disord 7 (suppl 5):43–52, 2005

Peluso MA, Hatch JP, Glahn DC, et al: Trait impulsivity in patients with mood disorders. J Affect Disord 100:227–231, 2007

Penades R, Catalan R, Salamero M, et al: Cognitive remediation therapy for outpatients with chronic schizophrenia: a controlled and randomized study. Schizophr Res 87:323–331, 2006

Persad SM, Polivy J: Differences between depressed and nondepressed individuals in the recognition of and response to facial emotional cues. J Abnorm Psychol 102:358–368, 1993

Pfammatter M, Junghan UM, Brenner HD: Efficacy of psychological therapy in schizophrenia: conclusions from meta-analyses. Schizophr Bull 32 (suppl 1):S64–S80, 2006

Post RM, Leverich GS: The role of psychosocial stress in the onset and progression of bipolar disorder and its comorbidities: the need for earlier and alternative modes of therapeutic intervention. Dev Psychopathol 18:1181–1211, 2006

Rich BA, Vinton DT, Roberson-Nay R, et al: Limbic hyperactivation during processing of neutral facial expressions in children with bipolar disorder. Proc Natl Acad Sci USA 103:8900–8905, 2006

Sarfati Y, Hardy-Baylé MC, Besche C, et al: Attribution of intentions to others in people with schizophrenia: a non-verbal exploration with comic strips. Schizophr Res 25:199–209, 1997

Sarfati Y, Hardy-Baylé MC, Brunet E, et al: Investigating theory of mind in schizophrenia: influence of verbalization in disorganized and non-disorganized patients. Schizophr Res 37:183–190, 1999

Schulte-Rüther M, Markowitsch HJ, Fink GR, et al: Mirror neuron and theory of mind mechanisms involved in face-to-face interactions: a functional magnetic resonance imaging approach to empathy. J Cogn Neurosci 19:1354–1372, 2007

Scott J, Paykel E, Morriss R, et al: Cognitive-behavioural therapy for severe and recurrent bipolar disorders: randomised controlled trial. Br J Psychiatry 188:313–320, 2006

Sotres-Bayon F, Cain CK, LeDoux JE: Brain mechanisms of fear extinction: historical perspectives on the contribution of prefrontal cortex. Biol Psychiatry 15:329–336, 2006

Teasdale JD, Segal Z, Williams JM: How does cognitive therapy prevent depressive relapse and why should attentional control (mindfulness) training help? Behav Res Ther 33:25–39, 1995

Venn HR, Gray JM, Montagne B, et al: Perception of facial expressions of emotion in bipolar disorder. Bipolar Disord 6:286–293, 2004

Willensky AE, Schafe GE, Kristensen MP, et al: Rethinking the fear circuit: the central nucleus of the amygdala is required for the acquisition, consolidation, and expression of Pavlovian fear conditioning. J Neurosci 26:12387–12396, 2006

Williams JMG, Barnhofer T, Crane C, et al: The role of overgeneral memory in suicidality, in Cognition and Suicide: Theory, Research, and Therapy. Edited by Ellis TE. Washington, DC, American Psychological Association, 2006, pp 173–192

Williams JM, Alatiq Y, Crane C, et al: Mindfulness-based cognitive therapy (MBCT) in bipolar disorder: preliminary evaluation of immediate effects on between-episode functioning. J Affect Disord 107:275–279, 2008
Wykes T, Brammer M, Mellers J, et al: Effects on the brain of a psychological treatment: cognitive remediation therapy: functional magnetic resonance imaging in schizophrenia. Br J Psychiatry 181:144–152, 2002
Yan LJ, Hammen C, Cohen AN, et al: Expressed emotion versus relationship quality variables in the prediction of recurrence in bipolar patients. J Affect Disord 83: 199–206, 2004

第7章

精神药物对认知功能的影响

Joseph F．Goldberg，M.D.

前几章介绍了双相障碍引起神经认知损害的程度取决于其临床表现，或取决于其固有的特点。然而，大多数临床研究很少注意到精神药物对神经认知功能的影响。就现实与伦理角度来讲，研究未服药的双相障碍患者存在巨大困难。因为双相障碍的不同极相可选择的药物越来越多，所以人们不断关注主要精神药物对神经认知功能的潜在影响——有害，有益，还是无影响。本章从现有临床试验方面阐述锂盐、抗惊厥心境稳定剂、抗抑郁药、非典型抗精神病药物、抗胆碱能药物和苯二氮䓬类药物对神经认知功能的有害影响。本书第8章提出心境稳定剂和其他精神药物对神经认知功能的潜在益处。

现有的研究在精神疾病引起的医源性神经认知效应上具有局限性，因为评价方法、用药剂量的差异、频繁联合用药、非随机分组治疗和健康对照人群的不同或双相障碍以外疾病的临床分类存在差异（如癫痫、偏头痛、神经性疼痛患者）。另外，我们推断精神药物在治疗双相障碍以外的其他精神障碍（如精神分裂症）时，其对神经认知功能的影响干扰，使得我们对疾病 - 药物 - 特异性反应的解释更加复杂化。

现有研究所采用的神经认知损害评价方法无论从主观自评到正规成套评估都有很大差异。前瞻性研究涉及与情绪状态改变相关的认知功能改变，代表了一种识别特质性神经认知特征的方法，但研究数据很少。在某些情况下，反复进行神经认知评估会引起练习效应相关的混杂因素（见本书第1章），这些问题往往得不到解决（除非设置一个安慰剂对照组）。此外，临床参数，如慢性或复发次数，会影响神经认知维度，如词语流畅性和早期信息处理（Lebowitz 等 2001；也见本书第 11 章），然而在多因素分析时常常不考虑这些因素。事实上，我们很难分清可能观察到的神经认知损害在多大程度上反映潜在疾病的状态、慢性疾病，还是药理作用。考虑到这些，临床医生就要面临如何归因于精神药物的作用以及处理神经认知功能损害的实践挑战。

锂盐

临床医生往往认为锂盐或多或少会引起认知损害，尽管现有文献提示锂盐直接导致的损害相对不大，并受到其自身特点的局限。虽然锂盐与执行功能损害之间没有联系（Frangou 等 2005），但人们偶尔观察到锂盐会降低创造力，并与稳定期双相障碍患者联想创造力和联想特质不良有关，停用锂盐后损害是可逆的（Kocsis 等 1993；Shaw 等 1986）。健康对照组人群的研究表明应用锂盐 2 周会造成运动迟缓（Judd 等。1977），但对语义创造性或“审美能力”方面没有影响。一项为期 3 周、在 15 个健康成人中应用锂盐（平均剂量 1569mg/d）的临床试验表明，锂盐对注意力、内隐回忆、外显记忆无不良影响，但对学习功能确实有轻度影响（即在重复测验中的练习效应不明显）（Stip 等 2000）。

在锂盐治疗期间，除了联想流畅性下降，其他客观神经认知损害包括词语记忆受损，其中长时记忆（Reus 等 1979）和短时记忆（Kocsis 等 1993）的恢复缓慢，运动功能迟缓（如手指敲击速度）（Christodoulou 等 1981；Hatcher 等 1990；Squire 等 1980）。锂盐单药治疗的稳定期双相障碍的患者存在工作记忆损害，功能磁共振影像学数据显示，这可能是由于无法与额叶参与执行功能的结构建立连接（Monks 等 2004）。

已证实双相障碍患者维持期使用锂盐治疗出现记忆和运动功能受损，而在停用锂盐后（Kocsis 等 1993）会改善。有经验表明，随着剂量的减少，这些副作用会消失或部分消失。Tremont 和 Stern

（1997）阐述了一种可行的方法，即应用三碘甲状腺氨酸（T_3）来减少与锂盐相关的认知损害主诉。还没有证据表明认知损害加重与长期应用锂盐有关（Pachet 和 Wisniewski 2003）。值得注意的是急性锂盐中毒后（在过量的情况下），类似皮质下痴呆的弥漫性神经认知损害在停用锂盐后还会持续数月或数年（Brumm 等 1998）。锂盐的神经毒性（因过量引起的短暂性急性中毒），可能表现为弥漫性神经系统体征损害（如震颤、运动迟缓、共济失调），并提示急性谵妄的总体认知功能瓦解。

但其他某些研究报道锂盐对认知功能没有明显影响（Anath 等 1981；Friedman 等 1977；Joffe 等 1988；Marusarz 等 1981；Telford 和 Worrall 1978；Young 等 1977）。值得注意的是，有报道在锂盐治疗期间记忆损害与抑郁的严重程度（Engelsmann 等 1988）和治疗的依从性低有关（Gitlin 等 1989），尽管有报道锂盐治疗双相稳定期患者出现客观记忆损害（Senturk 等 2007）。Hatcher 等（1990）发现与 22 名健康受试者相比，16 例采用锂盐治疗的稳定期双相患者在驾驶模拟器任务中反应时间延长。在锂盐相关认知损害的综述中，Pachet 和 Wisniewski（2003）指出没有证据表明锂盐对视空间 / 构建能力，或注意力 / 注意集中能力有不良影响。

大量针对稳定期双相障碍患者的神经心理研究采用事后分析（post hoc analysis）来测查锂盐治疗的潜在混杂影响（Altshuler 等 2004；Clark 等 2002）。这些研究大多发现，接受锂盐治疗与不接受锂盐治疗的患者表现相似。

抗惊厥药物

20 世纪 90 年代中期以来，与锂盐相比人们更热衷于应用某些抗惊厥药物，一部分是根据临床印象：新型药物如双丙戊酸盐对躁狂的疗效与锂盐相当，但潜在副作用更少。在神经认知方面如注意与记忆，很少有证据表明双相障碍患者从锂盐换成双丙戊酸盐会获益（Stoll 等 1996）。然而，从躁狂或抑郁个体对照试验中可以看到抗惊厥药物与很多类药物一样在治疗结果上有很大不同。通过专门的抗惊厥药物治疗，在神经认知领域也有许多不同发现。

下面的案例为我们展现了在评估服用抗惊厥药物的双相障碍患者认知水平遇到的典型临床挑战。

案例 1

患者，女，25 岁，研究生，被诊断为“双相障碍Ⅱ型、暴食症”，前来评估抑郁和主观记忆损害。患者从学校请了病假，和父母住在家里，预计要长期治疗才能康复。既往大学一年级时有一次抑郁发作，当时有自杀企图，后通过住院治疗康复。访谈时，她说自己以前性格开朗，与人相处融洽，有很好的眼神交流，语言和运动功能正常。她目前情绪低落，情感压抑，主诉注意力不集中，没有活力，对周围漠不关心，但无明显的自杀倾向、无望感，睡眠、食欲改变。对患者的整体功能进行简单评估发现，其注意力和精神运动功能完整，但词语流畅性、短时记忆受损，对大多数问题的反应时间延长。药物治疗方案包括拉莫三嗪 50mg/d（自 1 年前初次用于抗抑郁剂后未换药），托吡酯 100mg，2 次 / 日（3 个月前用于心境稳定剂“联合用药”，还有治疗暴食症的潜在目标）。

进一步收集病史提示患者情绪低落和注意力不集中的问题出现在开始托吡酯治疗后几周。前 6 个月患者否认有暴食或清除食物行为。我们建议她停用托吡酯，然后重新评估其精神状态。在停用托吡酯 2 周后，她主诉情绪稳定，精力恢复，认知问题明显改善。

托吡酯

托吡酯的抗抑郁作用仍有争议，有益的开放试验数据有限，而另外 4 项针对双相躁狂患者的安慰剂对照试验结果为阴性（Kushner 等 2006）。然而正如案例 1 所描述的，托吡酯在精神科的价值在于对共病的效果，如暴食症（McElroy 等 2006），托吡酯在治疗暴食症等问题上，作为未经临床试验可行的认可药物，具有其潜在优势，但必须考虑它带来的不良认知反应的风险。值得注意的是，与其他大部分新型抗惊厥药物相比，托吡酯更容易对神经认知功能产生不良影响（Goldberg 和 Burdick 2001）。在癫痫或偏头痛的临床试验中，托吡酯剂量达到 400 mg/d 时会出现常见的不良反应，包括精神运动性迟滞、记忆损害（12% 的患者）、发音和语言问题（如找词困难）（13% 的患者），以及嗜睡和疲劳（29% 的患者）（*Physicians' Desk Reference*，2008）。

在成年健康志愿者中，托吡酯平均剂量 333mg/d，持续 12 周，与一系列神经认知测查得分下降两个标准差有关，提示认知损害的程度具有显著临床意义（Salinsky 等 2005）。在癫痫患者，对于现有的抗癫痫药物治疗方案来说，应用托吡酯与言语和非言语流畅性，注意和集中力，处理速度，语言技能，工作记忆和感知觉的实质性恶化有关（Lee 等 2003）。据报道，在采用抗癫痫药物多药联合方案治疗的癫痫患者中，如果包含托吡酯，会引发更多的认知问题（如言语流畅性、记忆广度和工作记忆损害）（Kockelmann 等 2004）。在癫痫患者的药物方案中撤除托吡酯，与注意、言语流畅性、言语工作记忆和空间短时记忆的显著改善有关（Kockelmann 等 2003）。

有证据表明逐渐增加托吡酯剂量有助于减少对神经认知功能产生的不良影响（Aldenkamp 等 2000；Biton 等 2001），虽然有报道称在最初低剂量时（如 50mg/d 或 100 mg/d）一些患者出现认知问题（如词语流畅性、工作记忆和处理速度损害）（Lee 等 2006；Salinsky 等 2005）。Gomer 等（2007）发现在癫痫患者，使用托吡酯剂量与神经认知损害严重程度之间没有联系。Martin 等（1999）发现健康志愿者中虽然注意力从基线水平下降大约 3 倍，但用托吡酯持续治疗几周后有一些改善。根据一些研究（Meador 等 2003）报道，托吡酯一旦达到稳定剂量并且维持，认知损害的严重程度就会减少，但另一些研究并未发现这种现象（Huppertz 等 2001）。

停用托吡酯会使与其有关的认知问题逐渐恢复（Burton 和 Harden 1997；Huppertz 等 2001；Kock elmann 等 2003）。托吡酯引起不同神经认知损害的确切机制仍不是很清楚。鉴于其潜在的神经保护特性，这种神经保护是通过增强大脑 γ- 氨基丁酸（GABA）调节的抑制，并阻断非 *N*- 甲基 -D- 天冬氨酸受体调节的兴奋毒性来实现的。因此托吡酯所致的认知不良反应在某些方面比较特殊（在本书第 8 章将进一步讨论）。

虽然一项初步研究提示托吡酯对急性双相抑郁有潜在价值（McIntyre 等 2002），但也有其他报道称，托吡酯有诱发或加重抑郁患者的癫痫发作（Klufas 和 Thompson 2001）或双相障碍（McElroy 等 2007）抑郁情绪的风险。在本章案例 1 中，停用托吡酯与伴有抑郁以及注意和短时记忆障碍的临床特征改善有关。

尽管在急性躁狂发作时托吡酯相对作用不大，但其功效在于减轻患者体重和减少酗酒相关症状。理论上，后者通过托吡酯间接调节奖赏通路上多巴胺分泌发挥作用。这一通路影响饮酒行为及渴求想法（Johnson 等 2003，2007）。值得注意的是，Johnson 等在最初（2003）做的随机试验中观察仅有 18.7%（“记忆和认知损害”）到 26.7%（“精神运动迟滞”）的酒精依赖个体出现认知不良反应。一项研究发现仅有 16% 的健康志愿者对托吡酯的主观偏好多于拉莫三嗪，这种现象与客观神经认知测查完成情况或体重指数无关联，但与主观情绪良好效果有关。

表 7-1 和表 7-2 分别总结了健康成年人和癫痫患者或双相障碍患者使用托吡酯对特异性认知领域影响的研究结果。

拉莫三嗪

在使用抗惊厥药治疗已知的精神症状研究数据中，拉莫三嗪用于双相障碍患者的临床研究数据最为理想，也最为广泛。在成年癫痫患者的临床试验中，2% 服用拉莫三嗪的患者（与 1% 服用安慰剂的患者相比）有“注意力不集中”的不良反应。并且，据报道至少 1% 服用拉莫三嗪预防复发长达 18 个月的双相障碍患者出现意识不清（*Physicians' Desk Reference*，2008）。一般来说，拉莫三嗪涉及的认知问题相对少见，如果出现，通常也是暂时的。

少量研究对服用拉莫三嗪的患者（特别是双相障碍患者）进行

神经认知功能测查，证据表明其言语流畅性和瞬时回忆方面不受损害（事实上，甚至可能受益）（Daban 等 2006；见表 7-2）。Khan 等人（2004）指出，经过 8 ~ 16 周拉莫三嗪的开放性治疗，急性双相躁狂或抑郁发作的 4 项大体认知功能从基线水平上有改善，这包括记忆、注意、判断力和推理能力，同时情绪改变和发作极性指数（index episode polarity）得到控制。然而值得注意的是，后者的研究通过自评方式测查认知功能，而不是客观的神经认知评估。

表7-1　抗惊厥药物的比较研究：健康成年受试者

研究	比较	设计	结果
Aldenkamp 等 2002	LTG（*n*=10；50 mg/d）vs. DVPX（*n*=10；900 mg/d）vs. 安慰剂	*N*=30，双盲，随机对照，12 天	LTG 组与安慰剂组相比，4 项反应时间测验中 3 项表现较好，服用 LTG 的个体比服用 DVPX 个体有明显较好的听觉反应时间和主观药物不适
Martin 等 1999	GPN［*n*=6；35 mg/（kg · d）］vs. LTG［*n*=5；7.1 mg/（kg · d）］vs. TPM［*n*=6；5.7 mg/（kg · d）］	*N*=17，单盲平行，持续 4 周	TPM 较 GPN 或 LTG 在字母和分类词语流畅性、视觉注意、词语记忆和精神运动速度方面表现较差
Meador 等 2001	CBZ（平均剂量 696 mg/d）vs. LTG（150 mg/d）	*N*=25，随机交叉；两组均 10 周疗程	在 40 个测验中有 19 个 LTG 比 CBZ 表现较好，包括认知速度、记忆和书写性编码，0 个 CBZ 超过 LTG
Meador 等 2005	LTG（300 mg/d）vs. TPM（300 mg/d）	*N*=47，随机交叉；两组 12 周疗程	41 个测验中有 33 个 LTG 比 LTG 表现好，0 个 TPM 超过 LTG
Salinsky 等 2005	GPN（总剂量 3600 mg/d）vs. TPM（平均剂量 330 mg/d）vs. 安慰剂	*N*=40，随机双盲，12 周对照	在 24 个测验中有 12 个 GPN 比 TPM 表现好，TPM 与数字符号测验、研究回忆测验、选择性提醒测验和 COWAT 变差有关

表7-1　抗惊厥药物的比较研究：健康成年受试者（续表）

研究	比较	设计	结果
Smith 等 2006	LTG（300 mg/d）vs. TPM（300 mg/d）	*N*=29，双盲，随机交叉；两组经过 8 周的剂量增加，接着是 4 周药物维持	服用 TPM 比 LTG 在 n-back 空间工作记忆任务上的准确性降低和反应时间延长，在血液浓度和测试结果之间没有相关性
Werz 等 2006	LTG（300 mg/d）vs. TPM（300 mg/d）	*N*=27，双盲，随机交叉两组进行 12 周治疗，在 4 个时间点上进行 23 个客观神经认知评估	主观偏好 LTG（70%）多于 TPM（16%）。偏好 LTG 与 23 个测验中 19 个客观表现较好有关

注：CBZ= 卡马西平；COWAT= 连续词语联想测验；DPH= 苯妥英钠；DVPX= 双丙戊酸；GPN= 加巴喷丁；LEV= 左乙拉西坦；LTG= 拉莫三嗪；TPM= 托吡酯

双丙戊酸盐

双丙戊酸盐是双相障碍的治疗中研究最为广泛的抗惊厥药。其缓释制剂在 2006 年用于治疗急性躁狂或混合状态，并且疗效与血清丙戊酸盐水平呈线性相关（Allen 等 2006）；然而随着剂量超过 100 mg/dl，副作用会越来越多。从神经认知影响的角度出发，双丙戊酸与轻度的剂量相关性注意和记忆损害有关，联合治疗会使之加重（Gallassi 等 1990；Goldberg 和 Burdick 2001），在精神健康对照组剂量达到 1000 mg/d 的随机交叉试验中（Thompson 和 Trimble 1981），可以看到语言记忆损害（Senturk 等 2007）以及轻度的决策时间延迟。双丙戊酸对认知的影响在停药后似乎可以逆转（Gallassi 等 1990）。双丙戊酸的应用与视觉空间处理能力损害无关（见综述，Goldberg 和 Burdick 2001）

卡马西平

主要基于癫痫患者的研究，卡马西平的使用与轻度学习功能影响有关（即重复神经认知测验时没有练习效应），健康成人研究（见

表7-2　抗惊厥药比较研究：癫痫或双相障碍患者

文献	比较	设计方案	结果
Aikia 等 2006 年	TGB（*n*=52）vs. CBZ（*n*=52）vs. 未用药癫痫患者组（*n*=19）	TGB 6 周滴定治疗（20 ~ 30mg/d），CBZ 400 ~ 800mg/d，52 周随机比较	CBZ 组言语流畅性比对照组差，两种积极治疗无明显恶化
Blum 等 2006 年	LTG+CBZ 或 DPH（*n*=96）vs. TPM+ CBZ+ DPH（*n*=96）	多中心随机双盲对照研究，滴定治疗 8 周，再巩固治疗 8 周，平均 LTG 剂量 500mg/d，平均 TPM 剂量 300mg/d	LTG 组 Stroop 色词干扰测验，连续词语联想测验，符号 - 数字测验的表现比 TPM 组好。TPM（6%）与 LTG（0%）相比，认知能力下降更多见
Daband 等 2006 年	LTG（*n*=15）vs. CBZ 或 DVPX（*n*=18）	双相Ⅰ型或Ⅱ型自然治疗≥ 6 个月，原有精神科药物治疗不变，剂量不详	LTG 比 CBZ 或 DVPX 组患者的词语发音更流畅，LTG 组患者通过言语活动测验显示语言记忆 / 瞬间记忆比 CBZ 或 DVPX 效果好
Fritz 等 2005 年	TGB（*n*=15）vs. TPM（*n*=15）	癫痫患者开放性随机比较，7 周 TGB 滴定治疗（剂量 32mg/d），13 周 TPM 滴定（平均剂量 335mg/d），神经认知测验 3 ~ 6 个月	TPM 组的言语流畅性、言语理解能力，工作记忆、视觉块敲击（visual block tapping），TGB 组语言记忆退化（自由回忆延迟）
Gomer 等 2007	LEV（*n*=30）vs. TPM（*n*=21）	癫痫患者开放单盲或辅助治疗；TPM 以初始剂量 25mg/d 滴定，并以每 4 天 25mg 递增到 201mg/d，LEV 初始剂量 500mg/d，并以每 3 天 250mg 递增到 1908mg/d，神经认知组持续治疗 120 天	TPM 组的认知速度、言语流畅性、短期记忆比 LEV 组表现差

表7-2　抗惊厥药比较研究：癫痫或双相障碍患者（续表）

文献	比较	设计方案	结果
Kockelmann 等 2004	抗惊厥剂+TPM（n=42）vs. 抗惊厥剂+LTG（n=42）	对住院癫痫患者进行回顾性分析，TPM 平均剂量 319mg/d，LTG 平均剂量 375mg/d	校正血清中的药物浓度，TPM 组患者的言语流畅性、记忆区段、非言语性工作记忆比 LTG 组的差，而在语言和记忆功能方面负性作用不明显
Meador 等 2003	DVPX+CBZ（n=29），TPM+CBZ（n=34），安慰剂+CBZ（n=13）	63 名癫痫患者；8 周药物滴定+12 周后续治疗，DVPX 剂量 2250mg/d，TPM 剂量 400mg/d	TPM+CBZ 组患者在数字符号测验和连续词语联想测验中表现较 DVPX+CBZ 组差
Prevey 等 1996	DVPX（n=39）vs. CBZ（n=26）vs. 正常对照组（n=72）	55 名癫痫患者，随机双盲比较 6～12 个月，CBZ 平均剂量 6.6μg/ml，DVPX 平均剂量 73.6 μg/ml	DVPX 组精细学习能力下降且训练效果改善不明显，其他组无明显区别且较基线水平相比无明显下降

注：CBZ= 卡马西平；COWAT= 连续词语联想测验；CVLT= 加利福尼亚言语学习测验；DPH= 苯妥英钠；DVPX= 丙戊酸钠；LEV= 左乙拉西坦；LTG= 拉莫三嗪；TGB= 噻加宾；TPM= 托吡酯

Goldberg 和 Burdick 的综述 2001）显示刺激评价时间延长（即视觉空间处理延迟）。在诱发电位试验中，卡马西平会引起视觉记忆的轻微改变，但对运动速度不会产生影响（Goldberg 和 Burdick 2001）。

奥卡西平

奥卡西平（卡马西平的酮类似物，偶尔用于双相障碍患者，未经临床试验认可）。没有对健康志愿者的长期记忆产生不良影响。事实上，一项为期 2 周、在 12 名健康志愿者中的研究显示奥卡西平剂量达到 300mg/d 或 600 mg/d 与注意和运动功能的基线水平的改善有关，同时伴有主观的警觉性增加、思路清晰、思维敏捷（Curran 和 Java 1993）。此外，10 名健康志愿者服用奥卡西平（1200mg/d）8 天以上，显示精细运动速度较基线水平下降，而卡马西平组较少涉及这方面的下降（Mecarelli 等 2004）。

左乙拉西坦

一项难治性双相障碍患者的开放性临床试验中，发现这些患者服用左乙拉西坦后普遍出现情绪低落（Post 等 2005），临床前期研究显示左乙拉西坦会对注意力方面产生负性影响（Shannon 和 Love 2005），而一项针对癫痫患者的研究显示，服用左乙拉西坦与托吡酯相比，其认知功能有良性改善（Gomer 等 2007）。一项持续近 4 个月的针对癫痫患者的研究显示，左乙拉西坦可能会改善注意力（Gomer 等 2007）。而癫痫持续状态的动物实验显示，左乙拉西坦虽有神经保护功能，但不能抵御癫痫持续状态相关的视空间功能缺陷（Zhou 等 2007）。

抗抑郁药

既往研究很少将传统抗抑郁药从整体疗效中对双相抑郁患者的神经认知影响单独进行探讨。研究人员大多认为 5- 羟色胺能抗抑郁药（选择性 5- 羟色胺再摄取抑制剂，SSRIs）或双受体激动剂（5- 羟色胺 - 去甲肾上腺素再摄取抑制剂）能降低患者不良认知反应（Amado-Boccara 等 1995；Fudge 等 1990；Hindmarch 1995）。也有证据显示 SSRIs 药物（尤其是西酞普兰）能改善相当一部分抑郁症患者的工作记忆（Zobel 等 2004），这可能与西酞普兰能增加前额叶和腹侧海马的胆碱能活性有关（Consolo 等 1994；Yamaguchi 等 1997）。然而，焦虑或抑郁患者（不论情感发作的极性）服用 SSRI 类药物的研究显示，在控制了抑郁和焦虑症状后，SSRI 类药物至少在某种程度上对情景记忆（而不是语义或工作记忆）有不良影响（Wadsworth 等 2005）。

虽然三环类抗抑郁药对记忆有负性影响，仍有研究认为这类抗抑郁药可能会改善单相抑郁症患者的总体认知功能（Gold 等 1991）。三环类抗抑郁药对某些患者语言学习和记忆方面的不良影响已经广为人知，主要是因为其抗胆碱能效应的影响（Richardson 等 1994）。三环类抗抑郁药很少用于治疗双相抑郁发作，因为它们比 SSRIs 药物更容易导致情绪不稳定（Peet 1994），同时较心境稳定剂单药治疗缺乏明显更佳的抗抑郁效果（Ghaemi 等 2001；Nemeroff 等 2001）。

Deptula 和 Pomara（1990）指出目前研究针对一般抑郁症患者使用抗抑郁药，其对神经认知方面的作用存在诸多局限性（尤其对双相障碍抑郁发作的研究更少）。其局限性的原因可能是样本量少，抑郁症组诊断不明确，症状混杂或多个诊断，以及神经心理测验不充分。

抗精神病药

越来越多人关注非典型抗精神病药对神经认知功能的改善作用，至少对伴有基本认知损害的精神分裂症或分裂情感障碍患者可能有效。本书第 8 章对其改善作用进行了详述。虽然有许多人关注这个问题，但对认知不良反应的研究很少。

首先，曾有两个关于双相障碍稳定期的患者反映使用抗精神病药后出现认知能力下降。Frangou 等对 44 例参加 Maudsley 双相障碍项目（Maudsley Bipolar Disorder Project）的双相 I 型患者进行评估，发现执行功能障碍与抗精神病药（无论是传统还是非典型抗精神病药）的使用密切相关（尤其是定势转换），这可能与抗精神病药减缓大脑信息处理速度有关，而与精神疾病本身无关。Altshuler 等对 40 例男性双相Ⅰ型稳定期患者、20 例男性精神分裂症患者以及 22 名健康男性的认知功能进行研究，在测查执行功能和语言记忆方面双相障碍患者比正常人表现差，而服用抗精神病药的双相障碍患者以上两方面测验更差。我们不能确定既往疾病的严重程度和病程，包括精神病性症状史，这可能会影响本研究认知功能的评定效果。

其次，一项对健康对照者给予奥氮平（剂量 10 mg/d）的研究发现，其精神运动速度、言语流畅性、感觉运动精度、视空间监测、大脑信息加工速度方面明显出现短暂下降，该结果与药物镇静作用无关（Morrens 等 2007）。有趣的是，这些结果与已发表的关于临床重性精神障碍患者的研究结果相悖，即并未报道患者的神经认知功能是从基线开始恶化（对于精神分裂症患者使用非典型药物后认知功能增强的潜在机制，进一步讨论详见本书第 8 章）。

再次，临床前期数据显示 5-HT_{2A} 受体亲和力较高的非典型抗精神病药（如奥氮平、氯氮平、利培酮）与 5-HT_{2A} 受体亲和力较低的药物（如喹硫平、氨磺必利）相比，更可能导致视觉识别记忆和规划能力下降（Tyson 等 2004）。

最后，尽管许多重性精神障碍如精神分裂症患者（Sernyak 和 Rosenheck 2004）采用多种抗精神病药物联合治疗的现象很常见，但无论效果还是安全性的研究均报道较少。特别是在精神分裂症患者的研究中，使用氯氮平的患者，相比基线水平，其注意力、语言工作记忆和语言学习和记忆改善，然而当联合使用利培酮时该效果则不够稳固（Akdede 等 2006），这意味着抗精神病药多药联合可能导致认知功能改善的减弱。

抗胆碱能药物

一直以来抗胆碱能药物（如苯托品、苯海拉明）被认为易导致患者认知功能下降，明显的注意力和多种辅助认知功能方面的损害。

事实上，在美国国立精神卫生研究所抗精神病药干预疗效的临床试验中，我们观察到精神分裂症患者较基线水平总体认知功能改善，在给予抗胆碱能药 2 个月后改善即消失（Keefe 等 2007）。研究人员认为抗胆碱能作用是导致精神分裂症患者在注意力和记忆方面表现显著性差异的原因（Minzenberg 等 2004）。双相障碍患者对抗胆碱能药物认知不良反应的易感性，与精神分裂症患者相比有何种程度的差异，我们了解得不多。值得注意的是，女性服用雌激素可能使抗胆碱能药物对认知功能损害减小（Dumas 等 2006）。

苯二氮䓬类药物

长期以来人们一直认为苯二氮䓬类药物对觉醒、注意力和记忆有不良影响（综述详见 Buffett-Jerrott 和 Stewart 2002），甚至可能在长期服用此药而突然停药后出现持久的言语和非语言记忆损害（Barker 等 2005；Tata 等 1994）。其不良认知损害影响包括记忆和精神运动速度方面，而不影响高水平的执行能力，例如注意力（Curran 1991）。此外，苯二氮䓬类药物脱抑制效应不仅见于大脑前额叶受损的患者，还见于健康人完成涉及反应时间的任务过程（Deakin 等 2004）。根据美国国立精神卫生研究所双相障碍患者系统治疗增强项目的观察，苯二氮䓬类药物不仅是急性躁狂常用的联合用药，还是 25% 的双相障碍患者长期治疗或非急性治疗的用药（Ghaemi 等 2006）。因此，医生也应考虑短期或长期以及既往使用苯二氮䓬类药物对记忆和相关认知主诉的影响。医生和研究人员准备对患者进行认知功能测查时，应确定患者最后一次使用苯二氮䓬类药物的时间超过 6 小时。

诊断和用药不当

临床医生和研究人员需考虑某种精神药物用于一些特定患者（如老年患者）过程中，误诊、精神药物使用不当对认知功能会造成负性影响，具体如下：

案例 2

患者，男性，22 岁，双相Ⅱ型抑郁共病强迫障碍，服用拉莫三嗪后部分症状得到缓解。给予 SSRIs 药物和丙戊酸钠联合治疗，患者出现烦躁、失眠，而单词拼写和数字的先占观念、重复计数、阅读或写作时表现刻板、追求完美的习惯并未改善。医生想进一步了解患者强迫思维模式是否为“注意缺陷谱系障碍”，于是给患者苯丙胺盐与拉莫三嗪联合治疗。患者服药后再次出现失眠，而明显的躁狂症状消失了，但强迫观念花费的时间及其先占观念加重。

该患者并没有明显的注意缺陷障碍，并且其高度警觉性与持续注意问题无关，而与执行功能障碍、认知模式固化、注意转移能力下降有关。尽管兴奋剂治疗躁狂患者仍存在争论，但对于这个患者来说，更可能是来源于合成苯丙胺盐的多巴胺激动剂导致其对刺激的注意力增强，最终导致患者大脑不能有效过滤和整合信息，而不使用苯丙胺来纠正并不存在假定的“注意缺陷谱系障碍”。

小结

除了个别例子外，双相障碍患者服用大多抗精神病药会出现轻度认知功能障碍，最明显的是：①服用锂剂后患者联想流畅性降低，语言记忆，运动能力下降；②服用丙戊酸钠或卡马西平后出现学习能力、记忆能力、反应时间下降；③服用托吡酯后出现运动迟缓、记忆损害、找词困难；④服用抗胆碱能药物后全面认知能力下降；⑤服用苯二氮䓬类药物后出现脱抑制效应以及注意力不集中、记忆力下降问题。药物相关的认知损害往往是短暂性的，并呈现剂量依赖性，建议监测几周，明确其是否消失，再考虑是否需要停药。

有些研究采用非典型抗精神病药治疗双相障碍患者，发现患者大脑处理信息速度减慢，语言记忆能力下降，执行功能障碍（尤其是定势转换）；然而，一些针对精神分裂症的研究提示，我们需要进一步研究，以明确非典型抗精神病药能适度改善精神分裂症的认知功能情况优于双相障碍，这种情况是否反映：①精神分裂症患者大体认知功能损害比双相障碍更为严重，因此改善的程度更明显；②研究方法的差异；③精神分裂症和双相障碍患者对非典型抗精神病药的反应存在根本差异；④不同非典型抗精神病药对神经认知功能有其潜在的独特作用；⑤双相障碍和精神分裂症的其他本质差异尚未完全明确；等等。这些仍需进一步验证。

要点

- 减小锂盐剂量，可能会降低对联想流畅性、语言记忆、短期和长期记忆以及运动速度的损害，长期使用锂盐会留下认知功能损害后遗症的说法目前尚无明确证据。
- 即使大多数抗惊厥药与轻度认知损害有关，如语言功能（找词困难）、言语和非言语流畅性、注意力、集中注意、思维加工速度、工作记忆以及知觉受损，但托吡酯明显例外。极少有人会出现以上这些方面的问题，即使有，我们可以通过药物缓慢加量降低这些损害，且停药后这些损害也是可逆的。研究人员认为服用抗惊厥药导致明显或持续认知功能损害可能还有其他原因，如其他药物、抑郁症状、酒精或物质滥用或者躯体 / 神经科共病。
- 精神科用药中，抗胆碱能和苯二氮䓬类药物最有可能导致认知功能损害，主要涉及觉醒和注意减弱，思维加工速度减缓，认知功能的其他方面如记忆力的潜在损害。
- 虽然有些单相抑郁症的研究显示，非三环类抗抑郁药可能损害情景记忆，但人们普遍认为非三环类抗抑郁药（如 SSRIs 药物）能改善而不是损害注意力和工作记忆等方面的认知功能。双相障碍使用抗抑郁药是否会造成认知功能损害（单相抑郁发作或其他精神疾病除外）尚不明确。
- 相比精神分裂症患者使用非典型抗精神病药会改善认知，双相障碍患者使用这些药物会出现执行功能障碍，思维联想速度减慢，语言记忆能力降低，而认知功能方面的改变却极少报道。此外，由于精神分裂症比双相障碍认知功能下降更普遍，人们推测精神分裂症患者的基线认知水平呈现“地板效应”，因此当给予精神分裂症患者非典型抗精神病药物时，我们可以看到患者认知功能改善的幅度非常明显。

参考文献

Aikia M, Justila L, Salmenpera T, et al: Comparison of the cognitive effects of tiagabine and carbamazepine as monotherapy in newly diagnosed adult patients with partial epilepsy: pooled analysis of two long-term, randomized, follow-up studies. Epilepsia 47:1121–1127, 2006

Akdede BB, Anil Yagcioglu AE, Alptekin K, et al: A double-blind study of combination of clozapine with risperidone in patients with schizophrenia: effects on cognition. J Clin Psychiatry 67:1912–1919, 2006

Aldenkamp AP, Baker G, Mulder OG, et al: A multicenter, randomized clinical study to evaluate the effect on cognitive function of topiramate compared with valproate as add-on therapy to carbamazepine in patients with partial onset seizures. Epilepsia 41:1167–1178, 2000

Aldenkamp AP, Arends J, Bootsma HP, et al: Randomized double-blind parallel-group study comparing cognitive effects of a low-dose lamotrigine with valproate and placebo in healthy volunteers. Epilepsia 43:19–26, 2002

Allen MH, Hirschfeld RM, Wozniak PJ, et al: Linear relationship of valproate serum concentration to response and optimum serum levels for acute mania. Am J Psychiatry 163:272–275, 2006

Altshuler LL, Ventura J, van Gorp WG, et al: Neurocognitive function in clinically stable men with bipolar I disorder or schizophrenia and normal control subjects. Biol Psychiatry 56:560–569, 2004

Amado-Boccara I, Gougoulis N, Poirier Littré MF, et al: Effects of antidepressants on cognitive functions: a review. Neurosci Biobehav Rev 19:479–493, 1995

Anath J, Gold J, Ghadirian AM, et al: Long-term effects of lithium carbonate on cognitive functions. J Psychiatr Treat Eval 3:551–555, 1981

Barker MJ, Greenwood KM, Jackson M, et al: An evaluation of persisting cognitive effects after withdrawal from long-term benzodiazepine use. J Int Neuropsychol Soc 11:281–289, 2005

Biton V, Edwards KR, Montouris GD, et al; for the Topiramate TPS-TR Study Group: Topiramate titration and tolerability. Ann Pharmacother 35:173–179,

2001

Blum D, Meador K, Biton V, et al: Cognitive effects of lamotrigine compared with topiramate in patients with epilepsy. Neurology 67:378–379, 2006

Brumm VL, van Gorp WG, Wirshing W: Chronic neuropsychological sequelae in a case of severe lithium intoxication. Neuropsychiatry Neuropsychol Behav Neurol 11:245–249, 1998

Buffett-Jerrott SE, Stewart SH: Cognitive and sedative effects of benzodiazepine use. Curr Pharm Des 8:45–58, 2002

Burton LA, Harden C: Effect of topiramate on attention. Epilepsy Res 27:29–32, 1997

Christodoulou GN, Kokkevi A, Lykouras EP, et al: Effects of lithium on memory. Am J Psychiatry 138:847–848, 1981

Clark L, Iversen SD, Goodwin GM: Sustained attention deficit in bipolar disorder. Br J Psychiatry 180:313–319, 2002

Consolo S, Bertorelli R, Russi G, et al: Serotonergic facilitation of acetylcholine release in vivo from rat dorsal hippocampus via serotonin 5-HT_3 receptors. J Neurochem 62:2254–2261, 1994

Curran HV: Benzodiazepines, memory and mood: a review. Psychopharmacology (Berl) 105:1–8, 1991

Curran HV, Java R: Memory and psychomotor effects of oxcarbazepine in healthy human volunteers. Eur J Clin Pharmacol 44:529–533, 1993

Daban C, Martinez-Aran A, Torrent C, et al: Cognitive functioning in bipolar patients receiving lamotrigine: preliminary studies. J Clin Psychopharmacol 26:178–181, 2006

Deakin JB, Aitken MR, Dowson JH, et al: Diazepam produces disinhibitory cognitive effects in male volunteers. Psychopharmacology (Berl) 173:88–97, 2004

Deptula D, Pomara N: Effects of antidepressants on human performance: a review. J Clin Psychopharmacol 10:105–111, 1990

Dumas J, Hancur-Bucci C, Naylor M, et al: Estrogen treatment effects on anticholinergic-induced cognitive dysfunction in normal postmenopausal women. Neuropsychopharmacology 31:2065–2078, 2006

Engelsmann F, Katz J, Ghadirian AM, et al: Lithium and memory assessment: a long-term follow-up study. J Clin Psychopharmacol 8:207–212, 1988

Frangou S, Donaldson S, Hadjulis M, et al: The Maudsley Bipolar Disorder Project: executive dysfunction in bipolar disorder I and its clinical correlates. Biol Psychiatry 58:859–864, 2005

Friedman MJ, Culver CM, Ferrell RB: On the safety of long-term treatment with lithium. Am J Psychiatry 134:1123–1126, 1977

Fritz N, Glogau S, Hoffmann J, et al: Efficacy and cognitive side effects of tiagabine and topiramate in patients with epilepsy. Epilepsy Behav 6:373–381, 2005

Fudge JL, Perry PJ, Garvey MJ, et al: A comparison of the effect of fluoxetine and trazodone on the cognitive functioning of depressed outpatients. J Affect Disord 18:275–280, 1990

Gallassi R, Morreale A, Lorusso S, et al: Cognitive effects of valproate. Epilepsy Res

5:160–164, 1990

Ghaemi SN, Lenox MS, Baldessarini RJ: Effectiveness and safety of long-term antidepressant treatment in bipolar depression. J Clin Psychiatry 62:565–569, 2001

Ghaemi SN, Hsu DJ, Thase ME, et al: Pharmacologic treatment patterns at study entry for the first 500 STEP-BD participants. Psychol Serv 57:660–665, 2006

Gitlin MJ, Cochran SD, Jamison KR: Maintenance lithium treatment: side effects and compliance. J Clin Psychiatry 50:127–131, 1989

Gold JM, Goldberg TE, Kleinman JE, et al: The impact of symptomatic state and pharmacological treatment on cognitive functioning of patients with schizophrenic and mood disorders, in Handbook of Clinical Trials. Edited by Mohr E, Brouwers T. Amsterdam, Swers, 1991, pp 185–214

Goldberg JF, Burdick KE: Cognitive side effects of anticonvulsants. J Clin Psychiatry 62 (suppl 14):27–33, 2001

Gomer B, Wagner K, Frings L, et al: The influence of antiepileptic drugs on cognition: a comparison of levetiracetam with topiramate. Epilepsy Behav 10:486–494, 2007

Hatcher S, Sims R, Thompson D: The effects of chronic lithium treatment on psychomotor performance related to driving. Br J Psychiatry 157:275–278, 1990

Hindmarch I: The behavioural toxicity of the selective serotonin reuptake inhibitors. Int Clin Psychopharmacol 9 (suppl 4):S13–S17, 1995

Huppertz HJ, Quiske A, Schulze-Bonhagen A: Kognitive Beeinträchtigungen unter Add-on Therapie mit Topiramat. Nervenartz 72:275–280, 2001

Joffe RT, MacDonald C, Kutcher SP: Lack of differential cognitive effects of lithium and carbamazepine in bipolar affective disorder. J Clin Psychopharmacol 8:425–426, 1988

Johnson BA, Ait-Daoud N, Bowden CL, et al: Oral topiramate for treatment of alcohol dependence: a randomised controlled trial. Lancet 361:1677–1685, 2003

Johnson BA, Rosenthal N, Capece JA, et al: Topiramate for treating alcohol dependence: a randomized controlled trial. JAMA 298:1641–1651, 2007

Judd LL, Hubbard B, Janowsky DS, et al: The effect of lithium carbonate on the cognitive functions of normal subjects. Arch Gen Psychiatry 34:355–357, 1977

Keefe RS, Bilder RM, Davis SM, et al: Neurocognitive effects of antipsychotic medications in patients with chronic schizophrenia in the CATIE trials. Arch Gen Psychiatry 64:633–647, 2007

Khan DA, Ginsberg LD, Asnis GM, et al: Effect of lamotrigine on cognitive complaints in patients with bipolar I disorder. J Clin Psychiatry 65:1483–1490, 2004

Klufas A, Thompson D: Topiramate-induced depression (letter). Am J Psychiatry 158:1736, 2001

Kockelmann E, Elger CE, Helmstaedter C: Significant improvement in frontal lobe associated neuropsychological functions after withdrawal of topiramate in epilepsy patients. Epilepsy Res 54:171–178, 2003

Kockelmann E, Elger CE, Helmstaedter C: Cognitive profile of topiramate as compared with lamotrigine in epilepsy patients on antiepileptic drug polytherapy: relationships to blood serum levels and comedication. Epilepsy Behav 5:716–721, 2004

Kocsis JH, Shaw ED, Stokes PE, et al: Neuropsychologic effects of lithium discontinuation. J Clin Psychopharmacol 13:268–275, 1993

Kushner SF, Khan A, Lane R, et al: Topiramate monotherapy in the management of acute mania: results of four double-blind placebo-controlled trials. Bipolar Disord 8:15–27, 2006

Lebowitz BK, Shear PK, Steed MA, et al: Verbal fluency in mania: relationship to number of manic episodes. Neuropsychiatry Neuropsychol Behav Neurol 14:177–182, 2001

Lee HW, Jung DK, Suh CK, et al: Cognitive effects of low-dose topiramate monotherapy in epilepsy patients: a 1-year follow-up. Epilepsy Behav 8:736–741, 2006

Lee S, Sziklas V, Andermann F, et al: The effects of adjunctive topiramate on cognitive function in patients with epilepsy. Epilepsia 44:339–347, 2003

Martin R, Kuzniecky R, Ho S, et al: Cognitive effects of topiramate, gabapentin and lamotrigine in healthy young adults. Neurology 15:321–327, 1999

Marusarz TZ, Wolpert EA, Koh SD: Memory processing with lithium carbonate. J Clin Psychiatry 42:190–192, 1981

McElroy SL, Kotwal R, Keck PE Jr: Comorbidity of eating disorders with bipolar disorder and treatment implications. Bipolar Disord 8:686–695, 2006

McElroy SL, Frye MA, Altshuler LL, et al: A 24-week, randomized, controlled trial of adjunctive sibutramine versus topiramate in the treatment of weight gain in overweight or obese patients with bipolar disorders. Bipolar Disord 9:426–434, 2007

McIntyre RS, Mancini DA, McCann S, et al: Topiramate versus bupropion SR when added to mood stabilizer therapy for the depressive phase of bipolar disorder: a preliminary single-blind study. Bipolar Disord 4:207–213, 2002

Meador KJ, Loring DW, Ray PG, et al: Differential cognitive and behavioral effects of carbamazepine and lamotrigine. Neurology 56:1177–1182, 2001

Meador KJ, Loring DW, Hulihan JF: Differential cognitive and behavioral effects of topiramate and valproate. Neurology 60:1483–1488, 2003

Meador KJ, Loring DW, Vahle VJ, et al: Cognitive and behavioral effects of lamotrigine and topiramate in healthy volunteers. Neurology 64:2108–2114, 2005

Mecarelli O, Vicenzinni E, Pulitano P, et al: Clinical, cognitive, and neurophysiologic correlates of short-term treatment with carbamazepine, oxcarbazepine, and levetiracetam in healthy volunteers. Ann Pharmacother 38:1816–1822, 2004

Minzenberg MJ, Poole JH, Benton C, et al: Association of anticholinergic load with impairment of complex attention and memory in schizophrenia. Am J Psychiatry 161:116-124, 2004

Monks PJ, Thompson JM, Bullmore ET, et al: A functional MRI study of working memory task in euthymic bipolar disorder: evidence for task-specific dysfunction. Bipolar Disord 6:550–564, 2004

Morrens M, Wezenberg E, Verkes RJ, et al: Psychomotor and memory effects of haloperidol, olanzapine, and paroxetine in healthy subjects after short term administration. J Clin Psychopharmacol 27:15–21, 2007

Nemeroff CB, Evans DL, Gyulai L, et al: Double-blind, placebo-controlled comparison of imipramine and paroxetine in the treatment of bipolar depression. Am J Psychiatry 158:906–912, 2001

Pachet AK, Wisniewski AM: The effects of lithium on cognition: an updated review. Psychopharmacology (Berl) 170:225–234, 2003

Peet M: Induction of mania with selective serotonin re-uptake inhibitors and tricyclic antidepressants. Br J Psychiatry 164:549–550, 1994

Physicians' Desk Reference, 61st Edition. Montvale, NJ, Thompson, 2007

Post RM, Altshuler LL, Frye MA, et al: Preliminary observations on the effectiveness of levetiracetam in the open adjunctive treatment of refractory bipolar disorder. J Clin Psychiatry 66:370–374, 2005

Prevey ML, Delaney RC, Cramer JA, et al: Effect of valproate on cognitive functioning: comparison with carbamazepine. Arch Neurol 53:1008–1016, 1996

Reus VI, Targum SD, Weingartner H, et al: The effect of lithium carbonate in memory processes of bipolar affectively ill patients. Psychopharmacology (Berl) 63:39–42, 1979

Richardson JS, Keegan DL, Bowen RC, et al: Verbal learning by major depressive disorder patients during treatment with fluoxetine or amitriptyline. Int Clin Psychopharmacol 9:35–40, 1994

Salinsky MC, Storzbach D, Spencer DC, et al: Effects of topiramate and gabapentin on cognitive abilities in healthy volunteers. Neurology 64:792–798, 2005

Senturk V, Goker C, Bilgic A, et al: Impaired verbal memory and otherwise spared cognition in remitted bipolar patients on monotherapy with lithium or valproate. Bipolar Disord 9 (suppl 1):136–144, 2007

Sernyak MJ, Rosenheck R: Clinicians' reasons for antipsychotic coprescribing. J Clin Psychiatry 65:1597–1600, 2004

Shannon HE, Love PL: Effects of antiepileptic drugs on attention as assessed by a five-choice serial reaction time task in rats. Epilepsy Behav 7:620–628, 2005

Shaw ED, Mann JJ, Stokes PE, et al: Effects of lithium carbonate on associative productivity and idiosyncrasy in bipolar outpatients. Am J Psychiatry 143:1166–1169, 1986

Smith ME, Gevins A, McEvoy LK, et al: Distinct cognitive neurophysiologic profiles for lamotrigine and topiramate. Epilepsia 47:695–703, 2006

Squire LR, Judd LL, Janowsky DS, et al: Effects of lithium carbonate on memory and other cognitive functions. Am J Psychiatry 137:1042–1046, 1980

Stip E, Dufresne J, Lussier I, et al: A double-blind, placebo-controlled study of the effects of lithium on cognition in healthy subjects: mild and selective effects on learning. J Affect Disord 60:147–157, 2000

Stoll AL, Locke CA, Vuckovic A, et al: Lithium-associated cognitive and functional deficits reduced by a switch to divalproex: a case series. J Clin Psychiatry 57:356–359, 1996

Tata PR, Rollings J, Collins M, et al: Lack of cognitive recovery following withdrawal from long-term benzodiazepine use. Psychol Med 24:203–213, 1994

Telford R, Worrall EP: Cognitive functions in manic-depressives: effects of lithium and physostigmine. Br J Psychiatry 133:424–428, 1978

Thompson PJ, Trimble MR: Sodium valproate and cognitive functioning in normal volunteers. Br J Clin Pharmacol 12:819–824, 1981

Tremont G, Stern RA: Use of thyroid hormone to diminish the cognitive side effects of psychiatric treatment. Psychopharmacol Bull 33:273–280, 1997

Tyson PJ, Roberts KH, Mortimer AM: Are the cognitive effects of atypical antipsychotics influenced by their affinity to 5HT-2A receptors? Int J Neurosci 114:593–611, 2004

Wadsworth EJ, Moss SC, Simpson SA, et al: SSRIs and cognitive performance in a working sample. Hum Psychopharmacol 20:561–572, 2005

Werz MA, Schoenberg MR, Meador KJ, et al: Subjective preference for lamotrigine or topiramate in healthy volunteers: relationship to cognitive and behavioral functioning. Epilepsy Behav 8:181–191, 2006

Yamaguchi T, Suzuki M, Yamamoto M: Facilitation of acetylcholine release in rat frontal cortex by indeloxazine hydrochloride: involvement of endogenous serotonin and 5-HT_4 receptors. Naunyn Schmiedebergs Arch Pharmacol 356:712–720, 1997

Young LD, Taylor I, Holmstrom V: Lithium treatment of patients with affective illness associated with organic brain symptoms. Am J Psychiatry 134:1405–1407, 1977

Zhou JL, Zhao Q, Holmes GL: Effect of levetiracetam on visual-spatial memory following status epilepticus. Epilepsy Res 73:65–74, 2007

Zobel AW, Schulze-Rauschenbach S, von Widdern OC, et al: Improvement of working but not declarative memory is correlated with HPA normalization during antidepressant treatment. J Psychiatr Res 38:377–383, 2004

第 8 章

增强神经认知功能的药物治疗策略

Joseph F．Goldberg，M.D.
L.Trevor Young，M.D.，Ph.D.

与第 7 章相比，本章的重点为抗惊厥药物、非典型抗精神病药物、抗抑郁药物、其他有潜在改善认知功能作用的精神药物。目前还没有药物获得美国食品药品监督管理局（FDA）的批准，可用于治疗双相障碍（或精神分裂症）的认知问题，并且没有足够的数据表明常规使用未经临床试验认可的药物能够治疗认知障碍。然而，临床医生认识到心境稳定剂和其他治疗双相障碍的药物在改善认知特征上的不同，精确地制定药物治疗方案不仅可以减少副作用（如认知迟钝），还可以优化注意及相关的神经认知功能。

目前的争议依然是双相障碍的神经认知损害在多大程度上可以代表其内表型特征（见第 4 章）。从定义上来看，内表型特征改变可能性较小（缺乏基因修饰和新的治疗靶点或路径启示）。个别基于医源性认知障碍现象，可能继发于某些精神药物（第 7 章所描述）及其潜在的药理学纠正措施。在开始替代或辅助用药之前，临床医生必须不断地评估治疗方案的任何利弊，以及潜在的药物、精神病性症状和其他认知障碍病因。

当评价现有关于增强认知药物的文献时，我们发现绝大多数临床研究都集中在精神分裂症患者、轻度认知损害有可能发展为阿尔茨海默病风险的老年人，明确的阿尔茨海默痴呆患者，或其他进行性神经认知障碍的患者。虽然我们不大可能在这些患者中推断出哪些患有双相障碍，但可以检查特定的精神药物对神经认知功能的药效。首先考虑到精神药物在细胞和神经生理层面的假设效应。

神经保护

神经保护即预防神经损害或退行性病变的治疗策略（如药物预防创伤、缺血或凋亡的影响）和临床上具有心境稳定作用的抗惊厥药物（尤其是抑制兴奋性氨基酸如谷氨酸的药物）及其他精神药物（Li 等 2002）。大脑有 3 种离子型（即配体门控）谷氨酸受体，即 α- 氨基 -3- 羟基 -5- 甲基异噁唑 -4- 丙酸（AMPA，原名使君子氨酸）、红藻氨酸和 *N*- 甲基 -D- 天门冬氨酸（NMDA）。非 NMDA 受体下调对神经元的活力和可塑性发挥着重要作用。

神经保护能否在细胞水平对情感症状或神经认知功能带来较大的临床效益，仍然是一种推测。然而，结构性磁共振成像研究结果表明，即使短期使用锂盐（≤ 4 ~ 8 周）也能使得双相障碍患者灰质（Bearden 等 2007，待发表；Moore 等 2000）和海马体积（Bearden 等；Yucel 等 2008）增加 3% ~ 4%。并且，长期锂盐治疗能使未服药患者纹状体形态改变和扣带回体积减小的状况恢复（Hwang 等 2006；Sassi 等 2004）。此外，磁共振波谱研究表明锂盐治疗能增加双相障碍患者灰质肌醇水平，伴有谷氨酸、谷氨酸盐和 γ- 氨基丁酸浓度降低（Friedman 等 2004）。我们推测这种灰质体积增加反映了树突分支和神经纤维网的密度增加，而不是新神经元发育。然而这种神经元体积增加的临床意义仍然不清楚。

研究结果表明，与健康对照组相比，双相障碍患者发生神经退行性变，因为观察到额叶（Cecil 等 2002）和海马（Bertolino 等 2003；Deicken 等 2003）存在神经元活性标记物水平降低，皮质和海马体积减小（DelBello 等 2004；Sassi 等 2004；Sharma 等 2003），皮质和皮质下白质体积减小（Haznedar 等 2005；McIntosh 等 2005）。对双相障碍患者进行尸检，对脑组织的进一步研究揭示大脑皮质和边缘系统细胞密度和体积减小。具体表现为前扣带回皮质（Chana 等 2003）、眶额皮质（Cotter 等 2005）、海马（Liu 等 2007）和杏仁核（Bezchlibnyk 等 2007）神经元体积减小，并且前扣带回皮质（Benes 等 2001；Bouras 等 2001）和背外侧前额叶皮质（Rajkowska 等 2001）神经元密度减低。双相障碍患者尸检发现，与健康对照组相比，额叶和颞叶皮质神经胶质密度有类似的减低（Brauch 等 2006；Ongur 等 1998；Uranova 等 2004）。总体考虑认为，这些结果表明双相障碍患者大脑存在病理性变化，而且反映了特定脑区的细胞损伤或退行性变，这些脑区对情绪调节和认知功能至关重要。

在细胞水平，神经毒性可导致应激相关的糖皮质激素分泌和兴奋性氨基酸如谷氨酸活动，这导致细胞质空泡形成和神经坏死（可能被锂盐、丙戊酸盐、卡马西平逆转）（Bown 等 2003）。细胞凋亡的相关概念——细胞程序性死亡同样和抗精神病药物的神经保护作用相关，如上所述，锂盐诱发 B 细胞淋巴瘤 -2 蛋白（Bcl-2）发挥细胞保护和神经元作用（Chen 等 2000）。

一系列细胞内机制表明抗精神病药物可能有神经保护作用，如锂盐或丙戊酸盐，包括 NMDA 受体介导的调节钙离子内流受抑制（Nonaka 等 1998），抑制糖原合成酶激酶 -3（Chen 等 1999a），活化细胞的生存因子（如磷脂酰肌醇 -3 激酶 /Akt 抗凋亡信号通路）（Chalecka-Franaszek 和 Chuang 1999；Kang 等 2003），以及神经营养因子如脑源性神经营养因子（BDNF）上调（Chen 等 1999b；Manji 等 2000）。

已证明抗抑郁药物能够通过类似的机制促进细胞活性，参与神经元加工。在临床前期研究中，已经发现许多类抗抑郁药物促进啮齿动物海马和额叶皮质新的神经元增殖和发育（Kodama 等 2004；Malberg 等 2000），并且提高 BNDF 和转录因子环磷酸腺苷反应元件结合蛋白（cyclic adenosine monophosphate response element binding protein，CREB）的表达（Nibuya 等 1995，1996）。此外，抗抑郁药物丙咪嗪参与神经元干细胞的分化，激活 BNDF 的表达（Peng 等 2008）。然而，地昔帕明（去甲丙咪嗪）通过上调 Bcl-2 水平，阻止神经元干细胞凋亡（Huang 等 2007）。关于心境稳定剂的作用，患者神经活动和神经认知改善之间的联系尚未确定；然而，结构性磁共振成像研究表明抗抑郁药物治疗可以预防海马体积萎缩（Sheline

等 2003)。与健康对照组相比，SSRIs 治疗也有改善重度抑郁患者与海马密切相关的陈述性记忆（Vythilingam 等 2004)。大脑尸检研究证据支持 CREB 和 BDNF 对认知功能改善的作用，观察到有抗抑郁药物使用史的抑郁症患者皮质和海马区这些神经营养分子水平升高（Chen 等 2001；Dowlatshahi 等 1998)。

数据表明至少有几种非典型抗精神病药物有潜在的神经营养作用，这与抗躁狂效果有关。例如，DelBello 等（2006）在一项 20 例青少年首发躁狂的研究中，磁共振质子波谱研究表明，未服用奥氮平患者较服用奥氮平患者内侧腹侧前额叶（包括前扣带回和眶额皮质，与执行功能、社会认知或情感相关学习有关的脑区）*N*- 乙酰 - 天门冬氨酸（NAA)（一种神经元活性标记物）水平升高更显著（图 8-1)。

表 8-1 总结了锂盐和抗惊厥药物神经保护作用的程度，注意该表格还包括了许多心境稳定作用尚未明确的抗惊厥药物（如托吡酯、加巴喷丁、噻加宾和左乙拉西坦)，但依然能够代表双相障碍相关的药物试验。部分药物在以下章节中详细讨论。图 8-2 表明锂盐或双丙戊酸盐（丙戊酸盐）在体外对神经元存活的相关神经保护作用，并且图 8-3 显示经锂盐治疗的双相障碍患者与未经锂盐治疗的患者和健康对照组相比前扣带回皮质体积增加。

抗惊厥药

拉莫三嗪

与其他具有抗精神病作用的抗惊厥药物不同，随机的前瞻性研究证明拉莫三嗪对认知功能有潜在作用。两项主要的 FDA 注册的拉莫三嗪维持治疗临床研究分析，双相障碍抑郁发作期过后大体神经认知功能比基线提高 81%，躁狂发作期过后提高 35%（Khan 等 2004)。抑郁组和躁狂组自基线水平均显著提高，在最初的开放性试验阶段，研究人员控制了统计学混杂因素，如情绪变化、病程、既往精神药物使用时间。功能性磁共振成像显示，使用拉莫三嗪的稳

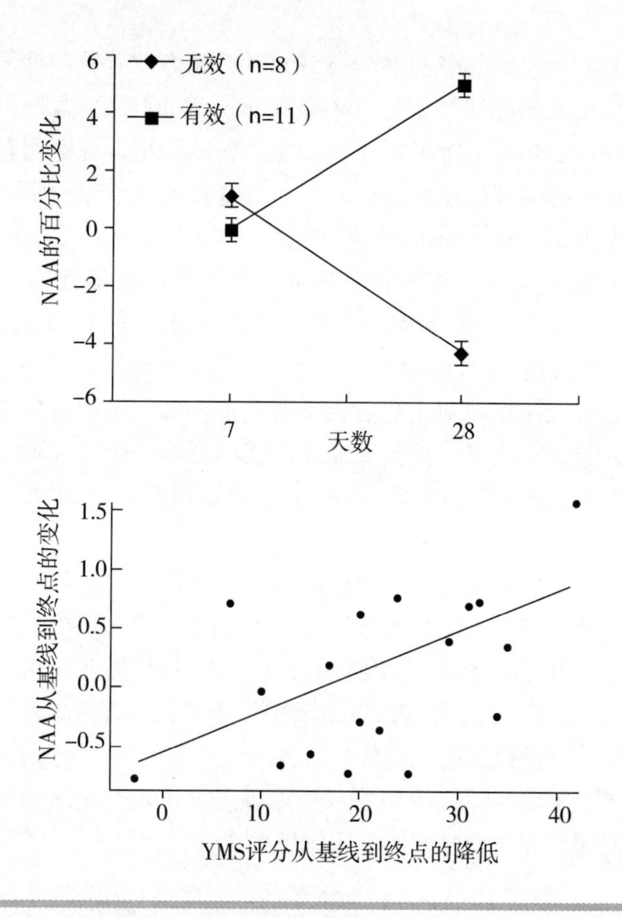

图 8-1　奥氮平治疗青少年躁狂期神经元活性增加和躁狂症状改善之间的关系

NAA=*N*- 乙酰 - 天门冬氨酸；YMS= 杨氏躁狂量表

来源：Reprinted from DelBello MP，Cecil KM，Adler CM et al："Neurochemical Effects of Olanzapine in First-Hospitalization Manic Adolescents：A Proton Magnetic Resonance Spectroscopy Study．" *Neuropsychopharmacology* 31：1264-1273，2006．Used by permission from Macmillan Publishers，Ltd.

定期双相障碍患者，与皮质功能有关的工作记忆和面部表情识别任务表现更好，提示使用拉莫三嗪治疗的双相障碍患者前额叶皮质和扣带回被激活（Haldane 等 2008）。

表8-1 锂盐和抗惊厥药物的假定神经保护作用

药物	研究	结果
卡马西平	Hough 等 1996	抑制 NMDA 受体介导的小脑颗粒细胞钙内流
	Mai 等 2002	促进 CREB 激活
双丙戊酸钠	Chen 等 1999b	诱导 Bcl-2
	Chen 等 1999a	抑制 GSK-3β
	Nonaka 等 1998	抑制 NMDA 受体
	Chen 等 2006	上调 BDNF
	Frey 等 2006	
加巴喷丁	Hara 和 Sata 2007	NMDA 受体阻滞
	Sills 2006	抑制 $\alpha_2\delta$ 亚基的钙离子电压门控通道
	NA	未证实 BDNF 或 Bcl-2 作用
拉莫三嗪	Li 等 2002（综述）	在缺血或轴突切断术的动物模型，减少神经坏死或神经毒性脑区
	Mai 等 2002	未证实 BDNF 作用
	NA	未证实 Bcl-2 作用
左乙拉西坦	Wang 等 2006	在动物实验中减少蛛网膜下腔出血和闭合性脑外伤的神经损伤
	Cardile 等 2003	促进鼠大脑皮质星形角质细胞 BDNF 和 iNOS 的表达
锂盐	Chen 等 1999b	诱导 Bcl-2
	Chen 等 1999a	诱导 GSK-3β
	Frey 等 2006	上调 BDNF
	Fukumoto 等 2001	增加海马、颞叶皮质和额叶皮质 BDNF 的表达
	Mai 等 2002	促进 CREB 激活
	Manji 等 2000	增加灰质体积
	Nonaka 等 1998	抑制 NMDA 受体
	Yucel 等，待发表	增加海马体积
噻加宾	Yang 等 2000	减少动物模型脑缺血后神经损伤
	NA	未证实 BDNF 或 Bcl-2 作用

表8-1 锂盐和抗惊厥药物的假定神经保护作用（续表）

药物	研究	结果
托吡酯	Sfaello 等 2005	在动物新生儿，预防由 AMPA/ 红藻氨酸谷氨酸受体激动剂 *S*-bromowillardiine 的神经毒性导致的发育中白质缺损
	Kudin 等 2004	海马线粒体钙离子通道阻滞
	NA	未证实 BDNF 或 Bcl-2 的作用

注：AMPA=α- 氨基 -3- 羟基 -5- 甲基异噁唑 -4- 丙酸，Bcl-2=B 细胞淋巴瘤 -2 蛋白，BDNF=脑源性神经营养因子，CREB= 环磷酸腺苷反应元件结合蛋白；GSK-3β= 糖原合成酶激酶 -3β；iNOS= 诱导型一氧化氮合成酶；NA= 不适用；NMDA=*N*- 甲基 -D- 天门冬氨酸

双丙戊酸钠和卡马西平

与拉莫三嗪治疗后双相障碍患者神经认知功能改善相比，人们注意到双丙戊酸钠或卡马西平治疗后患者出现轻微的认知障碍。但值得注意的是，很少有研究关注这些抗惊厥药物对精神障碍人群认知的作用。在一系列病例中，Stoll 等（1996）发现从锂盐维持治疗转换成双丙戊酸治疗，患者的认知障碍主诉改善，创造力下降。然而，最近一项更大的研究显示受试者服用双丙戊酸钠或卡马西平，与服用拉莫三嗪、奥卡西平、托吡酯或锂盐的患者相比，精神运动速度、认知灵活性和复杂注意力受损（Gualtieri 和 Johnson 2006）。然而，双丙戊酸钠的神经保护作用在临床实验研究中已经确定，该药物促进培养的中脑神经元释放生长因子（如 BDNF）（Chen 等 2006），并且有效预防培养的皮质神经元氧化损伤（Shao 等 2005）。目前两个神经解剖学研究体现了这种神经保护作用，双丙戊酸钠或丙戊酸钠 + 喹硫平治疗的患者，表现出海马天门冬氨酸水平高于未经治疗的患者（Atmaca 等 2007b），并且前扣带回皮质体积较未经治疗的患者增大（Atmaca 等 2007a）。

吡咯烷酮衍生物（如左乙拉西坦）

吡咯烷酮衍生物，包括抗惊厥药物左乙拉西坦，被认为是增强学习和记忆的药物代表，可能具有神经保护和抗惊厥作用（Shorvon

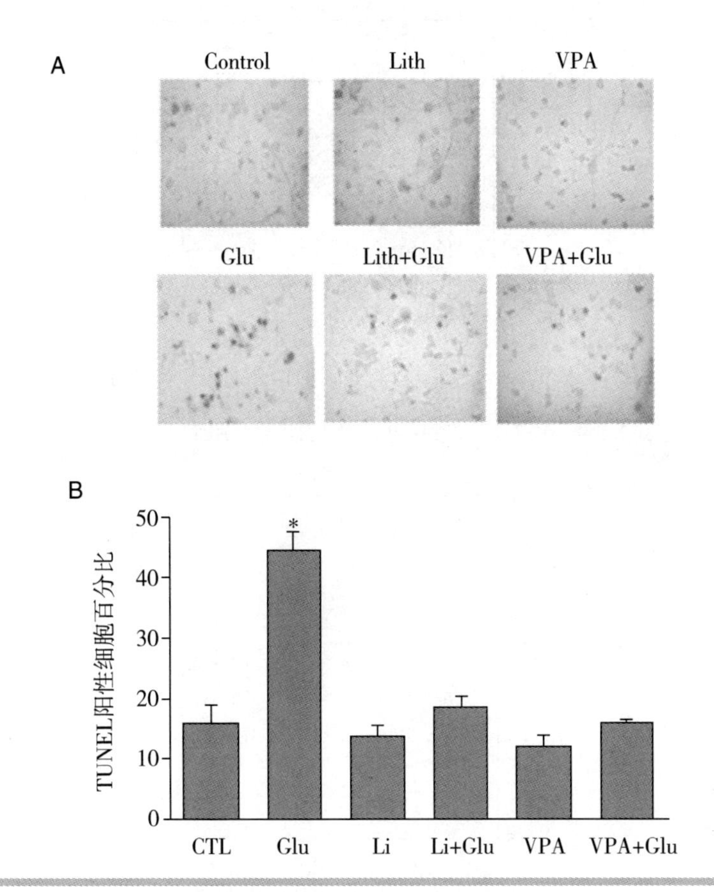

图 8-2　体外锂盐或双丙戊酸钠对神经发育的影响

锂盐（Lith）和丙戊酸盐（VPA）对谷氨酸（Glu）在原代培养的大鼠脑皮质神经元诱导脱氧核糖核酸链断裂。(A) 锂盐（1 mmol/L）或丙戊酸盐（0.6 mmol/L）预先处理细胞 1 周，然后暴露于谷氨酸 100μmol/L 18 小时。(B) 脱氧核糖核酸断裂由末端标记法染色（末端脱氧核苷酸转移酶介导脱氧尿苷三磷酸盐末端标记）。结果采用均数 ± 标准差（n=6）

*$P<0.01$（单因素方差分析之后再进行事后 Dunnett 两两 t 检验，Dunnett 是将一组处理与单个控制均值进行比较的成对多重比较 t 检验）

来源：Reprinted from Shao L，Young LT，Wang JF："Chronic Treatment With Mood Stabilizers Lithium and Valproate Prevents Excitotoxicity by Inhibiting Oxidative Sress in Rat Cerebral Cortical Cells." *Biological Psychiatry* 58：879-884，2005. Used with permission from Elsevier Limited.

A

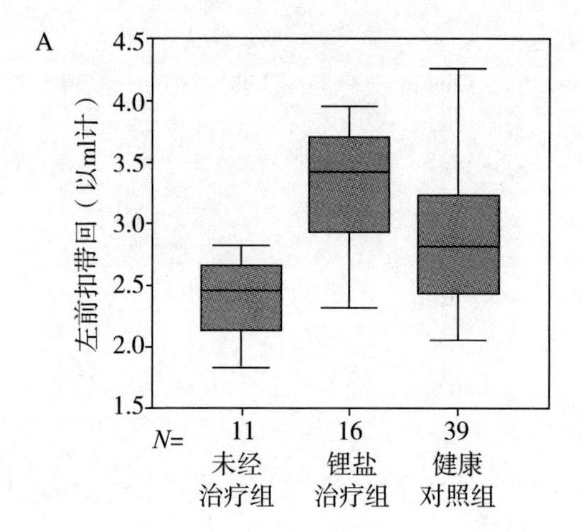

B

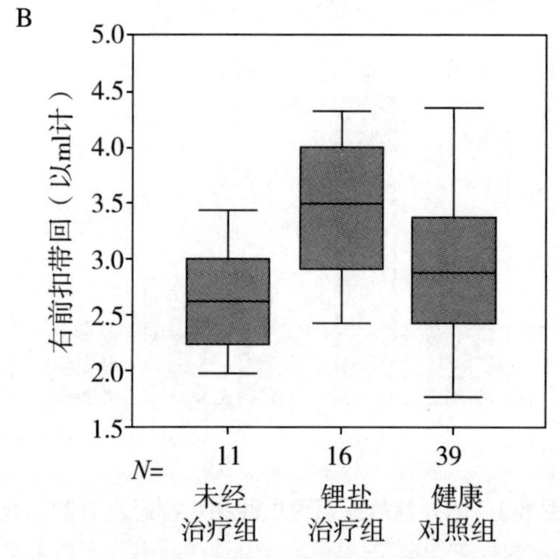

图 8-3　双相障碍患者锂盐对前扣带回皮质体积的影响

未经治疗的双相障碍患者前扣带回皮质体积、锂盐治疗组的双相障碍患者和健康对照组。（A）未经治疗的双相障碍患者较锂盐治疗组和健康对照组左前扣带回体积显著减小（$P < 0.05$）；协方差分析之后，采用 Sidak 调整并进行事后两两比较，Sidak 是基于 t 统计量的成对多重比较检验）。（B）3 组间右前扣带回体积无显著性差异

来源：Reprinted from Sassi RB，Brambilla P，Hatch JP，et al："Reduced Left Anterior Cingulate Volumes in Untreated Bipolar Patients." *Biological Psychiatry* 56：467-475，2004．Used with permission from Elsevier Limited.

2001)。第一个被认为具有提高认知或“益智”作用的吡咯烷酮是吡拉西坦（Trofimov 等 2005)，之后的几个衍生物包括奈非西坦（Kitano 等 2005)、甘氨酸乙酯肽（Trofimov 等 2005）和长春花生物碱长春西汀（Szatmari 和 Whitehouse 2003)。支持这类药物对认知障碍患者（主要是阿尔茨海默病或脑血管疾病所致的痴呆）临床疗效的证据大都不太明确，并且不适用于其他认知障碍的人群。在癫痫患者中，报道左乙拉西坦提高注意力和言语流畅性（Piazzini 等 2006)。回顾一下，Flicker 和 Grimley Evans（2004）提示目前的对照实验不能确切支持吡拉西坦对痴呆或轻度认知障碍有提高认知的作用。虽然左乙拉西坦对双相障碍患者的抗抑郁作用效果良好（Post 等 2005)，对认知的效果也不错，但还需要进一步研究其益智的效果。

非典型抗精神病药物

非典型抗精神病药能增加内侧和背外侧前额叶皮质及奖赏通路（即伏隔核）细胞外多巴胺（Kuroki 等 1999)，这代表了一种可行的药物治疗注意力下降的补偿性方案，可能至少部分调节内侧皮质多巴胺水平。非典型抗精神病药物潜在的神经认知作用主要针对精神分裂症的阴性症状，初步研究同样针对如奥氮平等药物，通过这种机制，有改善情绪障碍患者的动机缺乏和快感缺乏的潜能（Marangell 等 2002)。此外，和第一代抗精神病药物氟哌啶醇相比，临床前期研究中大部分非典型抗精神病药物都能增强前额叶的胆碱能活性，所以至少从理论上讲大多数非典型抗精神病药物能改善记忆。

值得注意的是，现有的对照研究报道，使用非典型抗精神病药物的精神分裂症或分裂情感障碍患者，在神经认知功能改善程度中，只有从 0.13 到 0.43 相对小的效应值，(Bilder 等 2002a；Harvey 和 Keefe 2001；Keefe 等 2007b)。在美国国立精神卫生研究所的抗精神病药物干预效果临床试验（National Institute of Mental Health’s

Clinical Antipsychotic Trials of Intervention Effectiveness，CATIE）的精神分裂症研究中，多项神经认知功能较基线有了显著改善，所有研究药物（即奥氮平、利培酮、喹硫平、齐拉西酮和奋乃静）在第2到6个月结果类似（Keefe等2007a）。意想不到的是，在维持治疗18个月的亚组（其中37%参加了最初2个月的研究）中，奋乃静比其他非典型抗精神病药物的改善神经认知的效果更明显。在早期精神病患者CATIE随机研究中，随后同样发现能适量而显著改善整体认知功能的有奥氮平、利培酮或喹硫平，但在个体化治疗中没有显著差异（Keefe等2007b）。还值得注意的是，CATIE研究中观察到的神经认知功能的改善预期将长期保持（Keefe等2007a）。

表8-2概括评估了非典型抗精神病药物神经认知效果的随机临床试验结果，描述如下。

表8-2 随机研究中非典型抗精神病药物对神经认知功能作用效果的比较

药物	研究	受试者和设计	结果
奥氮平	Purdon等2000	SZ门诊服用OLZ（n=21）或RIS（n=21）或HAL（n=23）6、30、54周	整体认知指标、即刻回忆和视觉组织OLZ＞RIS=HAL
	Bilder等2002a	101例SZ或SzAff患者随机分到CLOZ，OLZ，RIS，HAL组14周	整体神经认知功能OLZ=RIS＞HAL，运动功能CLOZ＞HAL
	Keefe等2007a	817例CATIE SZ受试者随机分到OLZ，PER，RIS，QUET，ZIP组	在第2、6个月除ZIP（P＜0.006）外，所有药物对整体神经认知功能都有少量而显著的改善
	Lindenmayer等2007	35例阴性症状SZ随机分到OLZ与HAL组12周	词语学习记忆和运动功能OLZ较基线显著提高
氯氮平	Lee等1994	36例难治性SZ服用CLOZ、24例非难治性的SZ服用CLOZ、23例非难治性SZ服用传统抗精神病药物	在提高注意和词语流畅性上CLOZ＞传统抗精神病药物

表8-2 随机研究中非典型抗精神病药物对神经认知功能作用效果的比较（续表）

药物	研究	受试者和设计	结果
阿立哌唑	Kern 等 2006	168 例 SZ 或 SzAff 随机分到 ARI 或 OLZ 组 26 周	除执行功能外，两种药物对整体认知功能较基线都有所提高，ARI 语言记忆较基线提高，OLZ 没提高
齐拉西酮	Harvey 等 2004	6 周多中心双盲随机比较 ZIP（n=136）和 OLZ（n=133）	在注意、记忆、工作记忆、精神运动速度和执行功能方面 ZIP=OLZ
利培酮	Cuesta 等 2001	9 例慢性 SZ 服用 RIS 或 OLZ（n=21）或传统抗精神病药物（n=8）6 个月	较少的持续反应 RIS > OLZ（WCST），每种药物在词语流畅性、非语言记忆和视觉运动速度上都无提高
	Reinares 等 2000	稳定期双相障碍患者服用 RIS（n=11）或 HAL（n=9）	提高执行功能 RIS > HAL
喹硫平	Riedel 等待发表	33 例 SZ 治疗 8 周随机比较 QUET 与 OLZ	提高反应质量和注意 QUET > OLZ
	Riedel 等 2007	34 例 SZ 治疗 12 周随机比较 QUET 与 RIS	改善整体认知功能 QUET=RIS，工作记忆、词语记忆、反应质量和注意 QUET > RIS

注：ARI= 阿立哌唑；CATIE= 临床抗精神病药物实验干预效果；CLOZ= 氯氮平；HAL= 氟哌啶醇；OLZ= 奥氮平；PER= 奋乃静；QUET= 喹硫平；RIS= 利培酮；SZ= 精神分裂症；SzAff= 分裂情感障碍；WCST= 威斯康星卡片分类测验；ZIP= 齐拉西酮

奥氮平

胆碱能前体物质可能与认知功能有关，这一结果已经在奥氮平和氯氮平的临床前期研究中得到证实，因为这两种药物能够通过阻断终末 M_2 受体来增加海马区乙酰胆碱的释放（Johnson 等 2005）。在精神分裂症门诊患者中，奥氮平和利培酮的使用，能够显著改善患者的执行功能、学习和记忆能力、反应速度、注意 / 觉醒、语言记忆以及运动功能等方面的症状（Keefe 等 2006）。此外，加拿大的一项包含 65 例门诊精神分裂症患者的多中心研究结果显示，奥氮平对于整体认知功能的改善，尤其是针对即时记忆和视觉组织能力方面的改善作用，明显优于利培酮和氟哌啶醇（Purdon 等 2000）。

氯氮平

氯氮平改善精神分裂症认知功能的机制是多方面的，除了能够逆转前额叶多巴胺功能以外，有临床前期研究结果显示，氯氮平对于认知功能的改善作用可能也与其抗 H_1 组胺受体的功能有关（Roegge 等 2007）。此外，精神分裂症相关的额叶功能缺陷，被证实并不能通过改善局部脑血流而得到相应的改善（Zhao 等 2006）。从药代动力学的角度来说，在使用氯氮平治疗精神分裂症的过程中，注意力和言语流畅性等方面的改善与特定的基因多态性存在一定的关系，Met/Met 纯合子和 Met/Val 杂合子（与 Val/Val 纯合子相反）变种，即与编码儿茶酚胺 -*O*- 甲基转移酶（COMT）的基因有关（Woodward 等 2007）。这是多巴胺和去甲肾上腺素分解代谢过程中的一个关键酶，另外，COMT 的基因多态性表示可能有多种基因标记物均与精神分裂症（Bilder 等 2002b）和双相障碍（Burdick 等 2007b，见本书第 4 章）相关的神经认知功能障碍有关。一项主要针对慢性、难治性精神分裂症患者的临床随机对照试验结果显示，氯氮平主要对于执行功能、注意和回忆、言语流畅性和参考记忆的恢复（Buchanan 等 1994；Hagger 等 1993；Lee 等 1994），以及反应时间和目标检测的准确度等方面功能有可能的改善作用（Galletly 等 2000）。

阿立哌唑

因为阿立哌唑是多巴胺 D_2 和 D_3 受体的部分激动剂，所以有大量的相关研究认为该药能够通过提高多巴胺能低下的脑区多巴胺传递功能来改善患者的注意减退症状和阴性症状。这一机制至少在理论方面提示阿立哌唑对于中枢多巴胺系统有很强的调节作用，如注意缺陷障碍，虽然这一领域目前尚无实证性研究结果。

在一个为期 26 周包含 169 例精神分裂症或分裂情感障碍患者的

开放性试验中，阿立哌唑两种药物均对患者的总体认知功能和语言学习功能有明显的改善作用，但是对于患者执行功能的改善作用并不明显（Kern 等 2006）。8 周时，阿立哌唑在改善患者言语学习能力方面的作用显著优于奥氮平，并且这一优势一直保持到 26 周实验结束的时候。持续操作任务评估结果显示，两种药物均对患者的持续注意有显著改善作用。

齐拉西酮

在一项为期 6 周的针对分裂情感障碍和精神分裂症患者齐拉西酮和奥氮平的随机对照试验过程中，两组患者在注意、记忆、工作记忆、运动速度和执行功能等方面的改善程度均没有显著差异（Harvey 等 2004）。同样针对这两种药物，另一项持续 6 个月的随机对照研究结果也显示，这两种药物对于患者的执行功能、言语学习和言语流畅性等方面的改善基本一致（Harvey 等 2006）。在 CATIE 的精神分裂症相关实验中，对服用齐拉西酮的患者来说，其认知功能的改善程度并不十分显著（$P < 0.06$）（Keefe 等 2007a）。Harvey 等人（2004）提示，至少在精神分裂症的临床案例中，就齐拉西酮和奥氮平等非典型抗精神病药物来说，它们对于神经认知功能方面的改善作用相对较小。

利培酮

在现有的极少数针对非典型抗精神病药物对双相障碍患者认知功能作用的相关研究结果中，Reinares 等人（2000）收集了一项 20 例稳定期双相障碍患者的小样本，对其进行利培酮和氟哌啶醇治疗效果的随机对照试验研究，其中服用利培酮的患者在执行功能方面得到更为明显的改善。

喹硫平

目前尚未见到临床研究关注喹硫平和双相障碍患者认知功能之间的相关性。在一项为期 3 周的使用喹硫平治疗双相躁狂患者的实验结果中，约有 1/3 的患者出现了嗜睡的副作用，这可能与该药物的抗组胺效果有关。此外，认知功能方面的相关问题也并没有包含在药物公司说明书上常见副作用的列表中。另外，如表 8-2 中描述的一样，对于精神分裂症患者来说，与服用奥氮平和利培酮的患者相比，喹硫平对于改善患者整体认知功能及其不同领域的分量表测查方面，与以上两种药物基本处于相同的水平（Riedel 等 2007）。

抗抑郁药物

传统的抗抑郁药物在临床上基本没有被单独用于改善抑郁症患者的注意功能和认知功能的先例。并且，抗抑郁药与心境稳定剂合用，对于处于急性期的双相障碍患者来说，其作用并不优于单独应用心境稳定剂的效果（Sachs 等 2007）。这是非常值得注意的一点，比如，文拉法辛（Findling 等 2007）等去甲肾上腺素 -5- 羟色胺受体激动剂，或者去甲丙咪嗪等三环类抗抑郁药，对于青少年儿童（Spencer 等 2002）与成人（Wilens 等 1996）的注意缺陷多动障碍（ADHD）症状均有很好治疗效果。虽然相关研究结果尚未在 ADHD 和双相障碍共病患者中得到证实。相对于其他抗抑郁药来说，去甲肾上腺素能抗抑郁药物更可能引发躁狂发作或增加情绪的不稳定性（Leverich 等 2006）。该类药物如果用于诊断 ADHD 和双相障碍共病的患者，会导致其情绪不稳定和情感障碍症状的恶化。

同样的，去甲肾上腺素再摄取抑制剂、盐酸托莫西汀，也可作为神经兴奋剂的替代药物用于 ADHD 的治疗，而且基于其儿茶酚胺能效应，至少在理论上，也对抑郁症有一定疗效［虽然随机对照试验并没有在共病 ADHD 的青少年抑郁症患者治疗中观察到相应的疗效（Bangs 等 2007），并且在对舍曲林有部分反应的单相抑郁症患者的治疗中也没有显示出其应有的附加作用（Michelson 等 2007）］。在使用盐酸托莫西汀治疗患有双相障碍共病 ADHD 的青少年儿童的过程中，小样本的开放性试验及案例分析研究结果显示出了两面性，既有出现躁狂或轻躁狂发作，也有不出现的，这一结果再次提示在使用盐酸托莫西汀治疗双相障碍患者 ADHD 症状的过程中，必须对病情变化趋势进行密切的观察。

胆碱能受体前体

对于阿尔兹海默病，甚至精神分裂症患者来说都有足够的理由使用多奈哌齐等胆碱酯酶抑制剂，来增加毒蕈碱及烟碱能递质在中枢海马和皮质区域的传递作用。对于后者来说，这一过程可能涉及皮质中胆碱能递质的异常传递。但是，我们必须认识到很重要的一点，当认知缺陷的病因并不明确与胆碱能递质功能障碍有关的时候，胆碱能受体前体相关药物（如胆碱酯酶抑制剂）并不一定能够改善记忆或者其他认知功能。目前尚无研究结果显示胆碱能受体前体药物能够消除如托吡酯等精神药物在认知功能方面的副作用。然而，许多针对精神分裂症、双相障碍和分裂情感障碍患者的临床试验结果均显示，胆碱能受体抑制剂对于认知功能障碍有一定的作用。同样也有数据显示胆碱能增强剂（如多奈哌齐）可以改善正常成年人的语言或视觉情境记忆（Grön 等 2005）。

多奈哌齐

最早描述多奈哌齐可能存在抗抑郁作用的研究，是一项包含 11 例处于混合发作、轻躁狂或抑郁发作期的难治性双相障碍患者的小规模预实验研究（Burt 等 1999）。但是后续的随机对照研究结果显示，多奈哌齐对于难治性躁狂并没有有确切的疗效（Eden Evins 等 2006）。目前尚无实证研究结果证明多奈哌齐能够消除不伴有痴呆症状的精神分裂症患者的认知功能障碍。同样的，对于双相障碍患者来说，也没有针对这一问题的随机对照试验和大规模开放性试验研究的结果。最近的一项开放性实验结果显示，对于在私人诊所就诊的双相障碍 Ⅰ 型、Ⅱ 型和其他未分型患者来说，多奈哌齐联合其他精神药物治疗 58 例患者中，其中 39 例（67%）患者的症状得到了全面改善。但是他们并没有进行正规的神经认知功能评估，并且其疗效仅局限于非双相障碍 Ⅰ 型患者（Kelly 2008）。一项为期 12 周的包含 250 例精神分裂症和分裂情感障碍患者安慰剂对照试验结果显示，多奈哌齐（5 ~ 10mg/d）联合各种非典型抗精神病药物的治疗效果，与安慰剂相比并没有显著性差异（Keefe 等 待发表）。一项为期 3 个月的对照实验研究结果也提示，多奈哌齐并不能改善癫痫伴发的记忆障碍（Hamberger 等 2007）。一项小样本（*N*=6）的开放性研究则描述，多奈哌齐能够改善偏头痛患者由托吡酯所致的认知功能障碍（Wheeler 2006）。

利斯的明

利斯的明同样是一种用于治疗阿尔兹海默病的胆碱酯酶抑制剂。在一项针对精神分裂症患者的随机对照试验中，对于患者的执行功能、语言功能、工作记忆、注意以及精神运动速度等方面来说，利斯的明的效果并不优于安慰剂（Kumari 等 2006；Sharma 等 2006）。对于双相障碍患者来说，目前尚无相关研究。

加兰他敏

加兰他敏是一种可逆性乙酰胆碱能受体抑制剂，并且是一种胆碱能递质的变构调节剂。少数开放性实验结果显示，至少对于精神分裂症患者来说，加兰他敏（16mg/d，使用 8 周）联合如氯氮平等非典型抗精神病药物治疗，可能改善患者的持续性和选择性注意，以及精神运动的功能（Bora 等 2005）。最近，一项为期 12 周的 86 例精神分裂症患者的大规模双盲安慰剂对照研究实验结果显示，联合使用加兰他敏并没有使患者的认知功能得到改善，但却明显改善了患者的反应速度——一个评估认知障碍程度的敏感指标，同时可能也是一个长期评估认知功能变化的敏感指标（Buchanan 等 2008）。对于双相障碍患者来说，许多现有的案例分析研究结果均显示，联合使用加兰他敏能够改善目前的认知功能缺陷（Schrauwen 和 Ghaemi 2006）。总之，这些前期研究结果为加兰他敏作为改善精神分裂症患者和双相障碍患者的认知功能障碍的可能性提供了保证。

α_7 烟碱能受体激动剂

目前的研究结果显示，毒蕈碱能受体和烟碱能受体在调节工作记忆与注意功能方面具有协同作用（Ellis 等 2006）。有观察研究显示，烟碱对于精神分裂症患者的神经认知功能有一定改善作用（Barr 等 2008）。一项安慰剂对照的实证性研究的预实验结果显示，在 24 小时内 2 次服用独立剂量（75mg 或 100mg）的试验性 α_7 烟碱能受体激动剂 DMXB-A，能够改善伴有认知功能缺陷的精神分裂症患者的注意与神经认知功能（Olincy 等 2006）。间接的烟碱能胆碱能受体激动剂联合氯氮平等非典型抗精神病药物，可能产生与本类药物相似的认知改善作用。α_7 烟碱能受体基因敲除的小鼠表现出注意功能减退，这一点提示未来一个非常重要的药物治疗靶点（Young 等 2007）。

精神兴奋剂

莫达非尼

新型精神兴奋剂莫达非尼被认为能够直接作用于多巴胺转运蛋白，并以此达到增强注意力和兴奋性的作用。对于成年精神分裂症患者，莫达非尼能够改善其注意定势转移能力（Turner 等 2004b）、工作记忆（Spence 等 2005）、反应抑制程度（Turner 等 2004a），并且对伴有重度前额叶执行功能损伤的精神分裂症患者来说，莫达非尼也能使其执行功能得到改善（Hunter 等 2006）。一项 24 例患有精神分裂症或分裂情感障碍的门诊患者研究结果显示，莫达非尼（200mg/d）能够改善患者的阴性症状和认知功能（例如，注意功能、工作记忆和执行功能），但是这种改善作用并不优于安慰剂（Sevy 等 2005）。

在健康成年人群中，莫达非尼在改善即刻词语回忆和短时视觉识别记忆方面显示出非剂量依赖性效应（如 100 ~ 200mg/d），但是对于空间工作记忆和短时言语回忆（如故事回忆）没有明显的改善作用（Randall 等 2005）。同时，对于健康青年志愿者来说，该药对于情绪和焦虑问题的改善比认知功能改善更为明显（Randall 等 2004）。一项安慰剂对照试验中，使用莫达非尼联合心境稳定剂对不伴有精神病症状的双相障碍抑郁发作的门诊患者进行治疗，结果显示患者的抑郁症状得到了显著改善，而且没有增加患者出现躁狂发作的可能性（Frye 等 2007）。

苯丙胺

通过对注意缺陷患者的临床观察可以发现，临床医生常把 D- 苯丙胺或混合苯丙胺盐（左旋 - 右旋苯丙胺）作为情感障碍患者注意力不集中的有效辅助药物。的确，苯丙胺对精神分裂症患者和健康对照组的工作记忆和言语能力均有改善作用（Barch 和 Carter 2005）。对于双相障碍患者来说，考虑到苯丙胺具有增加情绪不稳定的可能性，尤其是考虑到 D- 苯丙胺经常在动物模型中用于药源性躁狂的诱导，所以，至少理论上来说本药物在双相障碍患者中的使用存在风险。然而，一组来自双相障碍和 ADHD 共病的青少年儿童的数据在某种程度上消除了这方面的顾虑。研究发现，在使用双丙戊酸钠等标准抗躁狂药物的基础上，联合使用苯丙胺、混合苯丙胺盐或者哌甲酯，并不会加重患者的躁狂症状（Carlson 等 2004；Scheffer 等 2005）。从临床经验的角度来说，小剂量的 D- 苯丙胺（如 5 ~ 10mg/d）联合传统心境稳定剂治疗，不仅有较好的耐受性，并且对于精神运动迟滞、阴性症状、抑郁症状和注意障碍在内的许多症状来说，都是很有价值的。

值得一提的是，长期苯丙胺滥用可能导致工作记忆和执行功能的损害，即使是在停药多年以后，这些损害依然持续存在（Ersche 等 2006；Ornstein 等 2000）。苯丙胺滥用可能通过氧化应激、高热、兴奋性中毒和细胞凋亡等因素，对脑内多巴胺和 5-HT 能结构产生神经毒性作用（Cadet 等 2007）。临床医师必须从以下几个方面评估患者是否为药物滥用的高危人群，这些方面包括个体差异、记住这些因素如目前或既往的物质滥用史或滥用兴奋剂的倾向以及将医源性认知损害降到最低或者完全消除的能力。

哌甲酯

目前尚无将哌甲酯用于双相障碍患者的对照实验报道。但是开放性的回顾研究结果显示，5 ~ 40mg/d 的哌甲酯与心境稳定剂联合使用（对于抑郁症状或 ADHD 伴发的其他症状来说）有较好的安全性和耐受性（Lydon 和 El-Mallakh 2006）。

其他多巴胺激动剂

抗帕金森病的 D_2，D_3 受体激动剂普拉克索，曾在 2 项针对双相障碍患者的安慰剂对照预实验中作为抗抑郁药物使用（Goldberg 等 2004；Zarate 等 2004）。我们的干预实验数据结果提示，联合使用普拉克索，能够在双相障碍患者治疗过程中改善患者的注意力、专注力和视觉搜索能力（Burdick 等 2007a）。此外，D_1 受体激动剂培高利特（pergolide，硫丙麦角林）（Kimberg 和 D’Esposito 2003）和 D_2 受体激动剂溴隐亭（Kimberg 等 1997），在健康对照组中有改善认知功能的效果。值得一提的是，抗帕金森症的多巴胺受体激动剂金刚烷胺的不良作用是最少的，正好与苯扎托品等抗胆碱能抗帕金森药物作用相反（McEvoy 1987）；因此，对于认知功能障碍的患者来说，溴隐亭可能是治疗伴发精神病性症状的帕金森症患者最好的选择。

其他药物

其他药物对于改善神经认知功能方面的数据较为有限，另外，绝大部分研究更多关注的是轻度认知功能障碍（可能是痴呆的前驱表现）或者是单相抑郁患者的认知症状，而不是针对双相障碍患者。

抗谷氨酸能药物

美金刚

美金刚是一种 NMDA 受体拮抗剂，代表了一类特殊的抗痴呆药物治疗。NMDA 受体调控的对海马区域的长效增强作用，可能是记忆和学习功能的神经药理学机制的关键（见本书第 3 章）。开放性案例分析中的自评数据显示，美金刚对于双相障碍患者来说，可能具有稳定情绪和改善认知功能的效果（Teng 和 Demetrio 2006），但实证研究结果仍有待大规模系统随机对照试验。在重度抑郁症患者中，5 ~ 20mg/d 的美金刚的抗抑郁作用并不优于安慰剂（Zarate 等 2006）。

甘氨酸

甘氨酸调节 NMDA 受体激动剂代表一系列理论上能够改善精神分裂症患者的认知功能和阴性症状的药物治疗方法。虽然一项持续 16 周的精神分裂症认知和阴性症状的实验研究（CONSIST；Buchanan 等 2007）发现，相比于安慰剂来说，甘氨酸（目标剂量为 60mg/d）对于神经认知功能并没有显著的改善作用。甘氨酸对双相障碍患者的增效作用目前尚无报道。

D- 丝氨酸

在谷氨酸盐的基础上，D- 丝氨酸配体能够有效激活 NMDA 受体（因此，它是一种有效的 NMDA 受体激动剂）。虽然目前尚无 D- 丝氨酸对双相障碍患者认知功能影响的相关报道，Tsai 等人（1998）在一项针对 31 例精神分裂症患者的实验中，将 D- 丝氨酸或安慰剂与典型或非典型抗精神病药物联合治疗，结果显示患者的认知功能全面改善，尤其是执行功能。Heresco-Levy 等人（2005）同样在 39 例精神分裂症患者中发现 D- 丝氨酸联合利培酮或奥氮平使用也能够全面改善患者的认知功能。但是，在双相障碍患者和不伴有精神病性症状的心境障碍患者中，尚不确定是否存在有相似的效应。

D- 环丝氨酸

抗结核药物 D- 环丝氨酸（DCS）也是一种选择性谷氨酸能 NMDA 受体部分激动剂。虽然初步研究结果提示 DCS 对治疗精神分裂症的阴性症状有明显的效果，但在 50mg/d 的剂量下，该药在 CONSIST 的精神分裂症研究当中，对于患者神经认知功能的改善作用并不明显优于安慰剂效应（Buchanan 等 2007）。对于强迫症患者来说，在 2 小时的暴露治疗过程中，加用 125mg 的 DCS 后，结果显示治疗效果更好，患者痛苦更小。这一结果提示，对于心理治疗中学习和记忆范式期间出现的厌恶性冲突来说，D- 环丝氨酸可能是一种特殊的治疗药物（Kushner 等 2007；更多关于厌恶性为基础的学习及心理治疗的信息，详见本书第 6 章）。

安帕金

AMPA 受体激动剂安帕金（ampakines）是一种实验性药物，在预实验过程中显示出对学习和记忆功能的改善能力。在一项为期 4 周的 105 例门诊精神分裂症患者实验中，氯氮平、奥氮平或利培酮联合安帕金 CX516 使用，对症状的进一步改善并不明显（Goff 等 2008）。该类药物中到底哪一种对原发性和医源性认知症状有潜在的疗效，仍需进一步研究。

阿坎酸

在酒依赖的原始研究和治疗当中，阿坎酸的作用机制在于与 5 型代谢型谷氨酸受体相结合（mGluR5）。这是一种与动机和多巴胺奖赏机制相关受体的组成部分。另一种 mGluR5 受体拮抗剂，2- 甲基 -6-（苯乙炔基）- 吡啶（MPEP），在不伴有工作记忆及空间学习能力障碍的焦虑症啮齿动物模型中，显示出抗焦虑的作用（Ballard 等 2005）。

作为 NMDA 受体药物控制方案之一，代谢型谷氨酸受体拮抗剂可能对改善原发性精神疾病的认知功能障碍具有潜在的作用（Moghaddam 2004）。但是，在健康成年志愿者中，连续 7 天使用 2g/d 剂量的阿坎酸却显示出对工作记忆、延迟唤起和再认任务功能存在损害作用（Schneider 等 1999）。

环氧酶 -2 抑制剂

因为炎性因子的激活和认知功能损害有关，所以非甾体类抗炎药物被认为可能具有降低阿尔兹海默性痴呆的风险作用。基于此类观察研究，环氧酶-2（COX-2）抑制剂塞来昔布（celecoxib）和罗非考昔 (refecoxib) 被应用在伴有轻度认知功能障碍的健康人群中。虽然这些 COX-2 抑制剂在轻度认知功能障碍和阿尔兹海默病患者中尚无确切的疗效（Thal 等 2005），但是预实验结果显示，塞来昔布和非典型抗精神病药物联合应用时，对于精神分裂症患者的多方面认知功能均有一定的改善作用（Müller 等 2005）。COX-2 抑制剂对于精神分裂症的治疗作用来源于精神分裂症病程中潜在的炎性反应。此外，COX-2 抑制剂具有的神经保护作用能够对抗谷氨酸引起的海马区神经毒性作用（Hewett 等 2006）。除了精神分裂症和痴呆患者之外，COX-2 抑制剂对于双相障碍患者固有的神经认知功能缺陷和医源性认知功能损害是否有效，有待进一步论证。

5-羟色胺能药物

丁螺环酮

5-羟色胺能受体 1A（5-HT_{1A}）在海马区的密度可能对 5-HT_{1A} 受体部分激动剂或抑制剂在靶记忆和总体认知功能的药理作用上产生影响。除了动物实验以外（Roth 等 2004），也有小范围临床实验研究结果显示，非典型抗精神病药物与坦度罗酮（Sumiyoshi 等 2001）和丁螺环酮（Sumiyoshi 等 2007）等 5-HT 部分激动剂联合使用，对精神分裂症患者的认知功能有一定的改善作用。但是坦度罗酮的作用显著强于丁螺环酮的作用。丁螺环酮不会对健康志愿者的认知功能造成损害（Chamberlain 等 2007）。

西布曲明

突触前 5-HT 激动剂西布曲明（sibutramine），在单次剂量 20mg 实验中，能够改善健康成年人的注意功能、视觉处理能力以及运动控制能力（Wesnes 等 2000）。虽然有预实验结果显示，西布曲明对抗精神病药物引起的体重增加有缓解作用（McElroy 等 2007），但是本药物在双相障碍患者中应用的数据仍是十分有限。西布曲明尽量不与其他 5-HT 能药物（例如 SSRIs 药物）合用，以便将 5-HT 综合征的可能性降到最低限度。

草药、激素、营养支持和维生素疗法

银杏叶

虽然银杏叶提取物在中枢神经系统中的作用机制尚不明确，但是民间传说最早描述了银杏叶提取物的作用。在 60 ~ 120mg/d 剂量时，银杏叶提取物明显改善健康人群的记忆力和注意力。但是，有双盲随机对照试验结果显示，相比于安慰剂，银杏叶提取物没有任何的特殊作用（Burns 等 2006），或仅对持续注意力和模式识别记忆功能有短时间（≤ 6 周）的强化作用。而对于工作记忆、计划性或心理灵活性没有任何影响（Elsabagh 等 2005）。没有报道显示银杏叶会引起情绪障碍患者的认知、行为或情感功能等方面的损害，此外，银杏叶提取物对于改善认知症状的作用不显著且极不稳定。

Omega-3 脂肪酸

Omega-3 脂肪酸［例如二十碳五烯酸（EPA）］近年来受到了极大的关注。有预实验结果（Stoll 等 1999）显示本品对于双相障碍患者的情感症状有预防和改善作用，虽然这一结果并不具有可重复性（Keck 等 2006）。更多的理论关注点则是源于 EPA 对神经磷脂细胞膜所具有的稳定作用。随机对照试验结果显示，EPA（3g/d）与抗精神病药物联合使用，对于精神分裂症患者认知方面的症状没有明显的改善作用（Fenton 等 2001）。EPA 和二十二碳六烯酸（DHA）作为长链不饱和脂肪酸不仅在胚胎发育期有十分重要的作用，也能够有效预防围生期营养不良的发生。同时也与一般神经发育之间有一定的关系，所以，补充 EPA 和 DHA 对精神疾病患者认知功能的改善作用当前并没有明确基于循证的干预方法。

雌激素

大量文献研究证明，雌激素替代疗法可能具有减少绝经期妇女年龄相关性认知功能损害的作用。这一作用可能是通过促进海马区神经元出芽而实现的。在无抑郁倾向的绝经期妇女中，相比于安慰剂来说，雌激素能明显改善受试者的言语和空间工作记忆功能，并能有效减少言语回忆中的重复性错误（Joffe 等 2006）。另外，在更年期到来的时候，越早使用雌激素，其治疗效果就越好（MacLennan 等 2006）。然而在对照试验中，雌激素对于认知功能和情绪的改善，既有阴性结果，又有阳性结果（Almeida 等 2006；Rapp 等 2003）。目前，尚无雌激素治疗双相障碍患者认知障碍的相关对照试验结果或系统研究结果，并且，由于雌激素的使用可能增加乳腺癌的发生率，所以关于雌激素的使用一直存在争议（Chlebowski 等 2003）。

维生素 E

维生素 E 具有抗氧化作用，所以作为一种神经保护药物被用于治疗老年人的神经认知功能损害。一项大规模、双盲、多中心的实验结果显示，在年龄≥54 岁有轻度认知功能损害的成人中，使用剂量为 2000IU/d 的维生素 E 18 个月以后，患者的执行、语言和整体认知功能都得到了改善，但与安慰剂组相比，使用维生素 E 对于 3 年后发展为阿尔兹海默性痴呆的进程并没有延缓作用（Peterson 等 2005）。另一项关于 65 岁以上健康女性的研究结果显示，每日 600IU 剂量的维生素 E 的效果与安慰剂之间不存在显著差异（Kang 等 2006）。目前，补充维生素 E 对于患有情感障碍的非老年或非痴呆患者的认知功能障碍的作用和安全性均未见系统的研究结果。

氨基乙磺酸

氨基乙磺酸（taurine）作为一种必需氨基酸，被认为具有改善认知功能的作用。市面上的牛磺酸制剂（大部分是咖啡因饮料的组成的成分）能够在一定程度上提高注意力、言语逻辑性、反应时间和自身调节等方面的能力，并且没有副作用（Seidl 等 2000；Warburton 等 2001）。

小结

目前没有确定哪一种或者哪一类精神药物具有改善双相障碍患者认知功能损害或提高其认知功能的作用。现有的治疗方式对于认知功能都有一定的作用（尽管有的很微弱）。与神经保护相关的概念，至少在药理学层面是非常重要的。目前为止，双相障碍的复发性可能与神经毒性事件有关，而这又与认知功能损害之间存在联系。与精神分裂症的临床试验相比，目前精神药物对双相障碍患者认知功能的改善或损害作用的相关研究都非常之少，需要进一步的深入研究。

要点

- 锂盐、丙戊酸盐和某些非典型抗精神病药物具有神经营养作用和神经保护作用，并与其他一些心境稳定剂一样，促进神经再生，逆转可能的神经退行过程。
- 在双相障碍的治疗过程中，拉莫三嗪能够提高脑皮质功能并且改善整体认知功能，且这一作用是独立于情感稳定作用之外的。
- 非典型抗精神病药物能够通过增加前额叶多巴胺传递，有助于改善注意功能，可能同时也具有抗胆碱能的作用（如奥氮平）。
- 非典型抗精神病药物能够在一定程度上改善精神分裂症患者的整体认知功能，但是双相障碍认知功能改善的相关研究却十分少见，虽然目前已知的对照试验数据显示利培酮能够改善执行功能。
- 越来越多的文献研究结果显示，胆碱能受体前体药物能够安全有效地改善一部分双相障碍患者的认知功能障碍。
- 精神兴奋剂如哌甲酯、莫达非尼和苯丙胺或混合苯丙胺盐与心境稳定剂合用时可能对于某些双相障碍患者的注意障碍或伴发的认知功能障碍来说是有一定治疗价值的。在此类药物使用的过程中，临床医生必须对潜在的成瘾风险或增加情绪不稳定的风险进行评估。

- 对于改善双相障碍患者的认知功能方面来说，现有的有限数据支持当前常规药物的治疗方案，包括多巴胺激动剂（如普拉克索）、抗谷氨酸能药物（如美金刚）、丁螺环酮以及西布曲明。系统研究结果证实，草药、激素、营养支持或维生素疗法对于认知障碍的治疗大部分没有显著效果，或最好的结果也并不稳定。

参考文献

Almeida OP, Lautenschlager NT, Vasikaran S, et al: A 20-week randomized controlled trial of estradiol replacement therapy for women aged 70 years and older: effect on mood, cognition and quality of life. Neurobiol Aging 27:141–149, 2006

Atmaca M, Ozdemir H, Cetinkaya S, et al: Cingulate gyrus volumetry in drug free bipolar patients and patients treated with valproate or valproate and quetiapine. J Psychiatr Res 41:821–827, 2007a

Atmaca M, Yildirim H, Ozdemir H, et al: Hippocampal ^{1}H MRS in patients with bipolar disorder taking valproate versus valproate plus quetiapine. Psychol Med 37:121–129, 2007b

Ballard TM, Woolley ML, Prinssen E, et al: The effect of the mGlu5 receptor antagonist MPEP in rodent tests of anxiety and cognition: a comparison. Psychopharmacology (Berl) 179:218–229, 2005

Bangs ME, Emslie GJ, Spencer TJ, et al: Efficacy and safety of atomoxetine in adolescents with attention deficit/hyperactivity disorder and major depression. J Child Adolesc Psychopharmacol 17:407–420, 2007

Barch DM, Carter CS: Amphetamine improves cognitive function in medicated individuals with schizophrenia and in healthy volunteers. Schizophr Res 77:43–58, 2005

Barr RS, Culhane JA, Jubelt LE, et al: The effects of transdermal nicotine on cognition in nonsmokers with schizophrenia and nonpsychiatric controls. Neuropsychopharmacology 33:480–490, 2008

Bearden CE, Thompson PM, Dalwani M, et al: Greater cortical gray matter density in lithium-treated patients with bipolar disorder. Biol Psychiatry 62:7–16, 2007

Bearden CE, Thompson PM, Dutton RA, et al: Three-dimensional mapping of hippocampal anatomy in unmedicated and lithium-treated patients with bipolar disorder. Neuropsychopharmacology (in press)

Benes FM, Vincent SL, Todtenkopf M: The density of pyramidal and nonpyramidal neurons in anterior cingulate cortex of schizophrenic and bipolar subjects. Biol Psychiatry 50:395–406, 2001

Bertolino A, Frye M, Callicott JH, et al: Neuronal pathology in the hippocampal area of patients with bipolar disorder: a study with proton magnetic resonance spectroscopic imaging. Biol Psychiatry 53:906–913, 2003

Bezchlibnyk YB, Sun X, Wang JF, et al: Neuron somal size is decreased in the lateral amygdalar nucleus of subjects with bipolar disorder. J Psychiatry Neurosci 32:203–210, 2007

Bilder RM, Goldman RS, Volavka J, et al: Neurocognitive effects of clozapine, olanzapine, risperidone, and haloperidol in patients with chronic schizophrenia or schizoaffective disorder. Am J Psychiatry 159:1018–1028, 2002a

Bilder RM, Volavka J, Czobor P, et al: Neurocognitive correlates of the COMT Val(158)Met polymorphism in chronic schizophrenia. Biol Psychiatry 52:701–707, 2002b

Bora E, Veznedaroqlu B, Kayahan B: The effect of galantamine added to clozapine on cognition in five patients with schizophrenia. Clin Neuropharmacol 28:139–141, 2005

Bouras C, Kovari E, Hof PR, et al: Anterior cingulate cortex pathology in schizophrenia and bipolar disorder. Acta Neuropathol (Berl) 102:373–379, 2001

Bown CD, Wang JF, Young LT: Attenuation of *N*-methyl-D-aspartate-mediated cytoplasmic vacuolization in primary rat hippocampal neurons by mood stabilizers. Neuroscience 117:949–955, 2003

Brauch RA, Adnan El-Masri M, Parker JC, et al: Glial cell number and neuron/glial cell ratios in postmortem brains of bipolar individuals. J Affect Disord 91:87–90, 2006

Buchanan RW, Holstein C, Breier A: The comparative efficacy and long-term effect of clozapine treatment on neuropsychological test performance. Biol Psychiatry 36:717–725, 1994

Buchanan RW, Javitt DC, Marder SR, et al: The Cognitive and Negative Symptoms in Schizophrenia Trial (CONSIST): the efficacy of glutamatergic agents for negative symptoms and cognitive impairment. Am J Psychiatry 164:1593–1602, 2007

Buchanan RW, Conley RR, Dickinson D, et al: Galantamine for the treatment of cognitive impairments in people with schizophrenia. Am J Psychiatry 165:82–89, 2008

Burdick KE, Braga RJ, Goldberg JF, et al: Cognitive dysfunction in bipolar disorder: future place of pharmacotherapy. CNS Drugs 21:971–981, 2007a

Burdick KE, Funke B, Goldberg JF, et al: COMT genotype increases risk for bipolar I disorder and influences neurocognitive performance. Bipolar Disord 9:370–376, 2007b

Burns NR, Bryan J, Nettelbeck T: Ginkgo biloba: no robust effect on cognitive abilities or mood in healthy young or older adults. Hum Psychopharmacol 21:27–37, 2006

Burt T, Sachs GS, Demopulos C: Donepezil in treatment-resistant bipolar disorder. Biol Psychiatry 45:959–964, 1999

Cadet JL, Krasnova IN, Jayanthi S, et al: Neurotoxicity of substituted amphetamines: molecular and cellular mechanisms. Neurotox Res 11:183–202, 2007

Cardile V, Pavone A, Gulino R, et al: Expression of brain-derived neurotropic factor (BDNF) and inducible nitric oxide synthase (iNOS) in rat astrocyte cultures treated with levetiracetam. Brain Res 976:227–233, 2003

Carlson PJ, Merlock MC, Suppes T: Adjunctive stimulant use in patients with bipolar disorder: treatment of residual depression and sedation. Bipolar Disord 6:416–420, 2004

Cecil KM, DelBello MP, Morey R, et al: Frontal lobe differences in bipolar disorder as determined by proton MR spectroscopy. Bipolar Disord 4:357–365, 2002

Chalecka-Franaszek E, Chuang DM: Lithium activates the serine/threonine kinase Akt-1 and suppresses glutamate-induced inhibition of Akt-1 activity in neurons. Proc Natl Acad Sci USA 96:8745–8750, 1999

Chamberlain SR, Müller U, Deakin JB, et al: Lack of deleterious effects of buspirone on cognition in healthy male volunteers. J Psychopharmacol 21:210–215, 2007

Chana G, Landau S, Beasley C, et al: Two-dimensional assessment of cytoarchitecture in the anterior cingulate cortex in major depressive disorder, bipolar disorder, and schizophrenia: evidence for decreased neuronal somal size and increased neuronal density. Biol Psychiatry 53:1086–1098, 2003

Chen B, Dowlatshahi D, MacQueen GM, et al: Increased hippocampal BDNF immunoreactivity in subjects treated with antidepressant medication. Biol Psychiatry 50:260–265, 2001

Chen G, Huang LD, Jiang YM, et al: The mood-stabilizing agent valproate inhibits the activity of glycogen synthase kinase-3. J Neurochem 72:1327–1330, 1999a

Chen G, Zeng WZ, Yuan PX, et al: The mood-stabilizing agents lithium and valproate robustly increase the levels of the neuroprotective protein bcl-2 in the CNS. J Neurochem 72:879–882, 1999b

Chen G, Rajkowska G, Du F, et al: Enhancement of hippocampal neurogenesis by lithium. J Neurochem 75:1729–1734, 2000

Chen PS, Peng GS, Li G, et al: Valproate protects dopaminergic neurons in midbrain neuron/glia cultures by stimulating the release of neurotrophic factors from astrocytes. Mol Psychiatry 11:1116–1125, 2006

Chlebowski RT, Hendrix SL, Langer RD, et al: Influence of estrogen plus progestin on breast cancer and mammography in healthy postmenopausal women. The Women's Health Initiative Randomized Trial. JAMA 289:3243–3253, 2003

Cotter D, Hudson L, Landau S: Evidence for orbitofrontal pathology in bipolar disorder and major depression, but not in schizophrenia. Bipolar Disord 7:358–369, 2005

Cuesta MJ, Peralta V, Zarzuela A: Effects of olanzapine and other atypical antipsychotics on cognitive function in chronic schizophrenia: a longitudinal study. Schizophr Res 48:17–28, 2001

Deicken RF, Pegues MP, Anzalone S, et al: Lower concentration of hippocampal *N*-acetylaspartate in familial bipolar I disorder. Am J Psychiatry 160:873–882, 2003

DelBello MP, Zimmerman ME, Mills NP, et al: Magnetic resonance imaging analysis of amygdala and other subcortical brain regions in adolescents with bipolar disorder. Bipolar Disord 6:43–52, 2004

DelBello MP, Cecil KM, Adler CM, et al: Neurochemical effects of olanzapine in first-hospitalization manic adolescents: a proton magnetic resonance spectroscopy study. Neuropsychopharmacology 31:1264–1273, 2006

Dowlatshahi D, MacQueen GM, Wang JF, et al: Increased temporal cortex CREB concentrations and antidepressant treatment in major depression. Lancet 352:1754–1755, 1998

Eden Evins A, Demopulos C, Nierenberg A, et al: A double-blind, placebo-controlled trial of adjunctive donepezil in treatment-resistant mania. Bipolar Disord 8:75–80, 2006

Ellis JR, Ellis KA, Bartholomeusz CF, et al: Muscarinic and nicotinic receptors synergistically modulate working memory and attention in humans. Int J Neuropsychopharmacol 9:175–189, 2006

Elsabagh S, Hartley DE, Ali O, et al: Differential cognitive effects of ginkgo biloba after acute and chronic treatment in healthy young volunteers. Psychopharmacology (Berl) 179:437–446, 2005

Ersche KD, Clark L, London M, et al: Profile of executive and memory function associated with amphetamine and opiate dependence. Neuropsychopharmacology 31:1036–1047, 2006

Fenton WS, Dickerson F, Boronow J, et al: A placebo-controlled trial of omega-3 fatty acid (ethyl eicosapentaenoic acid) supplementation for residual symptoms and cognitive impairment in schizophrenia. Am J Psychiatry 158:2071–2074, 2001

Findling RL, Greenhill LL, McNamara NK, et al: Venlafaxine in the treatment of children and adolescents with attention-deficit/hyperactivity disorder. J Child Adolesc Psychopharmacol 17:433–446, 2007

Flicker L, Grimley Evans G: Piracetam for dementia or cognitive impairment. Cochrane Database of Systematic Reviews, Issue 2, Article No: CD001011. DOI:10.1002/14651858.CD001011, 2004

Frey BN, Andreazza AB, Cerésér KM, et al: Effects of mood stabilizers on hippocampus BDNF levels in an animal model of mania. Life Sci 79:281–286, 2006

Friedman SD, Dager SR, Parow A, et al: Lithium and valproic acid treatment effects on brain chemistry in bipolar disorder. Biol Psychiatry 56:340–348, 2004

Frye MA, Grunze H, Suppes T, et al: A placebo-controlled evaluation of adjunctive modafinil in the treatment of bipolar depression. Am J Psychiatry 164:1242–1249, 2007

Fukumoto T, Morinobu S, Okamoto Y, et al: Chronic lithium treatment increases the expression of brain-derived neurotrophic factor in the rat brain. Psychopharmacology (Berl) 158:100–106, 2001

Galletly CA, Clark CR, McFarlane AC, et al: The effect of clozapine on speed and accuracy of information processing in schizophrenia. Prog Neuropsychopharmacol Biol Psychiatry 24:1329–1338, 2000

Goff DC, Lamberti JS, Leon AC, et al: A placebo-controlled add-on trial of the ampakine, CX516, for cognitive deficits in schizophrenia. Neuropsychopharmacology 33:465–472, 2008

Goldberg JF, Burdick KE, Endick CJ: Preliminary, randomized, double-blind, placebo-controlled trial of pramipexole added to mood stabilizers for treatment-resistant bipolar depression. Am J Psychiatry 161:564–566, 2004

Grön G, Kirstein M, Thielscher A, et al: Cholinergic enhancement of episodic memory in healthy young adults. Psychopharmacology (Berl) 182:170–179, 2005

Gualtieri CT, Johnson LG: Comparative neurocognitive effects of 5 psychotropic anticonvulsants and lithium. MedGenMed 8:46, 2006

Hagger C, Buckley P, Kenny JT, et al: Improvement in cognitive functions and psychiatric symptoms in treatment-refractory schizophrenia patients receiving clozapine. Biol Psychiatry 34:702–712, 1993

Hah M, Chang K: Atomoxetine for the treatment of attention deficit/hyperactivity disorder in children and adolescents with bipolar disorders. J Child Adolesc Psychopharmacol 15:996–1004, 2005

Haldane M, Jogia J, Cobb A, et al: Changes in brain activation during working memory and facial recognition tasks in patients with bipolar disorder with lamotrigine monotherapy. Eur Neuropsychopharmacol 18:48–54, 2008

Hamberger MJ, Palmese CA, Scarmeas N, et al: A randomized, double-blind, placebo-controlled trial of donepezil to improve memory in epilepsy. Epilepsia 48:1283–1291, 2007

Hara K, Sata T: Inhibitory effect of gabapentin on *N*-methyl-D-aspartate receptors expressed in *Xenopus* oocytes. Acta Anaesthesiol Scand 51:122–128, 2007

Harvey PD, Keefe RS: Studies of cognitive change in patients with schizophrenia following novel antipsychotic treatment. Am J Psychiatry 158:176–184, 2001

Harvey PD, Siu CO, Romano S: Randomized, controlled, double-blind, multicenter comparison of the cognitive effects of ziprasidone versus olanzapine in acutely ill inpatients with schizophrenia or schizoaffective disorder. Psychopharmacology (Berl) 172:324–332, 2004

Harvey PD, Bowie CR, Loebel A: Neuropsychological normalization with long-term atypical antipsychotic treatment: results of a six-month randomized, double-blind comparison of ziprasidone vs. olanzapine. J Neuropsychiatry Clin Neurosci 18:54–63, 2006

Haznedar MM, Roversi F, Pallanti S, et al: Fronto-thalamo-striatal gray and white matter volumes and anisotropy of their connections in bipolar spectrum illnesses. Biol Psychiatry 57:733–742, 2005

Henderson TA: Mania induction associated with atomoxetine. J Clin Psychopharmacol 24:567–568, 2004

Heresco-Levy U, Javitt DC, Ebstein R, et al: D-serine efficacy as add-on pharmacotherapy to risperidone and olanzapine for treatment-refractory schizophrenia. Biol Psychiatry 57:577–585, 2005

Hewett SJ, Silakova JM, Hewett JA: Oral treatment with rofecoxib reduces hippocampal excitotoxic neurodegeneration. J Pharmacol Exp Ther 319:1219–1224, 2006

Hough CJ, Irwin RP, Gao XM, et al: Carbamazepine inhibition of *N*-methyl-D-aspartate-evoked calcium influx in rat cerebellar granule cells. J Pharmacol Exp Ther 276:143–149, 1996

Huang YY, Peng CH, Yang YP, et al: Desipramine activated Bcl-2 expression and inhibited lipopolysaccharide-induced apoptosis in hippocampus-derived adult neural stem cells. J Pharmacol Sci 104:61–72, 2007

Hunter HD, Ganesan V, Wilkinson ID, et al: Impact of modafinil on prefrontal executive function in schizophrenia. Am J Psychiatry 163:2184–2186, 2006

Hwang J, Lyoo IK, Dager SR, et al: Basal ganglia shape alterations in bipolar disorder. Am J Psychiatry 163:276–285, 2006

Joffe H, Hall JE, Gruber S, et al: Estrogen therapy selectively enhances prefrontal cognitive processes: a randomized, double-blind, placebo-controlled study with functional magnetic resonance imaging in perimenopausal and recently postmenopausal women. Menopause 13:411–422, 2006

Johnson DE, Nedza FM, Spracklin DK, et al: The role of muscarinic receptor antagonism in antipsychotic-induced hippocampal acetylcholine release. Eur J Pharmacol 506:209–219, 2005

Kang HJ, Noh JS, Bae YS, et al: Calcium-dependent prevention of neuronal apoptosis by lithium ion: essential role of phosphoinositide 3-kinase and phospholipase Cgamma. Mol Pharmacol 64:228–234, 2003

Kang JH, Cook N, Manson J, et al: A randomized trial of vitamin E supplementation and cognitive function in women. Arch Intern Med 166:2462–2468, 2006

Keck PE Jr, Mintz J, McElroy SL, et al: Double-blind, randomized, placebo-controlled trials of ethyl-eicosapentanoate in the treatment of bipolar depression and rapid cycling bipolar disorder. Biol Psychiatry 60:1020–1022, 2006

Keefe RS, Young CA, Rock SL, et al: One-year double-blind study of the neurocognitive efficacy of olanzapine, risperidone, and haloperidol in schizophrenia. Schizophr Res 81:1–15, 2006

Keefe RS, Bilder RM, Davis SM, et al: Neurocognitive effects of antipsychotic medications in patients with chronic schizophrenia in the CATIE trials. Arch Gen Psychiatry 64:633–647, 2007a

Keefe RS, Sweeney JA, Gu H, et al: Effects of olanzapine, quetiapine and risperidone on neurocognitive function in early psychosis: a randomized, double-blind, 52-week comparison. Am J Psychiatry 164:1061–1071, 2007b

Keefe RS, Malhotra AK, Meltzer HY, et al: Efficacy and safety of donepezil in patients with schizophrenia or schizoaffective disorder: significant placebo/practice effects in a 12-week, randomized, double-blind, placebo-controlled trial. Neuropsychopharmacology (in press)

Kelly T: Is donepezil useful for improving cognitive dysfunction in bipolar disorder? J Affect Disord 107:237–240, 2008

Kern RS, Green MF, Cornblatt BA, et al: The neurocognitive effects of aripiprazole: an open-label comparison with olanzapine. Psychopharmacology (Berl) 187:312–320, 2006

Khan DA, Ginsberg LD, Asnis GM, et al: Effect of lamotrigine on cognitive complaints in patients with bipolar I disorder. J Clin Psychiatry 65:1483–1490, 2004

Kimberg DY, D'Esposito M: Cognitive effects of the dopamine receptor agonist pergolide. Neuropsychologia 41:1020–1027, 2003

Kimberg DY, D'Esposito M, Farrah MJ: Effects of bromocriptine on human subjects depend on working memory capacity. Neuroreport 8:3581–3585, 1997

Kitano Y, Komiyama C, Makino M, et al: Effects of nefiracetam, a novel pyrrolidone-type nootropic agent, on the amygdala-kindled seizures in rats. Epilepsia 46:1561–1568, 2005

Kodama M, Fujioka T, Duman RS: Chronic olanzapine or fluoxetine administration increases cell proliferation in hippocampus and prefrontal cortex of adult rat. Biol Psychiatry 56:570–580, 2004

Kudin AP, Debska-Vielhaber G, Vielhaber S, et al: The mechanism of neuroprotection by topiramate in an animal model of epilepsy. Epilepsia 45:1478–1487, 2004

Kumari V, Aasen I, Ffytche D, et al: Neural correlates of adjunctive rivastigmine treatment to antipsychotics in schizophrenia: a randomized, placebo-controlled, double-blind fMRI study. Neuroimage 29:545–556, 2006

Kuroki T, Meltzer HY, Ichikawa J: Effects of antipsychotic drugs on extracellular dopamine levels in rat medial prefrontal cortex and nucleus accumbens. J Pharmacol Exp Ther 288:774–781, 1999

Kushner MG, Kim SW, Donahue C, et al: D-cycloserine augmented exposure therapy for obsessive-compulsive disorder. Biol Psychiatry 62:835–838, 2007

Lee MA, Thompson PA, Meltzer HY: Effects of clozapine on cognitive function in schizophrenia. J Clin Psychiatry 55 (suppl B):82–87, 1994

Leverich GS, Altshuler LL, Frye MA, et al: Risk of switch in mood polarity to hypomania or mania in patients with bipolar depression during acute and continuation trials of venlafaxine, sertraline, and bupropion as adjuncts to mood stabilizers. Am J Psychiatry 163:232–239, 2006

Li X, Ketter TA, Frye MA: Synaptic, intracelluar, and neuroprotective mechanisms of anticonvulsants: are they relevant for the treatment and course of bipolar disorders? J Affect Disord 69:1–14, 2002

Lindenmayer JP, Khan A, Iskander A, et al: A randomized controlled trial of olanzapine versus haloperidol in the treatment of primary negative symptoms and neurocognitive deficits in schizophrenia. J Clin Psychiatry 68:368–379, 2007

Liu L, Schulz SC, Lee S, et al: Hippocampal CA1 pyramidal cell size is reduced in bipolar disorder. Cell Mol Neurobiol 27:351–358, 2007

Lydon E, El-Mallakh RS: Naturalistic long-term use of methylphenidate in bipolar disorder. J Clin Psychopharmacol 26:516–518, 2006

MacLennan AH, Henderson VW, Paine BJ, et al: Hormone therapy, timing of initiation, and cognition in women aged older than 60 years: the REMEMBER pilot study. Menopause 13:28–36, 2006

Mai L, Jope RS, Li X: BDNF-mediated signal transduction is modulated by GSK3beta and mood stabilizing agents. J Neurochem 82:75–83, 2002

Malberg JE, Eisch AJ, Nestler EJ, et al: Chronic antidepressant treatment increases neurogenesis in adult rat hippocampus. J Neurosci 20:9104–9110, 2000

Manji HK, Moore GJ, Chen G: Lithium up-regulates the cytoprotective protein Bcl-2 in the CNS in vivo: a role for neurotrophic and neuroprotective effects in manic depressive illness. J Clin Psychiatry 61 (suppl 9):82–96, 2000

Marangell LB, Johnson CR, Kertz B, et al: Olanzapine in the treatment of apathy in previously depressed participants maintained with selective serotonin reuptake inhibitors: an open-label, flexible dose study. J Clin Psychiatry 63:391–395, 2002

McElroy SL, Frye MA, Altshuler LL, et al: A 24-week, randomized, controlled trial of adjunctive sibutramine versus topiramate in the treatment of weight gain in overweight or obese patients with bipolar disorders. Bipolar Disord 9:426–434, 2007

McEvoy JP: A double-blind cross-over comparison of antiparkinson drug therapy: amantadine versus anticholinergics in 90 normal volunteers, with an emphasis on differential effects on memory function. J Clin Psychiatry 48(suppl):20–23, 1987

McIntosh AM, Job DE, Moorhead TW, et al: White matter density in patients with schizophrenia, bipolar disorder and their unaffected relatives. Biol Psychiatry 58:254–257, 2005

Michelson D, Adler LA, Amsterdam JD, et al: Addition of atomoxetine for depression incompletely responsive to sertraline: a randomized, double-blind, placebo-controlled study. J Clin Psychiatry 68:582–587, 2007

Moghaddam B: Targeting metabotropic glutamate receptors for treatment of the cognitive symptoms of schizophrenia. Psychopharmacology (Berl) 174:39–44, 2004

Moore GJ, Bebchuk JM, Wilds IB, et al: Lithium-induced increase in human brain grey matter. Lancet 356:1241–1242, 2000

Müller N, Riedel M, Schwarz MJ, et al: Clinical effects of COX-2 inhibitors on cognition in schizophrenia. Eur Arch Psychiatry Clin Neurosci 255:149–151, 2005

Nibuya M, Morinobu S, Duman RS: Regulation of BDNF and trkB mRNA in rat brain by chronic electroconvulsive seizure and antidepressant drug treatments. J Neurosci 15:7539–7547, 1995

Nibuya M, Nestler EJ, Duman RS: Chronic antidepressant administration increases the expression of cAMP response element binding protein (CREB) in rat hippocampus. J Neurosci 16:2365–2372, 1996

Nonaka S, Hough CJ, Chuang DM: Chronic lithium treatment robustly protects neurons in the central nervous system against excitotoxicity by inhibiting N-methyl-D-aspartate receptor-mediated calcium influx. Proc Natl Acad Sci USA 95:2642–2647, 1998

Olincy A, Harris JG, Johnson LL, et al: Proof-of-concept trial of an alpha7 nicotinic agonist in schizophrenia. Arch Gen Psychiatry 63:630–638, 2006

Ongur D, Drevets WC, Price JL: Glial reduction in the subgenual prefrontal cortex in mood disorders. Proc Natl Acad Sci USA 95:13290–13295, 1998

Ornstein TJ, Iddon JL, Baldacchino AM, et al: Profiles of cognitive dysfunction in chronic amphetamine and heroin abusers. Neuropsychopharmacology 23:113–126, 2000

Peng CH, Chiou SH, Chen SJ, et al: Neuroprotection by imipramine against lipopolysaccharide-induced apoptosis in hippocampus-derived neural stem cells mediated by activation of BDNF and the MAPK pathway. Eur Neuropsychopharmacol 18:128–140, 2008

Peterson RC, Thomas RG, Grundman M, et al: Vitamin E and donepezil for the treatment of mild cognitive impairment. N Engl J Med 352:2379–2388, 2005

Piazzini A, Chifari R, Canevini MP, et al: Levetiracetam: an improvement of attention and of oral fluency in patients with partial epilepsy. Epilepsy Res 68:181–188, 2006

Post RM, Altshuler LL, Frye MA, et al: Preliminary observations on the effectiveness of levetiracetam in the open adjunctive treatment of refractory bipolar disorder. J Clin Psychiatry 66:370–374, 2005

Purdon SE, Jones BD, Stip ED, et al; for the Canadian Collaborative Group for Research in Schizophrenia: Neuropsychological change in early phase schizophrenia during 12 months of treatment with olanzapine, risperidone, or haloperidol. Arch Gen Psychiatry 57:249–258, 2000

Rajkowska G, Halaris A, Selemon LD: Reductions in neuronal and glial density characterize the dorsolateral prefrontal cortex in bipolar disorder. Biol Psychiatry 49:741–752, 2001

Randall DC, Shneerson JM, Plaha KK, et al: Modafinil affects mood, but not cognitive function, in healthy young volunteers. Hum Psychopharmacol 18:163–173, 2003

Randall DC, Fleck NL, Shneerson JM, et al: The cognitive-enhancing properties of modafinil are limited in non-sleep-deprived middle-aged volunteers. Pharmacol Biochem Behav 77:547–555, 2004

Randall DC, Viswanath A, Bharania P, et al: Does modafinil enhance cognitive performance in young volunteers who are not sleep deprived? J Clin Psychopharmacol 25:175–179, 2005

Rapp SR, Espeland MA, Shumaker SA, et al: Effect of estrogen plus progestin on global cognitive function in postmenopausal women: the Women's Health Initiative Memory Study: a randomized controlled trial. JAMA 289:2663–2672, 2003

Reinares M, Martinez-Aran A, Colom F, et al: Long-term effects of the treatment with risperidone versus conventional neuroleptics on the neuropsychological performance of euthymic bipolar patients [in Spanish]. Actas Esp Psiquiatr 28:231–238, 2000

Riedel M, Spellmann I, Strassnig M, et al: Effects of risperidone and quetiapine on cognition in patients with schizophrenia and predominantly negative symptoms. Eur Arch Psychiatry Clin Neurosci 257:360–370, 2007

Riedel M, Müller N, Spellmann I, et al: Efficacy of olanzapine versus quetiapine on cognitive dysfunctions in patients with an acute episode of schizophrenia. Eur Arch Psychiatry Clin Neurosci (in press)

Roegge CS, Perraut C, Hao X, et al: Histamine 1 receptor involvement in prepulse inhibition and memory function: relevance for the antipsychotic actions of clozapine. Pharmacol Biochem Behav 86:686–692, 2007

Roth BL, Hanizavareh SM, Blum AE: Serotonin receptors represent highly favorable molecular targets for cognitive enhancement in schizophrenia and other disorders. Psychopharmacology (Berl) 174:17–24, 2004

Sachs GS, Nierenberg AA, Calabrese JR, et al: Effectiveness of adjunctive antidepressant treatment for bipolar depression. N Engl J Med 356:1711–1722, 2007

Sassi RB, Brambilla P, Hatch JP, et al: Reduced left anterior cingulate volumes in untreated bipolar patients. Biol Psychiatry 56:467–475, 2004

Scheffer RE, Kowatch RA, Carmody T, et al: Randomized, placebo-controlled trial of mixed amphetamine salts for symptoms of comorbid ADHD in pediatric bipolar disorder after mood stabilization with divalproex sodium. Am J Psychiatry 162:58–64, 2005

Schneider U, Wohlfarth K, Schulze-Bonhage A, et al: Effects of acamprosate on memory in healthy young subjects. J Stud Alcohol 60:172–175, 1999

Schrauwen E, Ghaemi SN: Galantamine treatment of cognitive impairment in bipolar disorder: four cases. Bipolar Disord 8:196–199, 2006

Seidl R, Peryl A, Nicham R, et al: A taurine and caffeine containing drink stimulates cognitive performance and well-being. Amino Acids 19:635–642, 2000

Sevy S, Rosenthal MH, Alvir J, et al: Double-blind, placebo-controlled study of modafinil for fatigue and cognition in schizophrenia patients treated with psychotropic medications. J Clin Psychiatry 66:839–843, 2005

Sfaello I, Baud O, Arzimanoglou A, et al: Topiramate prevents excitotoxic damage in the newborn rodent brain. Neurobiol Dis 20:837–848, 2005

Shao L, Young LT, Wang JF: Chronic treatment with mood stabilizers lithium and valproate prevents excitotoxicity by inhibiting oxidative stress in rat cerebral cortical cells. Biol Psychiatry 58:879–884, 2005

Sharma T, Reed C, Aasen I, et al: Cognitive effects of adjunctive 24-weeks rivastigmine treatment to antipsychotics in schizophrenia: a randomized, placebo-controlled, double-blind investigation. Schizophr Res 85:73–83, 2006

Sharma V, Menon R, Carr TJ, et al: An MRI study of subgenual prefrontal cortex in patients with familial and non-familial bipolar I disorder. J Affect Disord 77:167–171, 2003

Sheline YI, Gado MH, Kraemer HC: Untreated depression and hippocampal volume loss. Am J Psychiatry 160:1516–1518, 2003

Shorvon S: Pyrrolidone derivatives. Lancet 358:1885–1892, 2001

Sills GJ: The mechanisms of action of gabapentin and pregabalin. Curr Opin Pharmacol 6:108–113, 2006

Spence SA, Green RD, Wilkinson ID, et al: Modafinil modulates anterior cingulate function in chronic schizophrenia. Br J Psychiatry 187:55–61, 2005

Spencer T, Biederman J, Coffey B, et al: A double-blind comparison of desipramine and placebo in children and adolescents with chronic tic disorder and comorbid attention-deficit/hyperactivity disorder. Arch Gen Psychiatry 59:649–656, 2002

Stoll AL, Locke CA, Vuckovic A, et al: Lithium-associated cognitive and functional deficits reduced by a switch to divalproex sodium: a case series. J Clin Psychiatry 57:356–359, 1996

Stoll AL, Severus WE, Freeman MP, et al: Omega 3 fatty acids in bipolar disorder: a preliminary double-blind, placebo-controlled trial. Arch Gen Psychiatry 56:407–412, 1999

Sumiyoshi T, Matsui M, Nohara S, et al: Enhancement of cognitive performance in schizophrenia by addition of tandospirone to neuroleptic treatment. Am J Psychiatry 158:1722–1725, 2001

Sumiyoshi T, Park S, Jayathilake K, et al: Effect of buspirone, a serotonin (1A) partial agonist, on cognitive function in schizophrenia: a randomized, double-blind, placebo-controlled study. Schizophr Res 95:158–168, 2007

Szatmari SZ, Whitehouse PJ: Vinpocetine for cognitive impairment and dementia. Cochrane Database of Systematic Reviews, Issue 1, Aricle No:CD003119. DOI: 10.1002/14651858.CD003119, 2003

Teng CT, Demetrio FN: Memantine may acutely improve cognition and have a mood stabilizing effect in treatment-resistant bipolar disorder. Rev Bras Psiquiatr 28:252–254, 2006

Thal LJ, Ferris SH, Kirby L, et al: A randomized, double-blind study of rofecoxib in patients with mild cognitive impairment. Neuropsychopharmacology 30:1204–1215, 2005

Trofimov SS, Voronina TA, Guzevatykh LS: Early postnatal effects of noopept and piracetam on declarative and procedural memory of adult male and female rats. Bull Exp Biol Med 139:683–687, 2005

Tsai G, Yang P, Chung LC, et al: D-serine added to antipsychotics for the treatment of schizophrenia. Biol Psychiatry 44:1081–1089, 1998

Turner DC, Clark L, Dowson J, et al: Modafinil improves cognition and response inhibition in adult attention-deficit/hyperactivity disorder. Biol Psychiatry 55:1031–1040, 2004a

Turner DC, Clark L, Pomarol-Clotet E, et al: Modafinil improves cognition and attentional set shifting in patients with chronic schizophrenia. Neuropsychopharmacology 29:1363–1373, 2004b

Uranova NA, Vostrikov VM, Orlovskaya DD, et al: Oligodendroglial density in the prefrontal cortex in schizophrenia and mood disorders: a study from the Stanley Neuropathology Consortium. Schizophr Res 67:269–275, 2004

Vythilingam M, Vermetten E, Anderson GM, et al: Hippocampal volume, memory, and cortisol status in major depressive disorder: effects of treatment. Biol Psychiatry 56:101–112, 2004

Wang H, Gao J, Lassiter TF, et al: Levetiracetam is neuroprotective in murine models of closed head injury and subarachnoid hemorrhage. Neurocrit Care 5:71–78, 2006

Warburton DM, Bersellini E, Sweeney E: An evaluation of a caffeinated taurine drink on mood, memory and information processing in healthy volunteers without caffeine abstinence. Psychopharmacology (Berl) 158:322–328, 2001

Wesnes KA, Garratt C, Wickens M, et al: Effects of sibutramine alone and with alcohol on cognitive function in healthy volunteers. Br J Clin Pharmacol 49:110–117, 2000

Wheeler SD: Donepezil treatment of topiramate-related cognitive dysfunction. Headache 46:332–335, 2006

Wilens TE, Biederman J, Prince J, et al: Six-week, double-blind, placebo-controlled study of desipramine for adult attention deficit hyperactivity disorder. Am J Psychiatry 153:1147–1153, 1996

Woodward ND, Jayathilake K, Meltzer HY: COMT val108/158met genotype, cognitive function, and cognitive improvement with clozapine in schizophrenia. Schizophr Res 90:86–96, 2007

Yang Y, Li Q, Wang CX, et al: Dose-dependent neuroprotection with tiagabine in a focal cerebral ischemia model in rat. Neuroreport 11:2307–2311, 2000

Young JW, Crawford N, Kelly JS, et al: Impaired attention is central to the cognitive deficits observed in alpha 7 deficient mice. Eur Neuropsychopharmacol 17:145–155, 2007

Yucel K, Taylor VH, McKinnon MC, et al: Bilateral hippocampal volume increase in patients with bipolar disorder and short-term lithium treatment. Neuropsychopharmacology 33:361–367, 2008

Zarate CA, Payne JL, Singh J, et al: Pramipexole for bipolar II depression: a placebo-controlled proof of concept study. Biol Psychiatry 56:54–60, 2004

Zarate CA, Singh JB, Quiroz JA, et al: A double-blind, placebo-controlled study of memantine in the treatment of major depression. Am J Psychiatry 163:153–155, 2006

Zhao J, He X, Liu Z, et al: The effects of clozapine on cognitive function and regional cerebral blood flow in the negative symptom profile schizophrenia. Int J Psychiatry Med 36:171–181, 2006

第9章

儿童与青少年双相障碍的认知功能损害

——双相障碍与注意缺陷多动障碍的相对影响

Paula K．Shear，Ph.D.
Melissa P．DelBello，M.D.

尽管儿童与青少年双相障碍诊断的特异性一直存在争议，但有大量证据表明，双相障碍在儿童与青少年中的患病率与成人相似（Lewinsohn 等 1995），且双相障碍的诊断随着时间的推移显示出其稳定性（Geller 等 2000）。大量文献表明，成人双相障碍患者除了表现出典型的情绪失控外，还会涉及多个领域的认知功能损害（见 Bearden 等 2001，Quraishi 和 Frangou 2002 的综述；以及本书的第 1 ~ 5 章）。然而，人们却很少关注青少年双相障碍患者的认知功能损害。

认知功能损害是重要的功能表现，也许是青少年双相障碍预后评价的重要标准。众所周知，神经心理损害影响人的学业和职业成功（Lezak 1995），早年认知功能损害所致的学业中断可能对未来的发展影响深远。此外，大量对成年人神经精神疾病患者的研究表明，认知功能损害是功能转归的重要预测因子。例如，在成人精神分裂症患者中，认知功能测量比精神症状严重程度指数更能有效地预测日常功能（Green 1996；Green 等 2000）。多项研究显示，即便是双相障碍稳定期的患者，其认知功能损害也与功能转归不良有关（见第 10 章）。神经心理学的数据有助于我们对双相障碍神经心理的认识，即特定认知领域损害表明相关的神经网络共功能障碍。

本章主要阐述关于青少年双相障碍患者的神经心理功能的研究。

由于青少年双相障碍与注意缺陷多动障碍（ADHD）有很高的共病率，且共病 ADHD 或许会影响他们的认知功能，所以我们特别关注这两种疾病对认知功能影响的潜在差异。最后，我们讨论了现有文献明确认知倾向的功能及治疗意义。我们之前强调过，关于青少年双相障碍认知功能的数据资料极为有限，这方面研究正在快速增加，因此，将现有汇总的资料与今后进一步的研究整合，使之成为有用的数据资料很重要。

诊断问题

成人神经心理学的文献明确表明，双相障碍的某些临床特征与不同的认知功能表现相关。例如，病程较长，既往有过多次发作（Lebowitz 等 2001；McKay 等 1995）或目前处于情绪不稳定期（Connelly 等 1982；Fleck 等 2005；Henry 等 1973）均对成人认知功能有不良影响。在考虑青少年双相障碍患者神经心理功能之前，着重考虑一些可能影响认知功能或者可能会将青春期前期以及青春期双相障碍与成人双相障碍区别对临床与诊断问题显得尤为重要。

早年发生双相障碍与成年期发作的双相障碍临床现象学往往表现不同。具体地说，与成人双相障碍患者相比，青少年双相障碍患者常表现长期易激惹、快速循环或混合情绪状态（躁狂和抑郁共存），且常在疾病发作期之间没有持久的稳定期（Findling 等 2001；Pavuluri 等 2005；Spencer 等 2001）。因此，大多数成人双相障碍研究多数以特征性的情绪状态分类招募受试者，因此在成人中发现的认知功能改变可能无法准确地反映青少年双相障碍患者的典型情绪表现。

此外，目前最重要的讨论是，与成人双相障碍相比，儿童与青少年双相障碍患者通常与其他影响认知功能的疾病共存。ADHD 是青少年双相障碍最常见的伴发疾病之一，在该群体中，注意缺陷的报告率为 30% ～ 98%（DelBello 和 Geller 2001；Geller 和 Luby 1997；Wozniak 等 1995）。多个设置和样本实验不同的研究表明早年发作的双相障碍与 ADHD 共病率高，然而这两种疾病的关系尚不明确（DelBello 等 2001）。有人提出这种高共病率的存在是因为儿童躁狂伴 ADHD 是早年发作的双相障碍的一种特殊形式，或是因为 ADHD 是双相障碍的前驱症状，或仅仅因为这两种疾病的实质症状有重叠而导致错误分类（DelBello 等 2001）。

由于患者主诉的注意问题没有诊断特异性——在双相躁狂与 ADHD 的状态下，可能无法依靠定义来辨别或区分共病，鉴别 ADHD 以及儿童躁狂或轻躁狂需要评估其他不重叠的症状。Geller 等（1998a）提出了 5 个与儿童或青少年躁狂或轻躁狂相关的典型症状：①情绪高涨，②夸大，③性欲亢进，④思维奔逸，⑤睡眠需求减少。这些症状或许有助于将躁狂或轻躁狂与 ADHD 区别开来。在临床经验方面，前 3 种症状对诊断尤为重要。此外，某些特征如精神病症状或者自杀倾向在儿童双相障碍患者中较常见，而这些并非是 ADHD 的典型表现。

尽管 ADHD 与双相障碍之间确实存在明显的症状重叠，但是有充分的证据表明单凭症状重叠并不能解释这种高共病率现象。Milberger 等（1995）一项研究探索了 ADHD 与共病双相或共病重度抑郁是代表不同的疾病还是人为地诊断重叠，结果表明，即使统计学上计算了诊断标准重叠的部分，仍有 79% 的重度抑郁患者及 56% 双相障碍患者仍然诊断为心境障碍。此结果与其他一些假设青少年双相障碍伴 ADHD 是两种不同疾病的研究结果相一致（Biederman 等 1998；Geller 等 1998b）。诊断的特异性部分来源于双相障碍患者常表现出如情绪高涨、夸大、性欲亢进等主要症状，而这些症状在单纯 ADHD 患者身上几乎不存在（Geller 等 1998a，1998b）。进一步阐明 ADHD 独立作用的研究来自 Faraone 等（2001），他们对伴有或不伴双相障碍的儿童 ADHD 患者以及健康儿童进行家族风险性的评估。结果发现，ADHD 共病双相障碍和与儿童双相障碍相关的 ADHD 的家族风险性截然不同。因此，很明显在评估青少年双相障碍患者的认知功能时，应注意到共病某些疾病对注意缺陷的潜在附加或不同的影响。

多项研究表明，ADHD 在儿童发病的双相障碍比青少年或成年起病的双相障碍更常见，这提示 ADHD 或许是双相障碍早年发病的发展标志。一项研究补充说明，共病 ADHD 的双相障碍患者的病程和症状更为严重（Nierenberg 等 2005）。所以，对于双相障碍和 ADHD 共病患者，这两种疾病都可能导致认知功能损害，我们有理由假设两种疾病共同存在通常病程更为严重，这些患者更容易出现认知的损害。最近一项研究表明，未接受药物治疗的伴有或不伴双相障碍的 ADHD 儿童（6 ~ 17 岁）在多个认知领域均未显现明显差异。然而有一个例外，在一项处理信息的速度评估中（双相和 ADHD），双重诊断组表现更差（Henin 等 2007）。如果详尽讨论双相障碍及 ADHD 共病问题，则需参考 Singh 等人（2006）的综述。

总之，青少年双相障碍的表现不同于成人，已知成人认知功能改变相关的神经心理测查的临床维度并不适用于青少年。换言之，除了可能造成双相障碍青少年各种不同认知表现的发育影响外，症状本身也可能造成认知功能异常，并且多少与成人的影响情况有所不同。此外，儿童及青少年双相障碍患者更容易共病 ADHD，这种现象并不能仅凭两种疾病的诊断标准存在重叠加以解释。注意力缺陷本身就与认知功能损害明显相关，正如接下来讨论的“ADHD 对神经心理功能的影响”。另外，有证据表明，双相障碍共病 ADHD 或许比单纯的双相障碍更严重并且发病更早，尤其在青少年双相障碍患者中更常见。总之，上述这些研究表明，在成人双相障碍的研究中推断出关于神经心理功能的结论延伸至儿童是不准确的，剖析青少年双相障碍与 ADHD 患者对认知功能的相对影响十分重要。

神经心理功能

我们从简要概述儿童与青少年双相障碍患者的认知功能开始，为某些特殊双相障碍与 ADHD 共病的案例讨论奠定基础。除特殊说明外，所提到的研究结果均为双相障碍 I 型患者与无精神疾病的健康对照者相比获得的结果。

在儿童双相障碍患者的总体智能方面，多项研究显示，与健康对照组相比，其总体智商（IQ）水平有轻度下降。此结果在统计学上有显著性差异（Doyle 等 2005；Olvera 等 2005）。但该结果尚未获得普遍认同（Robertson 等 2003）。尽管在统计学上有显著性差异，但是大多数研究发现双相障碍患者 IQ 的平均值仍处于总体人口平均水平至略低于平均水平范围之间。然而必须强调的是，大多数的神经心理学研究都排除了 IQ 低的患者，因此研究样本不能代表双相障碍患者的整体分布情况。

还有另一种方法，一项针对住院患者的日间项目，该项目未设置与智能相关的排除标准，进入治疗方案的急性期儿童与青少年双相障碍患者全量表智商平均得分为 75 分，这个得分属于边缘性智力水平，与其他精神疾病、ADHD、品行障碍以及对立违抗性障碍患者相比，其作业智商得分显著降低（McCarthy 等 2004）。因此可见，显然双相障碍患者亚组智力损害更明显。接下来需要做的是：①阐明疾病的严重程度及病程对智力测验结果的影响，②检查双相障碍的儿童及青少年智力水平低下的发生率高于一般人群的基线概率，③研究潜在的药物作用。

在特定的认知领域，成人认知功能损害突出表现在注意力、工作记忆、言语学习及记忆以及执行功能等方面（Bearden 等 2001；Quraishi 和 Frangou 2002）。由于对儿童研究倾向于仿照成人的研究，因此这些认知领域也是目前儿童双相障碍研究的重点。

正如第 1 章中提到的，认知能力在某种程度上是分等级的，基本技能损害可导致更高级别的能力测试结果不佳。举一个双相障碍文献以外的例子，对于基本语言生成和理解有缺陷的人来说评估语言学习能力就是一个挑战，因为记忆测试需要除评估目标即记忆系统以外的语言技能的完整性。从这个层面看，注意力及工作记忆能力较神经心理功能的其他方面更重要，因为这些区域的功能损害影响不同认知功能测试的结果（工作记忆指掌握新信息并依据该信息完成智力操作的能力）。

多项研究显示儿童与青少年双相障碍患者存在注意障碍。未经治疗的儿童双相障碍组（Castillo 等 2000）、儿童与青少年双相障碍Ⅰ型或Ⅱ型混合组（Doyle 等 2005），以及封闭治疗的双相障碍合并品行障碍和其他共病的青少年组（Olvera 等 2005），与对照组或双相障碍稳定期或轻躁狂的儿童和青少年患者混合组相比，数字序列或空间广度任务功能受损（Dickstein 等 2004）。发作期的双相障碍患者在广度测验中表现出认知功能损害程度与其他重性精神疾病患儿相似（McCarthy 等 2004）。

我们测试一段时间的持续注意力与警觉性，例如持续操作测验，疾病发作期（Doyle 等 2005；McClure 等 2005a；Warner 等 2005）与疾病稳定期（Pavuluri 等 2006b）的患者均表现出功能损害，但在双相稳定期与躁狂或混合发作状态之间以及药物治疗与未治疗患者之间功能损害无差异（Pavuluri 等 2006b）。不一致的观点表明，双相稳定期的青少年后期和青壮年在持续注意测试中表现正常；然而，这些患者自诉在他们的日常生活中有很多注意力及一般认知功能的问题（Robertson 等 2003）。这提示我们，患者存在实验室检查未发现的主观注意的损害。儿童双相障碍患者存在工作记忆损害（Olvera 等 2005），情绪状态或接受药物治疗与否其损害程度均无差异（Pavuluri 等 2006b）。因此，有大量证据表明儿童及青少年双相障碍患者存在注意缺陷，少数研究发现有工作记忆损害。目前的研究都没有关注双相障碍抑郁期的患者，但是他们似乎与稳定期及躁狂或混合发作状态的患者一样存在认知功能损害。因此，应当考虑到这部分患者在需要集中注意力尤其是一段时间的持续注意力的任务中，其表现可能会受到影响。

从认知功能分等级的观点来看，注意力及工作记忆，表达和理解语言、视空间的感知和构造以及运动能力等领域是许多高层次认知功能的基础，而高层次的认知功能是顺利完成许多神经心理测试所必需的。人们较少研究儿童与青少年双相障碍患者的这些功能。少数研究报道该类患者语言功能（Castillo 等 2000）、视空间功能（Castillo 等 2000；Pavuluri 等 2006b）以及运动技能保持完好

（Dickstein 等 2004；Pavuluri 等 2006b）。需要强调的是，极少研究评估这些认知领域且其中一些研究的样本量很少。

多项研究讨论了青少年双相障碍患者的记忆功能，尽管损害的程度往往较小，但一致认为存在语言记忆的损害。在词语列表学习任务中，患者表现为接受新信息的能力下降以及识别列表能力损害；但重复试验中的学习斜率（learning slope）没有下降且在一段时间内保持在正常范围（Glahn 等 2005；McClure 等 2005b）。换句话说，患者学习新的言语信息时有些缓慢，但是一旦掌握了信息便会维持在一个正常的程度。他们组织整理列表上词语材料的策略正常（例如：将单词分类进行更有效的记忆）（Glahn 等 2005），提示其具备主动学习的方法。另一项研究显示言语列表学习功能有明显下降的趋势（Doyle 等 2005）。需要强调的是，在这些研究中学习功能损害程度都很轻微，至少在一个案例中，显著的组间差异最能够反映对照组平均水准以上的表现，而并非在患者组的表现缺陷。在故事即刻和延迟回忆测验中也有语言记忆损害（McClure 等 2005b；Olvera 等 2005），这表明双相障碍与语言记忆损害有关，无论内容在语义上有（故事）无（词语列表学习）相关性。与上述数据一致，双相障碍患者在多项不同语言记忆测试的综合测评中存在实质性损害（Pavuluri 等 2006b）。

数项研究评估了疾病或治疗因素对儿童双相障碍患者的言语学习记忆功能损害的影响程度。McClure 等（2005b）研究了儿童及青少年双相稳定期和发作期的患者，结果显示词语列表学习和故事记忆功能的损害只在发作期较明显，而在稳定期不显著；这些研究者未发现作用于语言记忆的有效药物。相反，Pavuluri 等（2006b）发现未接受药物治疗的躁狂患者和药物治疗稳定的患者，在一系列语言记忆测试后显示出认知功能损害程度是相同的。Glahn 等（2004）比较双相障碍Ⅰ型、双相障碍Ⅱ型以及双相障碍未特定型患者的语言记忆功能，结果显示词语列表学习功能只有双相障碍Ⅰ型组与对照组不同，强调了学习鉴别诊断同质性疾病患者的重要性。因此，现有的研究对双相障碍稳定期患者有无记忆问题以及情绪状态对认知的影响看法不一，但一致认同儿童与青少年双相障碍患者存在轻度语言记忆功能损害。

关于青少年双相障碍视觉记忆的研究较少，或许是因为成人这个领域的认知功能结果不同，且大多没有显著意义。关于儿童和青少年视觉记忆的几项研究结果也不一致。有些研究者认为有部分识别记忆（Dickstein 等 2004）和面孔记忆（Castillo 等 2000；Olvera 等 2005）损害。相反，一些研究表明空间识别记忆（Dickstein 等 2004）、面孔记忆及设计记忆（McClure 等 2005b）以及多项视空间记忆测试（Pavuluri 等 2006b）功能完好。因此，需要更多的研究来阐明与双相障碍相关的视空间记忆功能变化的性质与程度。

执行功能是指广泛的能力，包括计划、问题解决、概念化、推理、目标指向行为以及抑制控制能力等一系列功能。现有研究验证了青少年双相障碍患者的执行功能，结论多种多样，但大多数表明有明显的认知缺陷。多位学者采用需要概括能力及心理灵活性的分类任务，发现双相障碍患者认知功能受损（Dickstein 等 2004；Olvera 等 2005；Warner 等 2005）。由于父母有双相障碍病史，从遗传学角度有发展为双相障碍风险的青少年（McDonough-Ryan 等 2001）或青壮年（Meyer 等 2004）同样存在认知损害。Meyer 等（2004）报道了一个值得注意的队列研究结果，即在青少年时表现出注意缺陷及卡片分类功能受损且有遗传风险性的受试者在青壮年期会进一步发展成双相障碍，这提示认知功能对疾病预后潜在的重要性。

关于其他执行功能的研究结果发现，青少年双相障碍患者有多项执行功能损害（Pavuluri 等 2006b），包括需要抑制过度学习（指学习或熟记到能立即回忆起的程度）语言反应的任务（Doyle 等 2005），以及照料者依据执行功能报告患者的日常行为（Shear 等 2002；Warner 等 2005）。无论是双相稳定期还是发作期的患者，其运动抑制均未受损（McClure 等 2005a）。

一项研究报道称，双相障碍稳定期和躁狂状态或混合状态的患者均有执行功能损害（Pavuluri 等 2006b），另有研究发现稳定期患者反应灵活性受损（McClure 等 2005a）。相反，Dickstein 等（2004）报道青少年双相障碍稳定期及轻躁狂状态的患者，在需要将圆盘摆成预定模式塔的任务中，其问题解决及推理能力均在正常范围内，Robertson 等（2003）发现双相障碍稳定期患者卡片分类任务测试正常。

大量证据表明青少年双相障碍患者存在执行功能损害，这种损害或许早于疾病发作并作为遗传风险的标记物。然而，关于双相障碍稳定期儿童及青少年的研究结果多种多样。需要强调的是，执行功能涉及多种不同脑区的调节功能，因此，没有必要要求双相障碍患者在所有类型的执行功能测试中表现一致。

除了表现出特定的认知功能损害外，儿童及青少年双相障碍患者常有学习成绩下降。最常见的是计算能力相对较差（Pavuluri 等 2006a），即便在疾病稳定期（Lagace 等 2003；Robertson 等 2003）和存在患双相障碍遗传风险的儿童及青少年中，其（McDonough-Ryan 等 2002）受损也很明显。但这种损害在一小组未服药的性成熟期（11 ~ 16 岁）的儿童中不明显（Castillo 等 2000）。虽然很少发现相似的研究结果（Lagace 等 2003），但学习问题中的阅读能力常常受损（Pavuluri 等 2006a）。关于学习问题的严重程度，有研究显示青少年后期稳定期患者算术能力存在平均 2 年的滞后，44 例受试者中 30% 早年存在算术问题（Lagace 等 2003）。较多儿童及青少年双相障碍患者的父母报告孩子有阅读和算术问题（Pavuluri 等 2006a），双相障碍患者常需要家教或特殊教育方案（Doyle 等 2005；Pavuluri 等 2006a）。这些患者的精神病症状决定了他们需要特殊学校服务，而不是认知功能的训练。经验学证据认为，这些人的神经认知功能与学习成绩有关，特别是注意力可以预测算术能力，注意力、工作记忆、视空间记忆以及执行功能指数相结合，能预测阅读和书写功能（Pavuluri 等 2006a）。

最后，除了已知的这些传统认知功能领域损害外，有少部分文献还研究了双相障碍患者需要在情绪加工任务中的表现。尽管青少年双相障碍患者面孔识别任务结果正常（Castillo 等 2000；Olvera 等

2005），但这些患者不能正确地辨别他人的面部表情表达的情绪变化（McClure 等 2003，2005b），在各种场合下缺乏正确判断恰当的社交语言能力（McClure 等 2005a）。我们的实验性研究提示青少年双相障碍患者辨别成人讲话中表达情感的功能也有损害（Foster 等 2007）。

总结之前的讨论，目前有限的文献提示，儿童与青少年双相障碍患者存在注意力、言语学习和记忆以及执行功能损害。关于视觉记忆障碍是否混合存在较为复杂。现有少量针对社会认知的研究提示，这些患者处理面部表情、声音的情感成分，以及多种社交场合的语言需求的能力受损。双相障碍稳定期患者的许多损害相当微妙且研究结果也不一致。研究者发现认知功能损害的严重程度与精神病症状严重程度没有显著相关性（Dickstein 等 2004；Glahn 等 2005；Pavuluri 等 2006b；Shear 等 2002），总体来说，青少年双相障碍患者的认知功能损害风险在增加，但目前没有证据证实认知功能损害随着疾病症状的加重而加重。研究未发现通常用于治疗儿童双相障碍的药物对神经认知功能的影响（McClure 等 2005b；Pavuluri 等 2006b），尽管这一问题在儿童或青少年中还没有像成年人那样进行广泛的评估（见第 7 章）且期待进一步研究。

同时，这些研究结果与成人双相障碍认知功能损害是一致的（本书在第 1 ～ 5 章进行了较全面详细的介绍），这使人更容易推测双相障碍在儿童、青少年以及成年中对认知功能的影响的相似性。尽管青少年和成人双相障碍患者有相似的神经认知功能表现，目前儿童文献的许多局限性使结果的解释变得复杂化，而且与成人、儿童及青少年患者疾病临床现象学差异有关。目前绝大多数的研究都包括青春期前后两个不同的群体，但没有将年龄对结果潜在的影响进行分析（还要考虑到年龄的影响可能不是线性的）。因此，贯穿整个发育阶段的认知功能损害是否都得到了研究还不清楚。类似地，许多受试者的情绪状态并不典型，或尽管他们的情绪状态不同也被强行分到一组，这就使得将儿童的研究结果与特定状态的成人研究一一对应具有挑战性。同样，虽然理论上和临床上都对识别特异性、特征化的情绪症状下的认知功能特征格外关注，但上述现象学研究提示很多双相障碍的青少年情绪异常的病程较长，从这个观点看，很多患者发作间歇期一般会表现亚症状下的情绪改变，这对其认知影响的研究更为重要。

将成人双相障碍认知功能损害的研究用于儿童及青少年双相障碍有多种局限性，其中最突出的是青少年双相障碍共病轴Ⅰ疾病（例如 ADHD）与成人双相障碍（如物质使用障碍）患病率不同。因此，许多调查青少年双相障碍认知功能的研究，其本质上是评估诊断多种共病的复杂个体。虽然青少年双相障碍共病并非只有 ADHD，但由于诊断的复杂性（正如前文关于儿童与青少年双相障碍“诊断问题”的讨论）且 ADHD 本身与认知功能损害就存在明显相关性，共病 ADHD 成为研究热点。现在回到我们手头的文献，这些文献是对认知损害程度的描述，而到目前为止这些认知损害也是基于共病 ADHD 的解释。

ADHD 对神经心理功能的影响

虽然现行概念模式很少取决于个体认知维度的研究，并强调替代多样功能的整合，但是很多研究显示 ADHD 为首要诊断的患者表现为注意、抑制过程、自我调节和执行功能的任务受损，（Barkley 等 1992；Hervey 等 2004；Nigg 2005；Willcutt 等 2005）。因为双相障碍伴发 ADHD 概率非常高，所以有必要充分了解双相障碍患者认知缺陷是否归因于共病 ADHD。

只有少量研究针对双相障碍和 ADHD 共病的儿童与青少年之间的鉴别以及关于认知症状的重叠要点。虽然多数研究报告双相障碍患者共病 ADHD 会出现不成比例的认知损害，但并不是所有研究结果都是一致的。各个研究难以解释几个因素：采用的认知测查工具不同；大多数研究的样本既有青春期前的个体，也有青春期后的个体，这两组人群患 ADHD 的风险不同；还有研究者几乎没有全面描述 ADHD 的症状；特别是对 ADHD 共病的样本很少提到 ADHD

亚型，即使有证据表明不同亚型的 ADHD 患者认知表现明显不同（Faraone 等 1998；Nigg 2005）。

两项青少年双相障碍的研究尝试通过统计学方法消除共病的诊断分类而控制 ADHD 变量，而不是评估认知影响的程度。用这种方法，在一组患有双相障碍Ⅰ型或双相障碍Ⅱ型，处于不同情绪状态下的儿童和青少年患者的研究中，Doyle 等（2005）报告他们的持续注意、工作记忆、处理速度损害持续存在。Olvera 等（2005）发现控制了 ADHD 后，一小部分封闭治疗的双相障碍及品行障碍患者存在工作记忆损害。应该注意到的是，以上统计学控制是评估双相障碍对认知影响的保守方法，因为这可以控制混杂因素的影响。虽然使用了保守方法，这些研究仍然提示双相障碍是认知功能障碍的独立影响因素，这种影响远大于共病 ADHD 的影响。

一些研究直接比较了共病与非共病 ADHD 的双相障碍患者，Dickstein 等（2004）研究双相障碍稳定期及轻躁狂期的儿童与青少年，要求受试者完成成套计算机认知测验，以评估其广泛多领域的认知功能，最终研究并没有发现显著的统计学差异。相反，McClure 等（2005a）通过对双相障碍稳定期、症状期患者与健康对照组比较，发现合并 ADHD 患者在词语列表及故事学习方面的能力下降，虽然在统计学上差异比较显著，但临床表现轻微。在一项单独研究中，研究团队证实双相障碍合并 ADHD 患者在不同的社交场合使用恰当用语以及情绪面部表情识别的任务中表现社会认知较差（McClure 等 2005b）。

在一项对于药物治疗、情绪状态及合并 ADHD 的分析中，Pavuluri 等（2006b）同时研究了稳定期服药的儿童、青少年和躁狂期未服药的儿童青少年，发现在不考虑情绪状态及是否服药的情况下，共病 ADHD 的双相障碍患者在注意力、执行功能和视觉记忆能力的任务中表现受损，比只有双相障碍的患者损害更明显。后来他们发现双相障碍儿童患者的认知功能损害与学习成绩损害显著相关，合并与不合并 ADHD 儿童的显著程度相似（Pavuluri 等 2006a）。也就是说，无论 ADHD 是否影响认知损害的程度，学习成绩受损与认知功能障碍的严重程度相关。

在我们实验室检查共病情况的工作中，我们特别关注了青春期及青春后期的青少年，从而把生长发育的影响最小化。其中，双相障碍躁狂期或混合发作期的青少年，照料者评估其功能损害的程度及其日常生活中表现出的与执行功能有关的行为［采用执行功能的行为评定量表（Behavior Rating Inventory of Executive Function，BRIEF；Gioia 等 2000）的自评量表收集数据，这个量表主要询问：如能否整理好学习用品，是否打断谈话，也就是被专家达成共识认定为反映执行功能技巧的行为］。未合并 ADHD 双相障碍的青少年患者在测查行为调节及元认知的量表中得分显著增高。而合并 ADHD 的患者与未合并者相比存在不成比例的损害。因此基于照料者的评分，双相躁狂的青少年患者表现出日常活动执行功能损害，具有临床显著性，无论是否合并 ADHD（主要是 ADHD 和共病 ADHD 的研究），本质上与较严重的损害有关（Shear 等 2002）。同样，我们的预实验数据提示，小样本双相躁狂共病 ADHD 的青少年患者（主要共病的类型）与只有双相障碍的青少年相比，在排序、工作记忆和过度学习（指学习或熟记到能立即回忆起的程度）反应的抑制的测验上明显更差（Shear 等 2004）。双相障碍青少年与双相障碍合并 ADHD 的青少年功能性核磁共振研究同样获得了关于脑功能差异的一致证据，研究发现双相躁狂合并 ADHD 的青少年患者出现其他神经通路的激活，特别在完成注意任务时。双相躁狂合并 ADHD 的青少年与单纯双相障碍的青少年相比，前额叶皮质活动下降，而后顶叶和颞叶活动增强（Adler 等 2005）。

在一项采用独立的患者样本的互补研究中，我们对 3 组青少年（单纯 ADHD 的患者，双相躁狂和混合发作合并 ADHD 的患者，以及无精神病且无精神障碍和心境障碍家族史的健康受试者）采用基于实验室的执行功能成套测验以及 BRIEF 测查，结果发现共病组与 ADHD 组相比，注意力、工作记忆和行为调节上均受损（Warner 等 2005）。总之，结合本研究及既往研究我们得出如下结论：①双相躁狂及混合发作的青少年患者存在执行功能损害，合并 ADHD 的患者更加明显；②双相躁狂及混合发作的青少年患者合并 ADHD 执行功能损害程度大于单纯 ADHD 的患者；③双相躁狂及混合发作合并 ADHD 的青少年患者的执行功能及工作记忆与单纯躁狂及混合发作的双相青少年患者相比呈现不成比例的损害。

临床意义

需要强调的是，目前尚无神经心理测验或系列测验用于单独诊断 ADHD 或双相障碍，也无法在个案中鉴别 ADHD 和双相障碍，只能在病史和临床症状的基础上做出诊断。如果患者符合 ADHD 的诊断标准，常规测查发现认知障碍，特别是注意和抑制障碍将成为佐证。然而，符合诊断标准的患者在神经心理评估的定式访谈中包括与评估者一对一的交流时，表现出比平时更好的认知功能，这很常见，因为对他们日常活动的外部约束较少。换句话说，正式测查中表现的认知功能障碍能证实诊断印象，如果神经心理评估未发现显著的认知损害并不能作为阴性诊断的依据。此外现有的文献提示，合并或不合并 ADHD 双相障碍患者，其认知功能损害的表现存在大量重叠现象，因此，单独的神经心理测查并不能作为有无共病的临床指征。

尽管如此，现有的神经心理文献的结果对从事儿童青少年双相障碍的临床医生有重要的参考意义。研究提示，即使在双相障碍的稳定期，患者在注意力、工作记忆、言语学习和记忆方面仍然存在明显损害，同时学习困难，成绩下降。现有的报道提示，虽然患者的认知损害很轻微，但一些患者的注意和执行功能障碍具有显著的临床意义。即便轻度认知损害也会表现出相应的功能障碍（Lezak 1995），而且儿童与青少年双相障碍患者的记忆和执行功能损害类型与精神障碍患者（Green 1996）以及其他临床人群的功能结局有显著相关性（Cahn 等 1998）。双相障碍患者即使未合并 ADHD，认知功能损害也很明显，而且大多数证据提示合并 ADHD 的双相障碍患者认知功能损害更为严重。

因此，临床医生应该关注最基本的情绪症状外，青少年双相障碍还会表现为认知功能损害，而且损害导致的功能障碍可能不会随着情绪症状的缓解而恢复。再次重申，儿童与青少年双相障碍与影响患者单一形式的神经心理功能障碍无关，因此我们有必要基于个体化，详细询问认知主诉病史，寻求正规的神经心理评估方案。儿童与青少年双相障碍尤其是合并 ADHD 患者的综合治疗，可能需要关于神经心理功能障碍的家庭教育，以补偿认知损害为目标与患者及其家庭共事，以及考虑课堂的适应性调节和职业教育的环境。表 9-1 列出儿童和青少年双相障碍患者在临床评估中需要考虑的几个关键点。

最后，从药物治疗来看，对于诊断双相障碍和 ADHD 的儿童青少年患者的经验性干预研究不足，这限制了传统药物治疗的疗效与安全性。尽管如此，一项随机临床试验，研究对象为 6 到 17 岁之间的双相障碍和 ADHD 共病患者，研究发现，心境稳定剂（如丙戊酸盐）对 ADHD 的症状基本不起作用，合并苯丙胺盐（5mg，2 次 / 日口服）后 ADHD 症状得到缓解，同时躁狂症状没有恶化（Scheffer 等 2005），我们研究小组的回顾性研究发现，使用兴奋剂治疗的儿童与青少年双相障碍患者的一般发病年龄较早（DelBello 等 2001），与是否合并 ADHD 无关（DelBello 等 2001）。因为兴奋剂治疗 ADHD 症状时起效相对较快（以天计算），临床医生可以估计其相对快速改善的可能性。因此，大多数文献强烈支持药物治疗的次序应为抗躁狂药物在先，兴奋剂在后，最大限度地避免兴奋剂导致情绪不稳定，并通过使用心境稳定剂改善部分非特异性的认知症状。符合双相障碍 -ADHD 双重诊断的儿童青少年的注意问题持续存在，易于兴奋剂成瘾（而不是避免），应密切观察临床状态的变化。

表9-1　儿童与青少年双相障碍认知问题的临床评估小贴士

考虑下列问题：

- 是否有青春期前起病的心境障碍（与较严重的心境症状病程有关）？
- 一级亲属是否患有双相障碍或高复发的抑郁（在被评估的患者中与心境障碍发生率增加相关）？
- 是否有证据表明 ADHD 与心境症状共存（比单纯双相障碍存在更明显的认知功能损害）？
- 是否有发育延迟史（与总的智力减退相关）？
- 孩子学习成绩如何？是否曾出现成绩差或学习某一特定科目（如数学或阅读）困难（这些学习问题可能与学习障碍相关，尤其是某一特定学习领域与其他人相比存在显著损害）？
- 年纪较大的青少年，是否曾有过因认知问题导致不能顺利完成工作任务？
- 是否存在儿童与青少年双相障碍患者中常见的认知领域损害，包括注意力、掌握及处理信息的能力、组织和解决问题的能力，以及学习记忆新知识的能力？
- 是否难以准确地理解别人的情感表达或难以做出恰当的社会判断？

如果考虑有明显的认知功能损害，应给患者做神经心理测验

小结

ADHD 是儿童双相障碍常见的共病，与双相障碍的鉴别取决于如何识别两种疾病非重叠症状，以及病程和对药物治疗反应的不同。现在还没有特定的神经心理学测查确诊 ADHD，其诊断仍然依据病史和临床访谈。由于儿童与青少年双相障碍患者可能存在认知问题，因此诊断 ADHD 共病不能基于在未经治疗情感症状的背景下单独依据注意损害、注意力不集中或执行功能不良。儿童双相障碍认知功能问题的性质类似于成人双相障碍中所见的注意和执行功能领域以及语言记忆问题，需要进一步的研究来更好地定义儿童与青少年双相障碍与成人双相障碍神经认知功能损害的范围。首要目标是稳定情绪，如果仍存在认知问题则加用针对 ADHD 的兴奋剂或其他药物治疗的序贯治疗方式，可能有助于澄清诊断的不确定性以及提供一个有循证依据的药理学方法。

要点

- 与成人双相障碍相比，青少年双相障碍患者常表现长期的易激惹、快速循环以及混合心境发作且无明确的发作间歇的稳定期。
- 儿童双相障碍与 ADHD 的区别或许在于躁狂的一些非认知症状，如情绪高涨、性欲亢进和夸大，以及非 ADHD 症状如精神病症状或自杀。
- 现有研究表明儿童与青少年双相障碍与成人表现出相似的认知功能损害。包括注意问题（持续注意及警觉性）、执行功能问题（如概念化和精神灵活性）以及言语记忆损害微小但显著。基于有限的资料，其语言、视空间能力以及动作技能未受损。
- ADHD 是多数儿童双相障碍的共患疾病，同时代表着家族性、早年发作的双相障碍疾病亚型。
- 青少年时期诊断为双相障碍及 ADHD，这两种疾病都可能独立导致显著的认知功能损害。有双重诊断的青少年更容易出现学习困难（尤其在数学方面）、执行功能损害以及情感处理问题。
- 当儿童与青少年双相障碍患者情绪稳定时仍然存在注意缺陷 / 多动症状，辅助 ADHD 的兴奋剂治疗通常有效且耐受性良好。

参考文献

Adler CM, DelBello MP, Mills NP, et al: Comorbid ADHD is associated with altered patterns of neuronal activation in adolescents with bipolar disorder performing a simple attention task. Bipolar Disord 7:577–588, 2005

Barkley RA, Grodzinsky G, DuPaul GJ: Frontal lobe functions in attention deficit disorder with and without hyperactivity: a review and research report. J Abnorm Child Psychol 20:163–188, 1992

Bearden CE, Hoffman KM, Cannon TD: The neuropsychology and neuroanatomy of bipolar affective disorder: a critical review. Bipolar Disord 3:106–150, 2001

Biederman J, Russell R, Soriano J, et al: Clinical features of children with both ADHD and mania: does ascertainment source make a difference? J Affect Disord 51:101–112, 1998

Cahn DA, Sullivan EV, Shear PK, et al: Differential contributions of cognitive and motor component processes to physical and instrumental activities of daily living in Parkinson's disease. Arch Clin Neuropsychol 13:575–583, 1998

Castillo M, Kwock L, Courvoisie H, et al: Proton MR spectroscopy in children with bipolar affective disorder: preliminary observations. AJNR Am J Neuroradiol 21:832–838, 2000

Connelly EG, Murphy DL, Goodwin FK, et al: Intellectual function in primary affective disorder. Br J Psychiatry 140:633–636, 1982

DelBello MP, Geller B: Review of studies of child and adolescent offspring of bipolar parents. Bipolar Disord 3:325–334, 2001

DelBello MP, Soutullo SC, Hendricks W, et al: Prior stimulant treatment in adolescents with bipolar disorder: association with age at onset. Bipolar Disord 3:53–57, 2001

Dickstein DP, Treland JE, Snow J, et al: Neuropsychological performance in pediatric bipolar disorder. Biol Psychiatry 55:32–39, 2004

Doyle AE, Wilens TE, Kwon A, et al: Neuropsychological functioning in youth with bipolar disorder. Biol Psychiatry 58:540–548, 2005

Faraone SV, Biederman J, Weber W, et al: Psychiatric, neuropsychological, and psychosocial features of DSM-IV subtypes of attention-deficit/hyperactivity disorder: results from a clinically referred sample. J Am Acad Child Adolesc Psychiatry 37:185–193, 1998

Faraone SV, Biederman J, Monuteaux MC: Attention deficit hyperactivity disorder with bipolar disorder in girls: further evidence for a familial subtype? J Affect Disord 64:19–26, 2001

Findling RL, Gracious BL, McNamara NK, et al: Rapid, continuous cycling and psychiatric co-morbidity in pediatric bipolar I disorder. Bipolar Disord 3:202–210, 2001

Fleck DE, Shear PK, Strakowski SM: Processing efficiency and sustained attention in bipolar disorder. J Int Neuropsychol Soc 11:49–57, 2005

Foster MK, Shear PK, DelBello MP: Visual and auditory perception of emotion in adolescents with bipolar disorder. Poster presented at the annual conference of the American Psychological Association. San Francisco, CA, August 2007

Geller B, Luby J: Child and adolescent bipolar disorder: a review of the past 10 years. J Am Acad Child Adolesc Psychiatry 36:1168–1176, 1997

Geller B, Warner K, Williams M, et al: Prepubertal and young adolescent bipolarity versus ADHD: assessment and validity using the WASH-U-KSADS, CBCL, and TRF. J Affect Disord 51:93–100, 1998a

Geller B, Williams M, Zimerman B, et al: Prepubertal and early adolescent bipolarity differentiate from ADHD by manic symptoms, grandiose delusions, ultra-rapid or ultradian cycling. J Affect Disord 51:81–91, 1998b

Geller B, Zimerman B, Williams M, et al: Six-month stability and outcome of a prepubertal and early adolescent bipolar disorder phenotype. J Child Adolesc Psychopharmacol 10:165–173, 2000

Gioia GA, Isquith PK, Guy SC, et al: Behavior Rating Inventory of Executive Function. Odessa, FL, Psychological Assessment Resources, 2000

Glahn DC, Bearden CE, Niendam TA, et al: The feasibility of neuropsychological endophenotypes in the search for genes associated with bipolar affective disorder. Bipolar Disord 6:171–182, 2004

Glahn DC, Bearden CE, Caetano S, et al: Declarative memory impairment in pediatric bipolar disorder. Bipolar Disord 7:546–554, 2005

Green MF: What are the functional consequences of neurocognitive deficits in schizophrenia? Am J Psychiatry 153:321–330, 1996

Green MF, Kern RS, Braff DL, et al: Neurocognitive deficits and functional outcome in schizophrenia: are we measuring the "right stuff"? Schizophr Bull 26:119–136, 2000

Henin A, Mick E, Biederman J, et al: Can bipolar disorder–specific neuropsychological impairments in children be identified? J Consult Clin Psychol 75:210–220, 2007

Henry GM, Weingartner H, Murphy DL: Influence of affective states and psychoactive drugs on verbal learning and memory. Am J Psychiatry 140:966–971, 1973

Hervey AS, Epstein JN, Curry JF: Neuropsychology of adults with attention-deficit/hyperactivity disorder: a meta-analytic review. Neuropsychology 18:485–503, 2004

Lagace DC, Kutcher SP, Robertson HA: Mathematics deficits in adolescents with bipolar I disorder. Am J Psychiatry 160:100–104, 2003

Lebowitz BK, Shear PK, Steed MA, et al: Verbal fluency in mania: relationship to number of manic episodes. Neuropsychiatry Neuropsychol Behav Neurol 14:177–182, 2001

Lewinsohn PM, Klein DN, Seeley JR: Bipolar disorders in a community sample of older adolescents: prevalence, phenomenology, comorbidity, and course. J Am Acad Child Adolesc Psychiatry 34:454–463, 1995

Lezak M: Neuropsychological Assessment. New York, Oxford University Press, 1995

McCarthy J, Arrese D, McGlashan A, et al: Sustained attention and visual processing speed in children and adolescents with bipolar disorder and other psychiatric disorders. Psychol Rep 95:39–47, 2004

McClure EB, Pope K, Hoberman AJ, et al: Facial expression recognition in adolescents with mood and anxiety disorders. Am J Psychiatry 160:1172–1174, 2003

McClure EB, Treland JE, Snow J, et al: Deficits in social cognition and response flexibility in pediatric bipolar disorder. Am J Psychiatry 162:1644–1651, 2005a

McClure EB, Treland JE, Snow J, et al: Memory and learning in pediatric bipolar disorder. J Am Acad Child Adolesc Psychiatry 44:461–469, 2005b

McDonough-Ryan P, DelBello M, Shear PK, et al: Neuropsychological functioning in children of parents with bipolar disorder. Paper presented at the annual meeting of the American Psychological Association, San Francisco, CA, August 2001

McDonough-Ryan P, DelBello M, Shear PK, et al: Academic and cognitive abilities in children of parents with bipolar disorder: a test of the nonverbal learning disability model. J Clin Exp Neuropsychol 24:280–285, 2002

McKay AP, Tarbuck AF, Shapleske J, et al: Neuropsychological function in manic-depressive psychosis: evidence for persistent deficits in patients with chronic, severe illness. Br J Psychiatry 167:51–57, 1995

Meyer SE, Carlson GA, Wiggs EA, et al: A prospective study of the association among impaired executive functioning, childhood attentional problems, and the development of bipolar disorder. Dev Psychopathol 16:461–476, 2004

Milberger S, Biederman J, Faraone SV, et al: Attention deficit hyperactivity disorder and comorbid disorders: issues of overlapping symptoms. Am J Psychiatry 152:1793–1799, 1995

Nierenberg AA, Miyahara S, Spencer T, et al: Clinical and diagnostic implications of lifetime attention-deficit/hyperactivity disorder comorbidity in adults with bipolar disorder: data from the first 1000 STEP-BD participants. Biol Psychiatry 57:1467–1473, 2005

Nigg JT: Neuropsychologic theory and findings in attention-deficit/hyperactivity disorder: the state of the field and salient challenges for the coming decade. Biol Psychiatry 57:1424–1435, 2005

Olvera RL, Semrud-Clikeman M, Pliszka SR, et al: Neuropsychological deficits in adolescents with conduct disorder and comorbid bipolar disorder: a pilot study. Bipolar Disord 7:57–67, 2005

Pavuluri MN, Birmaher B, Naylor MW: Pediatric bipolar disorder: a review of the past 10 years. J Am Acad Child Adolesc Psychiatry 44:846–871, 2005

Pavuluri MN, O'Connor MM, Harral EM, et al: Impact of neurocognitive function on academic difficulties in pediatric bipolar disorder: a clinical translation. Biol Psychiatry 60:951–956, 2006a

Pavuluri MN, Schenkel LS, Aryal S, et al: Neurocognitive function in unmedicated manic and medicated euthymic pediatric bipolar patients. Am J Psychiatry 163:286–293, 2006b

Quraishi S, Frangou S: Neuropsychology of bipolar disorder: a review. J Affect Disord 72:209–226, 2002

Robertson HA, Kutcher SP, Lagace DC: No evidence of attentional deficits in stabilized bipolar youth relative to unipolar and control comparators. Bipolar Disord 5:330–339, 2003

Scheffer RE, Kowatch RA, Carmody T, et al: Randomized, placebo-controlled trial of mixed amphetamine salts for symptoms of comorbid ADHD in pediatric bipolar disorder after mood stabilization with divalproex sodium. Am J Psychiatry 162:58–64, 2005

Shear PK, DelBello MP, Rosenberg HL, et al: Parental reports of executive dysfunction in adolescents with bipolar disorder. Child Neuropsychol 8:285–295, 2002

Shear PK, DelBello MP, Rosenberg HL, et al: Cognitive functioning in manic adolescents with bipolar disorder: contribution of comorbid ADHD. Paper presented at the annual meeting of the International Neuropsychological Society, Baltimore, MD, February 2004

Singh MK, DelBello MP, Kowatch RA, et al: Co-occurrence of bipolar and attention-deficit hyperactivity disorders in children. Bipolar Disord 8:710–720, 2006

Spencer TJ, Biederman J, Wozniak J, et al: Parsing pediatric bipolar disorder from its associated comorbidity with the disruptive behavior disorders. Biol Psychiatry 49:1062–1070, 2001

Warner J, DelBello MP, Shear PK, et al: Executive functioning deficits in youth with comorbid bipolar disorder+ADHD: are they additive? Paper presented at the annual meeting of the International Neuropsychological Society, St. Louis, MO, February 2005

Willcutt EG, Doyle AE, Nigg JT, et al: Validity of the executive function theory of attention-deficit/hyperactivity disorder: a meta-analytic review. Biol Psychiatry 57:1336–1346, 2005

Wozniak J, Biederman J, Kiely K, et al: Mania-like symptoms suggestive of childhood-onset bipolar disorder in clinically referred children. J Am Acad Child Adolesc Psychiatry 34:867–876, 1995

第 10 章

双相障碍的认知与功能结局

Ivan J．Torres，Ph.D.
Colin M．DeFreitas，M.A.
Lakshmi N．Yatham，M.B.B.S.，F.R.C.P.C.，
M.R.C.Psych.

本书的主题是神经认知损害代表双相障碍的一个核心症状。此外，随着传统临床神经心理学测查的发展，并有效地用于测量大脑功能障碍，表明认知损害的测查结果能反映潜在的大脑损害。然而出于一些原因，我们对这些认知损害的社会心理、功能、适应或现实生活意义的认识却略显滞后。这种滞后有几个原因：第一，正如上面提到的，神经心理学测查主要是用来识别大脑功能障碍，而不是预测“真实世界”功能；第二，与心理、“真实世界”、功能结局有关的大脑功能区域有很多，并且关于社会心理功能预后的测查工具也是多种多样的；第三，了解认知损害和功能结局之间的相关性需要同时评估这两个层面，这使得该领域的研究比单纯研究疾病相关认知损害要困难得多。

本章旨在回顾双相障碍患者的认知障碍与社会心理功能预后关系的最新进展。这是一个非常重要的研究领域，因为描述并预测患者的功能水平可以说是临床上最有价值的信息。这可以通过对每名患者进行神经心理评估获得。在本章开始，我们将对双相障碍的认知障碍和与该疾病有关的功能损害做一个简介。然后回顾双相障碍中认知功能与社会心理功能之间的关系。我们会涉及几个关键问题，包括结局测查工具的多样性，症状对双相障碍患者的认知与社会心理功能关系的影响，以及临床医生对这种关系不断深入认识的原因。另外我们会总结精神分裂症中的一些研究以便进行比较。

认知损害

人们早就认识到双相障碍急性躁狂和抑郁发作期存在认知损害（Goodwin 和 Jamison 2007）。随后大量的研究在无症状患者中开展，以便进一步明确认知障碍是否在症状稳定期持续存在并代表疾病的特质特征。最近两项 Meta 分析证实，相对于健康对照组，稳定期的双相障碍患者在记忆（言语学习和回忆）、执行功能（注意转换、听觉工作记忆、精神灵活性、反应抑制、言语流畅性）、持续性注意和视觉运动速度（visual motor speed）方面存在显著的认知缺陷（Robinson 等 2006；Torres 等 2007）。虽然患者在这些广泛功能上通常存在中度到重度的损害，但在基于单个词语阅读或词汇技能的智力功能的总体评估方面没有显著的缺陷。因此，双相障碍稳定期患者的认知损害有一定的特异性。对于稳定期的患者而言，虽然药物治疗情况和残留的情感症状对患者的认知功能可能有一定的影响，但这些变量不足以解释患者的那些认知损害（Altshuler 等 2004；Deckersbach 等 2004；Kieseppä 等 2005；Martinez-Aran 等 2004a，2004b；Thompson 等 2005；见第 7 章）。

社会心理功能

传统上认为双相障碍的病程呈发作性而不是慢性迁延性（Kraepelin 1921）。近 30 年来，研究者逐渐发现相当一部分双相障碍患者的职业、学习、社会心理或居住功能减退，在症状恢复后很久仍然持续存在（Tohen 等 2000；Zarate 等 2000）。Tsuang 等人对 100 例首发双相障碍患者功能预后进行 30 年的随访评估，发现 28% 的患者丧失劳动能力，完全不能工作；27% 的患者住在精神病医院或养老院；这些比例明显高于正常对照组。虽然治疗方法不断变革，但是近期的研究与早期的研究结果无异（Dion 等 1988；Strakowski 等 1998；Tohen 等 2000）。一篇双相障碍患者社会心理预后的研究综述发现，30% ~ 60% 的患者不能完全恢复社会功能（MacQueen 等 2001）。因此，尽管药物能够改善症状，但对功能预后的效果很有限（Gitlin 等 1995；Harrow 等 1990）。另外，无论是双相障碍Ⅰ型或Ⅱ型（Judd 等 2005），还是跨文化研究，其功能下降是一致的（Jiang 1999；Kebede 等 2006）。

既往研究提供了一些有关双相障碍功能损害的病程观点。疾病发作与功能减退息息相关。在一些患者中，这样的功能减退会持续存在。在一项 2 年的随访研究中，Harrow 等人发现 36% 的双相障碍患者的职业功能较发病前显著下降。同样，5 年随访发现患者在工作状况和收入方面与健康家庭相比有所下降，并且这种下降很难再改善（Coryell 等 1993）。虽然患者在 6 个月到 4 年的随访期间平均功能有一定恢复（Tohen 等 1990），但是大部分患者（大约 75%）在 1 年的随访中功能水平仍然低于病前水平（Conus 等 2006；Keck 等 1998）。Tsuang 等在一项发病 30 年后预后不良的研究中发现，有一部分患者功能无法恢复到病前水平。

功能预后不良的相关因素包括严重的抑郁症状和躁狂症状（Bauer 等 2001；Judd 等 2005）、精神病性症状（Harrow 等 1990；Tohen 等 1990；Kec 等 2003 没有提到）以及发病年龄与童年的病态心理（Carlson 等 2002）。然而，存在症状并不足以解释功能预后不良，因为即使在无症状期也有功能损害（Judd 等 2005；Laroche 等 1995）。鉴于双相障碍社会心理损害的程度，患者生活质量有显著的下降就不足为奇了（Michalak 等 2005；Yatham 等 2004）。

认知障碍与社会心理功能的关系

尽管我们对双相障碍认知损害的性质与严重性以及功能障碍的认识不断加深，但是对认知损害与社会心理功能的关系研究却少之又少（Green 2006；Zarate 等 2000）。然而近年来，一些研究发现双相障碍的功能缺陷有潜在的认知基础。重要的是，该领域的研究大多是针对缓解期或是稳定期患者，这提供了一项严格的测试，以证明双相障碍患者的认知损害是否在某种程度上能反映患者的现实功能。无症状患者的认知和功能损害的严重程度差异较小，因此这种研究更难证实认知与社会心理之间的关系。如果患者当前无症状，我们就会发现其认知损害确实与功能损害有关，那么功能障碍更有可能与持续性的神经认知障碍相关。

既往研究用于评估神经心理、功能状态的检测工具都有很大差别，双相障碍的样本特征也各异。表 10-1 总结了一些针对认知和功能状态的研究，这些研究根据功能预后使用的测查工具的不同进行分类，分别是采用大体功能评估（Global Assessment of Function，GAF）量表的研究，采用其他国际评估量表研究，以及采用评估社会心理功能特定方面（就业和工作状态）的研究。

采用 GAF 评估总体社会心理功能

在评估认知与社会心理功能关系的研究中最常用的量表是 GAF 或其前身（Endicott 等 1976）。GAF 自 1987 年已纳入 DSM（DSM-Ⅲ -R，美国精神病学会，1987）。GAF 要求临床医生评估患者的整体心理、社会功能和职业功能，量表得分在 0 到 100 分之间。该量表要求进行功能评估时，评估者既要考虑患者的心理或精神症状，还要排除躯体或药物治疗因素，所以该量表是偏重于测量与精神障碍相关的功能障碍（Goldman 等 1992）。因此，该量表要求评估者辨别是精神问题相关的功能障碍还是躯体问题相关的功能障碍。该量表由于简洁明了而被广泛使用，并被整合进了 DSM 的诊断标准。

大多数研究使用综合成套神经心理测验，涵盖了多个认知领域，研究发现 GAF 分数与记忆和执行功能某些方面有关（Martinez-Aran 等 2002，2004a，2004b；Torrent 等 2006）。唯一未发现 GAF 与认知得分之间关系的研究，使用了大体认知能力筛查量表，而不是具体某个认知领域的评估（Gildengers 等 2004）。其他量表也研究了总体社会心理功能和记忆功能之间的关系。与 GAF 类似，这类研究也把重点放在了心理学症状上（Atre-Vaidya 等 1998），从而支持了 GAF 研究结果。研究记忆和社会心理功能之间的关系通常使用语言记忆任务，而不常使用的非语言记忆研究可能会有很大作为。社会心理功能与执行功能之间关系的具体性质还不明确，因为很多阳性研究结果是靠大量检测语言流畅性、注意转移、听觉工作记忆的任务所观察到的。总之，与强调心理功能的大体功能量表相关的认知测查与前文双相障碍的“认知损害”描述的稳定期双相障碍患者认知损害（即记忆、执行功能等）是高度一致的。

其他总体社会心理功能测查

很多研究使用了其他的一系列大体社会心理功能量表。尽管这些测查量表在形式（临床医生评估与患者自评）和简短性（单个量表评分与基于全面或定式访谈的总评分）上都有很大的不同，但是本节讨论的量表并不偏重于精神症状。相反，这些量表充分考虑不同原因的功能损害，包括躯体或心理因素。GAF 之外的其他量表评估的是不受特定病因如精神障碍影响的功能状态。然而与 GAF 类似，本节讨论的量表也是通过对工作、家庭关系、社会功能以及其他方面的功能进行总体评分。表 10-1 的中间部分总结了双相障碍的各种神经心理学研究，这些研究包括了更多大体社会心理功能病因 - 中性的测查。

首先考虑测量多个认知领域的研究能获得最有用的信息，因为这类研究具有发现特定认知能力和功能预后之间关系的潜力。在所有的研究中，有 3 种研究使用了成套神经心理学测验，发现患者的整体功能与言语记忆和执行功能的某些方面相关（Atre-Vaidya 等 1998；Laes 和 Sponheim 2006；Zubieta 等 2001）。在一项局限于执行功能成套测验的研究中，Olley 等人报道执行功能的注意转移方面和心理功能他评量表之间的联系，但没有报道执行功能与自评量表之间的联系。有趣的是，已报道的研究结果表明，双相障碍患者功能预后的自评量表与他评量表结果差异显著，但单相抑郁症患者这种差异却很小（Goldberg 和 Harrow 2005）。

两项研究使用了大体认知筛查量表或特异性认知功能的单一测查（面部情绪加工），因此限制了评估多个认知领域（如记忆或执行功能）影响的能力（Depp 等 2006；Harmer 等 2002）。这些后期研究大都未能明确双相障碍患者神经心理和功能状态之间的相关性。总之，本节中的结果与采用 GAF 研究的结果高度一致。总体心理功能与语言记忆功能紧密相关。此外，虽然预测社会心理功能的特异性执行功能损害的本质尚不明确，但整体功能和执行功能之间的相关性频繁被报道。

有趣的是，所有采用总体功能自评量表（非他评量表）的研究并没有发现认知能力和功能状态之间的关系。虽然这种结果产生的原因我们可以部分归因于没有直接测量执行功能与记忆（Depp 等 2006；Harmer 等 2002），但不能解释为何那些测查过执行功能的研究也是阴性结果（Olley 等 2005）。后期的研究非常有价值，因为使用自评量表不能观察到执行功能与总体功能之间的关系，但是 Olley 等人的研究采用他评量表可以发现两者之间的关系。为什么使用自评量表未能发现认知功能与功能状态之间的联系呢？一种可能性是，患者对疾病缺乏自知力，不能很好地评估自身的功能状态，还有疾病本身也限制了患者的自评。认知与患者自评的功能状态之间的关系未被发现，可能是由于自评不及他评准确有效。最新的数据表明，双相障碍患者的自知力会下降（Amador 等 1994）。此外，与神经心理功能的其他方面类似，自知力缺乏可能与功能预后较差有关（Ghaemi 和 Rosenquist 2004；Varga 等 2006）。自评量表与他评量表结果不同的另一种可能性是，不同功能领域使用不同类型的量表，这种差异可能导致其与认知功能的相关性出现变化。所以后续的研究可以采用更多的功能结局量表验证这种可能性。

特定社会心理（职业）功能

在表 10-1 中，最后一组研究回顾了认知功能和职业功能（社会功能的特殊领域）之间的关系（Dickerson 等 2004；Martinez-Aran 等 2004b；Torrent 等 2006）。同一个研究团队使用一套完整的神经心理学测试在两项研究中评估了两者之间的关系。在一项研究中，职业功能良好者，3 年后在执行功能（流畅性）和语言记忆方面表现更佳（Martinez-Aran 等 2004b）。Torrent 等人研究双相障碍Ⅱ型患者发现，职业地位较低者执行功能较差（注意转移），而在记忆方面未显现出差异。在一项大样本研究中，Dickerson 等人基于职业状况将人群分成无业组、兼职组、全职组，发现整体认知、记忆、工作记忆和注意力得分可以预测职业状况。他们利用有限的成套认知筛查获得了不容忽视的结果。虽然数量较少，但这些初步研究结果支持了一个重要的理论，即认知功能和工作状况存在关联。此外，语言记忆和各种执行功能测查均提示认知功能和工作状况存在正相关。

症状的影响

在表 10-1 中，大多数研究评估了稳定期的双相障碍患者，由此可以推断，社会心理认知不良很可能反映了特征性的神经心理障碍。然而，某些相关的残留情感症状或其他精神症状很可能导致某方面的认知功能损害。正如本章前面所述，双相障碍患者的社会心理功能与情绪和精神残留症状有关（Harrow 等 2000；Judd 等 2005）。为了评估认知和精神症状对社会心理功能的影响，表 10-1 中，几项研究采用多元回归分析评估了神经心理学和症状变量对功能状态的影响。Dickerson 等人利用重复神经心理状况评估成套测验评估总体，发现在控制精神症状的协变量后，总体认知功能与职业状况存在独立相关性。与此类似，Martinez-Aran 等人发现，即使在控制抑郁或躁狂症状的影响后，记忆损害仍与社会心理功能有关。Torrent 等人在研究双相障碍 Ⅱ 型患者时发现，在控制情感症状和其他临床变量后，社会心理功能与下降的执行功能有关，主要表现为注意力转移能力下降。与上述结论相反，Laes 和 Sponheim 等人发现，在控制精神症状后，双相障碍患者的记忆损害与社会功能损害无关。然而，作者并没有采用与社会心理功能最相关的执行功能测查进行评估。以上数据表明，认知功能和社会心理功能之间的关系并不能完全归因于情感和精神残留症状。

认知和社会心理学研究概要

目前双相障碍的认知损害与社会心理功能的关系的研究越来越

表10-1 双相障碍患者神经心理功能与总体和特异的社会心理功能评估的相关性

研究	样本人群	功能评估	神经心理学测验 / 研究
总体认知评估			
（GAF）Martinez-Ara 等 2004a	40 例，稳定期	GAF	Exec（WCST，Stroop，流畅性，**SpanB**，TMT），**vMem**，SpanF，Vocab
Martinez-Ara 等 2004b	108 例，双相混合发作	GAF	Exec（**WCST**，**Stroop**，**流畅性**，**SpanB**，TMT），**vMem**，**nvMem**，Vocab
Martinez-Ara 等 2002	49 例，稳定期	GAF	Exec [WCST，**流畅性（trend）**，TMT]，Span，Vocab
Torrent 等 2006	38 例，双相 I 型稳定期	GAF	Exec（WCST，Stroop，**流畅性**，**SpanB**，**TMT**），**vMem**，SpanF，Vocab
	33 例，双相 II 型稳定期	GAF	Exec（WCST，Stroop，流畅性，SpanB，**TMT**），vMem，SpanF，Vocab
Gildengers 等 2004	18 例，稳定期，＞60 岁	GAS	MMSE，DRS，EXIT
Atre-Vaidya 等 1998	25 例，退伍军人	IRS	Exec（流畅性），**vMem**，Ravens，Vocab，DRS
其他总体认知评估			
Depp 等 2006	54 例，双相障碍，中老年	QWB	**DRS**
		SF-36（自评）	DRS
Olley 等 2005	15 例，双相 I 型稳定期	SOFAS	Exec（Stroop，流畅性，**ID-ED**，SOC，TOM）
		LFQ（自评）	Exec（Stroop，流畅性，ID-ED，SOC，TOM）
Atre-Vaidya 等 1998	13 例，社区	SSIM	Exec（**流畅性**），**vMem**，瑞文推理测验，Vocab，DRS
Laes 和 Sponheim 2006	27 例，双相障碍	社会适应量表 - II	Exec（流畅性，**TOL**），**vMem**（**trend**），CPT，BD，Vocab

表10-1　双相障碍患者神经心理功能与总体和特异的社会心理功能评估的相关性（续表）

研究	样本人群	功能评估	神经心理学测验 / 研究
Harmer 等 2002	20 例，稳定期	Scale- Ⅱ	面部表情再认（facial emotion recognition）
Zubieta 等 2001	15 例，双相Ⅰ型稳定期（既往有精神病性症状）	SASS（自评）SOFAS	Exec（WCST，**Stroop**，流畅性），**vMem**，nvMem，Span，TOVA，精神运动速度（Bead-Tap Test）
特异的社会心理功能			
Dickerson 等 2004	117 例，双相障碍	就业状况	Exec（**LettNum**），**TMTA**，WAIS Information subtest，**RBANS**
Martinez-Ara 等 2004b	108 例，双相混合发作 33 例，双相Ⅱ型稳定期	职业功能	Exec（WCST，Stroop，**流畅性**，SpanB，TMT），**vMem**，nvMem，Vocab
Torrent 等 2006		职业适应	Exec（WCST，Stroop，流畅性，SpanB，**TMT**），vMem，nvMem，Vocab

注：黑体字的认知任务与社会心理功能显著相关。除了标为“自评”的为自我报告评估外，其他的社会心理学功能都是经过培训的临床医师进行评估的

BD= 组块设计（Block Design）；CANTAB：剑桥神经心理学自动化成套测验；CPT：连续执行测试；DRS：痴呆评定量表；Exec：执行功能；EXIT= 执行访谈（Executive Interview）；GAF= 功能大体评定量；GAS= 大体评定量表；ID-ED= 维度内 / 维度外任务（Intradimensional/ Extradimensional task）（源于 CANTAB）；SOC= 康桥袜（Stockings of Cambridge）（源于 CANTAB）；IRS= 损害评定量表（Impairment Rating Scale）；LettNum= 字母数字排序（Letter Number Sequencing）；LFQ：生活功能问卷；MMSE：简易智力状况检查；QWB= 幸福质量量表；SASS = 社会适应自我评价量表；SF-36= 疾病结局研究健康调查简表（Medical Outcomes Study Short-Form Health Survey）；SOFAS= 社会和职业功能评估量表；SSIM= 结构化和面试比例失调评估量表（Structured and Scaled Interview for Maladjustment）；nvMem = 非语言记忆；RBANS= 神经心理状况重复成套测验（Repeatable Battery for the Assessment of Neuropsychological Status）；Span：数字广度；SpanB = 数字广度倒背；SpanF = 数字广度顺指；TMT = 痕迹测验（Trail Making Test）；TMTA= 痕迹测验 -A（Trail Making Test-Part A）；TOL = 伦敦塔；TOM= 心智化理论（theory of mind）；TOVA= 注意变量测验（Test of Variables of Attention）；vMem = 语言记忆；Vocab：词汇；WCST = 威斯康星卡片分类测验

引起人们的关注，但文献仍处于初期阶段。表 10-1 显示，该领域的大多数研究样本量较小，所使用认知任务和社会心理功能评估存在明显的差异性，而且双相障碍人群的样本的特征变化较大。基于目前的研究，我们可以得出初步的结论。第一，数据的一致性表明认知和社会心理功能之间显著相关。第二，这种关系和我们观察到的双相障碍认知损害关系最为密切的功能，即记忆和执行功能损害高度一致。记忆方面损害的报道最为一致，但部分原因是大多数研究都使用了同样的测查（如词语列表学习）。我们预测双相障碍患者社会心理功能的特异执行功能测查仍未得到充分的阐述，部分原因是不同研究间使用的执行功能测查方法各异。然而，与社会心理功能最密切相关的执行功能包括：注意力转换、言语流畅性和听觉工作记忆变量。第三，如果考虑到社会心理功能的总体方面，以及涉及工作和职业地位某个特定领域时，认知功能和社会心理功能就会存在相关性。

值得强调的是，表 10-1 中回顾的研究采用了同时测查认知和社会心理功能的方法，这是我们观察认知 - 功能相关性的有效实践。然而，最近的一项研究观察了 78 例双相障碍患者，研究基线时认知功能的 6 个方面（包括注意力、工作记忆、思维流畅性、语言功能、非语言功能、学习能力）与 1 年后功能状态的关系。在控制基线和随访时的残留症状后，注意力和思维流畅性可以预测社会功能的预后。即使在间隔 1 年后，认知和社会功能状况之间仍存在显著相关性，同时也提示了一种可能性，这反映了特质相关的认知损害并不取决于症状的波动。

精神分裂症中的研究结果

有关神经心理功能和社会心理功能的研究中，精神分裂症的研究比双相障碍更深入。由于两种精神障碍在认知损害方面存在重叠现象，基于目前的研究结果，有必要对双相障碍和精神分裂症进行比较分析（Green 2006）。精神分裂症的研究发现，许多患者的神经认知损害是持续终生的（Kurtz 2005）。一篇关于精神分裂症患者神经认知损害和功能结局的 Meta 分析显示，Green 等人发现这些功能领域之间存在显著的相关，神经认知的大体检测能解释 20% ~ 60% 的功能结局的变异度，文献中提到的症状和功能结局之间的相关性明显弱于认知和功能结局之间的相关程度。神经认知和功能结局之间是纵向的关系，因此神经认知测量能预测 6 个月以后的功能结局（Green 等 2004）。在特定的认知领域方面，次级语言记忆、执行功能（言语流畅性、卡片分类测验）、精神运动性能力以及反应时间的测查结果与社区功能、日常活动等级关系最为紧密（Green 等 2000）。尽管认为精神分裂症的认知功能损害比双相障碍更严重，但从表面上看，许多研究结果表明两种精神障碍似乎重叠性很高（Altshuler 等 2004；Krabbendam 等 2005）。

为了识别精神分裂症和双相障碍患者认知与社会心理功能之间潜在的差异，少数研究直接调查了认知和社会心理结局之间的关系。Laes 和 Sponheim（2006）报道，语言记忆除了预测精神分裂症患者的总体认知影响外，还可以预测功能结局，精神病性症状除了受认知的影响外，也与功能结局相关；相反，语言记忆不能预测双相障碍患者的功能结局，而且精神病性症状的影响也是很小的。Martinez-Aran（2002）等人研究报告，双相障碍患者的临床症状变量与功能结局相关，而执行功能与功能结局无关。然而，精神分裂症患者的症状和执行功能损害与功能结局相关。不过后一项研究不包含记忆的测查。这些初步数据提示，精神分裂症患者的认知（或症状）和社会心理功能之间的关联性比双相障碍更稳定。然而，目前双相障碍和精神分裂症者认知功能和功能结局之间的相关性是否存在显著性差异尚无定论。即使存在显著性差异，这些差异是否只反映两种精神障碍认知损害的程度不同尚不明确（Krabbendam 2005），这可能影响探索任何一种障碍认知和功能相关的敏感性。在更广泛的层面上，我们预期认知损害与社会心理功能相关，而与精神障碍的病因学无关，也就不足为奇了。

临床研究结果的应用

双相障碍认知损害的证据及其与社会心理功能的关系为个体患者的评估和治疗提供了重要的临床证据。以我们现有对认知的有限知识，可能难以量化并预测患者可能的在真实世界功能中的体验。因此，神经心理学评估的结果有助于预测新诊断双相障碍者功能的局限性。最初疾病发作的时间常在患者忙于学业、早期工作、人际关系和社会角色的生命时期，这些功能可能因为认知损害被削弱。在这个重要的人生阶段，神经心理损害的探查通过药物、心理或康复以及补偿治疗可能促进特异性的认知靶点的识别。此时的神经心理学评估可能提供有益的基线认知数据，这可以作为基线比较将来认知状况的改变，其影响因素包括干预治疗、疾病进展、共病变量或其他功能改变源。

目前的分析也为我们提供了功能结局有关的特异认知功能的某些方向，并在神经心理学评估过程中应该评估这些认知功能。虽然获得综合型评估是最有益的，但鉴于资源和时间的限制往往是不太可能的。至少，评估应该包括言语和非语言记忆功能，前者包括词语列表学习任务。另一个重要的领域为执行功能的维度，包括言语流畅性、听觉工作记忆、注意转移、心理定势转移（mental set shifting）。鉴于这些检测方法对双相障碍的敏感性，我们在评估注意力、持续注意或警觉性时应当谨慎（Clark 和 Goodwin 2004）。在这种情况下，由于某些原因，简易智力状况或筛查认知的工具的使用很有限。如本书所提出的，认知筛查测量与社会心理功能无关，而是更适用于特异性认知功能如记忆的心理测量工具，很可能使其在前面的测量中对认知损害的敏感性降低（如 de Jager 等 2002）。最后，最有意义的神经心理学研究结果应该是能够反映特质相关的或不因症状的影响而改变的损害。因此，应该评估症状消失或稳定期的患者，而不是在急性情感或精神病发作期进行评估。

认知损害不仅能预测日常认知功能障碍，神经心理学评估也可以提供有助于解释功能损害来源的有益信息。例如，明确记载具有社会心理损害的患者，神经心理学评估有助于区分是来源于认知损害还是其他因素。确实存在认知损害的患者，充分地了解患者认知方面的弱点以及优势可指导患者进行合理化治疗，补偿治疗措施的发展是基于认知的优势，或制定其他康复干预措施来帮助优化功能。此外，完整的认知功能有助于发现其他在社会心理损害形成过程中起重要作用的因素。这些因素包括环境或其他应激源、情感症状、人际冲突，共病和各种其他因素。进而，不断加深对社会心理障碍的原因的认识，有助于选择合理的治疗。

小结

双相障碍患者认知功能和社会心理功能之间的研究在很多方面仍处于初级阶段。然而，人们越来越清晰地认识到，社会心理障碍重要的决定因素是其潜在的认知功能损害。我们对双相障碍和精神疾病进行神经心理学评估，为认知功能损害与总体的以及特异性社会心理障碍之间的联系提供实验性证据。虽然神经心理学评估在神经病学和神经外科学领域的相关性和实用性早被人们所关注，但这方面的评估对精神病学的重要性最近才被关注（Keefe 1995）。

尽管我们在认知损害与社会心理功能之间的研究已经迈出了一大步，但对双相障碍认知功能损害与社会心理功能障碍之间的过程及机制却了解甚少。部分原因如下，不过也有一些例外，这个领域的研究主要是基于经验学，缺乏理论支撑。Green（2000）等人报道，精神分裂症患者的认知和社会心理功能之间的相关性受到很多因素和变量的调节，例如学习能力 / 潜能、社会认知或其他部分。双相障碍也可能与上述因素有关，初步证据提示学习潜能和面部情感加工并不是调节社会心理预后的显著因素（Harmer 等 2002；Laes 和 Sponheim 2006）。另外，双相障碍患者的社会心理障碍和其他方面如缺乏自知力或元认知之间的关系还值得进一步研究（Varga 等 2006）。最后，关于执行功能与社会心理结局之间关系的变量研究发现，执行功能各部分的特异性与社会心理障碍的某些部分相对应。上述研究为双相障碍的社会心理障碍的提供了更好的理论框架，并且阐明了其产生的机制，接下来的研究应该明确治疗或矫正的特异目标。

要点

- 即使没有残留情感症状，大部分双相障碍患者仍存在社会功能损害。
- 利用功能大体评定量表（GAF）评估整体功能，双相障碍患者的整体功能与记忆和执行功能的各组分数相关。如果使用 GAF 之外的评估问卷，总体功能损害与语言记忆损害有关。随访 1 年后发现，基线注意力障碍和概念流畅性损害可以预测总体功能的损害。
- 与患者自评的功能状态相比，客观的、基于临床的社会功能损害的评估更能体现认知功能的损害。
- 健全的职业功能与良好的语言记忆和执行功能（尤其是言语流畅性和注意转移）有关。
- 利用多变量模型控制双相障碍患者情感症状和精神症状后，社会心理功能损害与认知功能之间仍存在着显著的相关性。
- 即使控制了情感症状发作，在基线时评估注意力、语言记忆、非语言记忆（如语言列表学习）和执行功能有助于建立纵向评估基准，并且可以预测功能损害的可能性。
- 神经心理学评估对阐述心理障碍的原因、直接治疗和康复方面均起着重要作用。

参考文献

Altshuler LL, Ventura J, van Gorp WG, et al: Neurocognitive function in clinically stable men with bipolar I disorder or schizophrenia and normal control subjects. Biol Psychiatry 56:560–569, 2004

Amador XF, Flaum M, Andreasen NC, et al: Awareness of illness in schizophrenia and schizoaffective and mood disorders. Arch Gen Psychiatry 51:826–836, 1994

American Psychiatric Association: Diagnostic and Statistical Manual of Mental Disorders, 3rd Edition, Revised. Washington, DC, American Psychiatric Association, 1987

American Psychiatric Association: Diagnostic and Statistical Manual of Mental Disorders, 4th Edition, Text Revision. Washington, DC, American Psychiatric Association, 2000

Atre-Vaidya N, Taylor MA, Seidenberg M, et al: Cognitive deficits, psychopathology, and psychosocial functioning in bipolar mood disorder. Neuropsychiatry Neuropsychol Behav Neurol 11:120–126, 1998

Bauer MS, Kirk GF, Gavin C, et al: Determinants of functional outcome and healthcare costs in bipolar disorder: a high-intensity follow-up study. J Affect Disord 65:231–241, 2001

Carlson GA, Bromet EJ, Driessens C, et al: Age at onset, childhood psychopathology, and 2-year outcome in psychotic bipolar disorder. Am J Psychiatry 159:307–309, 2002

Clark L, Goodwin GM: State- and trait-related deficits in sustained attention in bipolar disorder. Eur Arch Psychiatry Clin Neurosci 254:61–68, 2004

Conus P, Cotton S, Abdel-Baki A, et al: Symptomatic and functional outcome 12 months after a first episode of psychotic mania: barriers to recovery in a catchment area sample. Bipolar Disord 8:221–231, 2006

Coryell W, Scheftner W, Keller M, et al: The enduring psychosocial consequences of mania and depression. Am J Psychiatry 150:720–726, 1993

Deckersbach T, Savage CR, Reilly-Harrington N, et al: Episodic memory impairment in bipolar disorder and obsessive-compulsive disorder: the role of memory strategies. Bipolar Disord 6:233–244, 2004

de Jager CA, Milwain E, Budge M: Early detection of isolated memory deficits in the elderly: the need for more sensitive neuropsychological tests. Psychol Med 32:483–491, 2002

Depp CA, Davis CE, Mittal D, et al: Health-related quality of life and functioning of middle-aged and elderly adults with bipolar disorder. J Clin Psychiatry 67:215–221, 2006

Dickerson FB, Boronow JJ, Stallings CR, et al: Association between cognitive functioning and employment status of persons with bipolar disorder. Psychol Serv 55:54–58, 2004

Dion GL, Tohen M, Anthony WA, et al: Symptoms and functioning of patients with bipolar disorder six months after hospitalization. Hosp Community Psychiatry 39:652–657, 1988

Endicott J, Spitzer RL, Fleiss JL, et al: The Global Assessment Scale: a procedure for measuring overall severity of psychiatric disturbance. Arch Gen Psychiatry 33:766–771, 1976

Ghaemi SN, Rosenquist KJ: Is insight in mania state-dependent? a meta-analysis. J Nerv Ment Dis 192:771–775, 2004

Gildengers AG, Butters MA, Seligman K, et al: Cognitive functioning in late-life bipolar disorder. Am J Psychiatry 161:736–738, 2004

Gitlin MJ, Swendsen J, Heller TL, et al: Relapse and impairment in bipolar disorder. Am J Psychiatry 152:1635–1640, 1995

Goldberg JF, Harrow M: Subjective life satisfaction and objective functional outcome in bipolar and unipolar mood disorders: a longitudinal analysis. J Affect Disord 89:79–89, 2005

Goldman HH, Skodol AE, Lave TR: Revising Axis V for DSM-IV: a review of measures of social functioning. Am J Psychiatry 149:1148–1156, 1992

Goodwin FK, Jamison KR: Manic-Depressive Illness: Bipolar Disorder and Recurrent Depression, 2nd Edition. New York, Oxford University Press, 2007

Green MF: Cognitive impairment and functional outcome in schizophrenia and bipolar disorder. J Clin Psychiatry 67:3–8, 2006

Green MF, Kern RS, Braff DL, et al: Neurocognitive deficits and functional outcome in schizophrenia: are we measuring the "right stuff"? Schizophr Bull 26:119–136, 2000

Green MF, Kern RS, Heaton RK: Longitudinal studies of functional outcome in schizophrenia: implications for MATRICS. Schizophr Res 72:41–51, 2004

Harmer CJ, Grayson L, Goodwin GM: Enhanced recognition of disgust in bipolar illness. Biol Psychiatry 51:298–304, 2002

Harrow M, Goldberg JF, Grossman LS, et al: Outcome in manic disorders: a naturalistic follow-up study. Arch Gen Psychiatry 47:665–671, 1990

Harrow M, Grossman LS, Herbener ES, et al: Ten-year outcome: patients with schizoaffective disorders, schizophrenia, affective disorders and mood-incongruent psychotic symptoms. Br J Psychiatry 177:421–426, 2000

Jaeger J, Berns S, Loftus S, et al: Neurocognitive test performance predicts functional recovery from acute exacerbation leading to hospitalization in bipolar disorder. Bipolar Disord 9:93–102, 2007

Jiang HK: A prospective one-year follow-up study of patients with bipolar affective disorder. Zhonghua Yi Xue Za Zhi (Taipei) 62:477–486, 1999

Judd LL, Akiskal HS, Schettler PJ, et al: Psychosocial disability in the course of bipolar I and II disorders: a prospective, comparative, longitudinal study. Arch Gen Psychiatry 62:1322–1330, 2005

Kebede D, Alem A, Shibire T, et al: Symptomatic and functional outcome of bipolar disorder in Butajira, Ethiopia. J Affect Disord 90:239–249, 2006

Keck PE Jr, McElroy SL, Strakowski SM, et al: 12-month outcome of patients with bipolar disorder following hospitalization for a manic or mixed episode. Am J Psychiatry 155:646–652, 1998

Keck PE Jr, McElroy SL, Havens JR, et al: Psychosis in bipolar disorder: phenomenology and impact on morbidity and course of illness. Compr Psychiatry 44:263–269, 2003

Keefe RS: The contribution of neuropsychology to psychiatry. Am J Psychiatry 152:6–15, 1995

Kieseppä T, Tuulio-Henriksson A, Haukka J, et al: Memory and verbal learning functions in twins with bipolar-I disorder, and the role of information-processing speed. Psychol Med 35:205–215, 2005

Krabbendam L, Arts B, van Os J, et al: Cognitive functioning in patients with

schizophrenia and bipolar disorder: a quantitative review. Schizophr Res 80:137–149, 2005
Kraepelin E: Manic-Depressive Insanity. Edinburgh, UK, Livingstone, 1921
Kurtz MM: Neurocognitive impairment across the lifespan in schizophrenia: an update. Schizophr Res 74:15–26, 2005
Laes JR, Sponheim SR: Does cognition predict community function only in schizophrenia? a study of schizophrenia patients, bipolar affective disorder patients, and community control subjects. Schizophr Res 84:121–131, 2006
Laroche I, Hodgins S, Toupin J: Correlations between symptoms and social adjustment in patients suffering from schizophrenia or major affective disorder. Can J Psychiatry 40:27–34, 1995
MacQueen GM, Young LT, Joffe RT: A review of psychosocial outcome in patients with bipolar disorder. Acta Psychiatr Scand 103:163–170, 2001
Martinez-Aran A, Penadés R, Vieta E, et al: Executive function in patients with remitted bipolar disorder and schizophrenia and its relationship with functional outcome. Psychother Psychosom 71:39–46, 2002
Martinez-Aran, A, Vieta E, Colom F, et al: Cognitive impairment in euthymic bipolar patients: implications for clinical and functional outcome. Bipolar Disord 6:224–232, 2004a
Martinez-Aran A, Vieta E, Reinares M, et al: Cognitive function across manic or hypomanic, depressed, and euthymic states in bipolar disorder. Am J Psychiatry 161:262–270, 2004b
Michalak EE, Yatham LN, Lam RW: Quality of life in bipolar disorder: a review of the literature. Health and Quality of Life Outcomes [Epub] 3:72, 2005
Olley AL, Malhi GS, Bachelor J, et al: Executive functioning and theory of mind in euthymic bipolar disorder. Bipolar Disord 7 (suppl 5):43–52, 2005
Robinson LJ, Thompson JM, Gallagher P, et al: A meta-analysis of cognitive deficits in euthymic patients with bipolar disorder. J Affect Disord 93:105–115, 2006
Strakowski SM, Keck PE Jr, McElroy SL, et al: Twelve month outcome after a first hospitalization for affective psychosis. Arch Gen Psychiatry 55:49–55, 1998
Thompson JM, Gallagher P, Hughes JH, et al: Neurocognitive impairment in euthymic patients with bipolar affective disorder. Br J Psychiatry 186:32–40, 2005
Tohen M, Waternaux CM, Tsuang MT: Outcome in mania: a 4-year prospective follow-up of 75 patients utilizing survival analysis. Arch Gen Psychiatry 47:1106–1111, 1990
Tohen M, Hennen J, Zarate CM, et al: Two-year syndromal and functional recovery in 219 cases of first-episode major affective disorder with psychotic features. Am J Psychiatry 157:220–228, 2000
Torrent C, Martinez-Aran A, Daban C, et al: Cognitive impairment in bipolar II disorder. Br J Psychiatry 189:254–259, 2006
Torres IJ, Boudreau VG, Yatham LN: Neuropsychological functioning in euthymic bipolar disorder: a meta-analysis. Acta Psychiatr Scand 116(suppl):17–26,

2007
Tsuang MT, Woolson RF, Fleming JA: Long-term outcome of major psychoses. Arch Gen Psychiatry 39:1295–1301, 1979
Varga M, Magnusson A, Flekkoy K, et al: Insight, symptoms and neurocognition in bipolar I patients. J Affect Disord 91:1–9, 2006
Yatham LN, Lecrubier Y, Fieve RR, et al: Quality of life in patients with bipolar I depression: data from 920 patients. Bipolar Disord 6:379–385, 2004
Zarate CA Jr, Tohen M, Land M, et al: Functional impairment and cognition in bipolar disorder. Psychiatr Q 71:309–329, 2000
Zubieta JK, Huguelet P, O'Neil RL, et al: Cognitive function in euthymic bipolar I disorder. Psychol Res 102:9–20, 2001

第 11 章

贯穿终生的认知功能

——老年双相障碍的临床意义

Eduard Vieta，M.D.，Ph.D.
Anabel Martinez-Aran，Ph.D.
Joseph F．Goldberg，Ph.D.

在这一章中，我们将介绍影响双相障碍患者终生认知功能的疾病特点。前面的章节已经介绍了双相障碍患者认知功能损害相关的神经生物学因素，比如神经解剖学功能异常或遗传学基础。在本章中，我们将介绍神经认知损害的神经生物学和临床相关性的整合，特别是强调它们贯穿终生的表现——从前驱症状到随着老龄的进展。虽然总体上关于老年期双相障碍的文献数量有限，但我们要回顾鲜有的资料，即双相障碍的老年患者与年龄不相匹配的认知功能下降。

在本书第 10 章中，我们更为全面地描述了双相障碍患者认知和功能的结局。精神病性症状和功能残疾之间的相关性并不像大多数人想的那么稳固，相反持续性认知损害可能与社会和职业功能关系更为紧密——正如我们在其他重性精神障碍（精神分裂症）中看到的那样（Carpenter 和 Strauss 1991）。大多数临床医生高估了情感症状和功能损害之间的关联，而认知损害更有可能是预测结局不良的因素（Jaeger 和 Berns 1999；Jaeger 等 2007）。基于这个原因，精神卫生专业人员关注双相障碍患者的认知主诉就非常重要。这一章我们将进一步讨论改善认知损害，进而提高功能结局所需要的适当药物治疗和心理干预。

认知功能障碍的相关因素

在这一部分，我们总结了直接或间接影响双相障碍患者认知功能的一些因素。

发病前的损害

明确个体在双相障碍发病前的认知损害有多少，实际经验性的资料非常少，因为鲜有研究只是针对高危人群的。值得关注的是，在以色列征兵委员会登记处对青少年进行调查的一项研究中，结果显示后来罹患不伴有精神病性症状的双相躁狂住院的青少年，病前智力和阅读理解水平与没有精神疾病的青少年无差异（Reichenberg 等 2002）。相反，那些后来发展为精神分裂症的青少年病前存在显著的多个领域智力和理解水平障碍。相同的是，在 Maudsley 家族研究（Maudsley Family Study）中，与健康对照组比较，后来发展为精神分裂症的患者病前的智力水平（IQ）较低，而发展为双相障碍的患者则不然（Toulopoulou 等 2006）。

什么症状特征能最准确地定义双相障碍的前驱期表现，目前仍有争论，而在高危个体中，疾病的认知表现是在情感障碍发病前就显现出来，还是在首发时伴随的这个问题，我们还了解甚少（Correll 等 2007）。

遗传因素

Decina 等（1983）的研究结果支持双相障碍的认知损害与遗传有关，从韦氏儿童智力量表 - 修订版得分可见，家族中有双相障碍患者的儿童，其语言智商（VIQ）得分高于操作智商（PIQ）得分。Cornblatt 等（1989，1992）观察了父母患有情感障碍的儿童，采用连续作业测验发现他们存在一定程度的注意力受损。然而，与患病成年人一致的是，有情感障碍患病风险的儿童比有精神分裂症患病风险的儿童认知损害轻，随着时间的推移有波动，且不与后来的行为障碍直接相关。Winters 等（1981）发现高危儿童在视觉搜索任务中反应时间较长，但在其他认知领域表现没有明显的差异。最后，

McDonough-Ryan 等（2002）报道了与健康组对比，双相障碍高危人群 VIQ-PIQ 自相矛盾的发生率明显增高。而且，高危组在阅读、拼写和算数上比健康对照组差。

精神病性症状

正如第 5 章提出的，双相障碍患者存在精神病性症状，尤其是之前曾有过精神病性症状，可能与认知功能较差有关（Daban 等 2006；Martinez-Aran 等 2004b；Rocca 等 2008），但并不是所有的研究都支持这一观点（Selva 等 2007）。Albus 等（1996）研究了伴有和不伴有精神病性症状的首发患者，发现伴有精神病性症状的患者在认知测试中表现较差，与疾病诊断（单相障碍、双相障碍、精神分裂症）无关。与这些研究相同，Martinez-Aran 等（2008）发现与不伴有精神病性症状的患者相比，伴有精神病性症状的患者在词语记忆测试上表现较差。相反，现有证据表明在精神分裂症患者中，认知障碍是个较为顽固的特质，与阴性症状或行为紊乱症状有关，而与阳性症状无关。关于精神病学症状对神经认知的影响还需要进一步研究，因为双相障碍中相关研究非常有限。

双相障碍亚型

关于双相障碍对认知终生影响的大部分研究都是关注双相障碍Ⅰ型患者或包括双相障碍Ⅰ型和Ⅱ型患者。只有 Harkavy-Friedman 等（2006）和 Torrent 等（2006）对单纯双相障碍Ⅱ型患者进行了认知功能测查。既往研究特别关注企图自杀的患者，并且发现双相障碍Ⅰ型和Ⅱ型患者与健康组相比，在各种不同的神经认知测查上表现都较差。此外，虽然双相障碍Ⅰ型和Ⅱ型患者多数表现评分差不多，但是双相障碍Ⅱ型在精神运动任务和选择性注意 / 抑制任务上明显比双相障碍Ⅰ型更差（Harkavy-Friedman 等 2006）。相反，Torrent 等（2006）报道虽然双相障碍Ⅱ型患者在执行功能任务及威斯康星卡片分类测验上有损害，但是双相障碍Ⅰ型患者的损害总体上比双相障碍Ⅱ型严重。关于双相障碍Ⅰ型和Ⅱ型患者之间认知功能的差异在多大程度上与精神病性症状（根据定义双相障碍Ⅱ型是不伴有精神病性症状的）有关联，仍存在争议；然而，认知问题更可能包含在双相谱系表型中。Taylor Tavares 等（2007）发现中度抑郁、未服用药物的双相障碍Ⅱ型患者与未服用药物的单相抑郁相比，认知功能保持完好，而后者则表现出广泛的执行功能障碍（如空间工作记忆、注意定势转换、决策，冲动障碍），提示这些认知损害对于双相谱系来说并不具有特异性。

亚临床症状学

有证据表明，即使治疗充分，双相障碍患者在大多数时间里仍然有某些症状（Fava 1996，1997，1999；Judd 等 2002）。然而很多研究只是将患者简单地描述为稳定期或康复期，或是门诊患者。亚临床症状的存在会影响这些患者整体的功能水平（Fava 1999；Kessing 1998；Martinez-Aran 等 2004a，2004b）。残留抑郁症状很常见，可能很容易与阴性症状（如淡漠、意志力丧失、快感缺乏）相混淆，并与社会适应不良以及认知损害存在相关性（Kessing 1998；Martinez-Aran 等 2000，2002）。一些学者认为评估亚临床症状非常困难（Ferrier 等 1999），因此，只有一些研究在神经心理学评估时包含了亚临床抑郁症状的测试（Abas 等 1990；Kessing 1998；McKay 等 1995；Trichard 等 1995）。亚临床症状或残留抑郁症状的持续存在可能与社会及职业功能损害有关（Altshuler 等 2002，2006；Ferrier 等 1999），然而孰因孰果并不是很明确，如果患者存在明显的心理问题就很容易产生抑郁症状。（Altshuler 等 2002）。

激素因素

双相障碍的抑郁和躁狂相均会出现皮质醇增多。一些研究表明高水平的皮质醇会对海马产生破坏，甚至持续到急性发作控制后才恢复。如果存在海马功能障碍，就可以部分解释患者在神经心理测试中学习记忆方面的损害（Altshuler 1993；van Gorp 等 1998）。海马会对下丘脑 - 垂体 - 肾上腺轴产生负反馈，并且对心境障碍患者的陈述性记忆、情绪加工和对应激的易感性起着重要作用（Brown 等 1999）。然而，一项对稳定期的双相障碍患者进行神经认知测验研究，并没有发现认知测查结果和皮质醇增高有关（Thompson 等 2005）。

Prohaska 等（1996）发现曾经服用过锂盐的亚临床甲状腺功能减退患者与稳定期患者相比，一致表现出语言学习和记忆测查结果较差，但差别没有显著性。Tremont 和 Stern（1997）得出了同样的结果，并观察了用甲状腺激素治疗的患者中认知功能改善。这些测试的结果与血清甲状腺素水平的相关性比与血锂水平更高。

因此，激素因素可能与神经认知功能障碍有关，且这些关系需要更多的实践证明。认知障碍可能是双相障碍复发易感性（容易复发）的标志物，也许可以揭示稳定期出现的神经生物功能的紊乱（Vieta 等 1997，1999）。

氨基酸

同型半胱氨酸即半胱氨酸的同质物和蛋氨酸的代谢产物，它的异常升高被认为与多种心血管疾病、代谢疾病和中枢神经系统疾病有关。同型半胱氨酸水平升高与健康老年人的认知损害有关，至少一项最近的报道指出，在排除年龄因素后，双相障碍稳定期同型半胱氨酸的水平升高可能与认知损害有关，尤其是在注意力、语言、即时回忆方面（Dittmann 等 2007）。关于同型半胱氨酸和叶酸新陈代谢在抑郁症中的作用研究的越来越多，鉴于人们对同型半胱氨酸和叶酸代谢物在抑郁中的作用越来越感兴趣，补充左旋甲基叶酸盐是否对抑郁相关认知问题有益仍然不清楚。

同样，正如我们在第 8 章中提到的，一些研究者推荐口服补充硫磺氨基酸牛磺酸可提高健康志愿者的认知水平。我们没有意识到与摄入缺乏牛磺酸的膳食有关的不良认知结果，但哺乳动物保存牛磺酸的能力会随着年龄的增长而下降。

病程

双相障碍的终生病程与认知损害有关（Johnstone 等 1985），并且对记忆和执行功能有负性影响（van Gorp 等 1998）。关于病程延长对认知损害的影响研究结果不一致。Robinson 和 Ferrier（2006）

的系统回顾中，发现11项研究中有5项研究报道慢性双相障碍和认知测查结果之间至少存在显著性关联。病程长短与执行功能测查（Clark等2002；Thompson等2005）、精神运动速度（Martinez-Aran等2004a；Thompson等2005）和语言记忆（Cavanagh等2002；Clark等2002；Deckersbach等2004b；Martinez-Aran等2004a）呈负相关。质子磁共振波谱研究同样也报道了病程与海马神经元缺损的关系（由*N*-乙酰天门冬氨酸水平测得）（Deicken等2003）。和病程最一致相关的认知领域是语言记忆。就这一点而言，大多数既往曾有躁狂发作的患者在语言记忆测试中的表现较差。另外，其他6项研究因为样本量过小，比较患病年限与认知功能之间的关系并没获得阳性结果，这提示统计学效力有问题。

稳定期持续时间

稳定期持续时间是指在神经心理测试之前个体临床痊愈的时间。没有研究发现稳定期持续时间和认知测试得分之间有显著性关联（Clark等2002；El-Badri等2001；MacQueen等2001；Thompson等2005）。

发作次数

在双相或单相患者中，稳定期认知损害似乎与发作频率相关（Kessing 1998），躁狂发作对神经心理损害的影响最广泛（Martinez-Aran等2004b；Morice 1990；van Gorp等1998）。此外，正如图11-1中描述的，无论单相抑郁还是双相障碍患者，最终发展为痴呆的风险都随着发作次数增加而上升。反复躁狂发作的患者在随访中表现为持久的认知损害（McKay等1995），尽管研究证据仍然有限。与健康对照比较，稳定期患者的言语流畅性下降与发作的次数有关，不管是哪种发作形式。（Rocca等2008）。快速循环发作和发作的严重程度也与神经心理损害有关（Johnson和Magaro 1987）。认知损害和发作次数之间存在明确的相关性，这使人们对于改进疾病的长期治疗达成了强烈的共识。

Robinson和Ferrier（2006）从13项研究中发现情感发作次数和

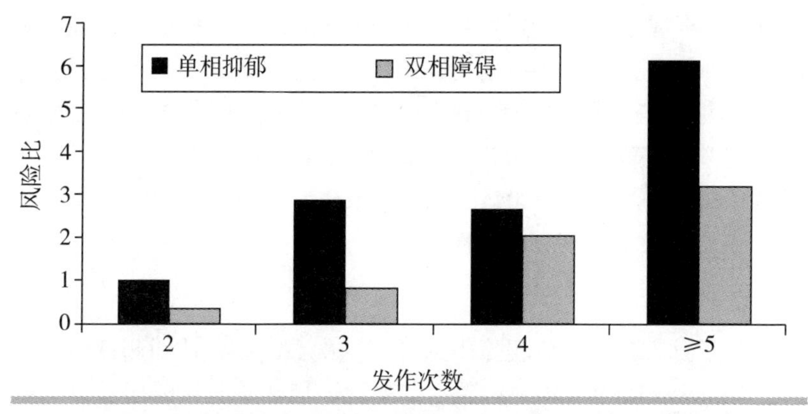

图 11-1　双相障碍或单相抑郁患者随发作次数增加痴呆风险增加

风险比：特定发作次数的患者痴呆诊断率与既往发作 1 次患者的诊断率相比

来　源：Adapted from Kpisodes LV，Andersen PK："Does the Risk of Developing Dementia Increase With the Number of Episodes in Patients With Depressive Disorder and in Patients With Bipolar Disorder？" *Journal of Neurology*，*Neurosurgery*，*and Psychiatry* 75：1662-1666，2004.

认知测试是相关的。其中 10 项研究认为抑郁和躁狂独立发挥影响。

躁狂发作

大多数评估疾病认知功能负担的研究［10 项研究中 7 个由 Robinson 和 Ferrier（2006）报道］报道既往躁狂发作次数和认知功能呈负相关。认知测验指标中与躁狂发作相关性最强的是语言记忆和执行功能。语言记忆功能差与既往躁狂发作次数较多相关（Cavanagh 等 2002；Clark 等 2002；Deckersbach 等 2004b；Martinez-Aran 等 2004a；van Gorp 等 1998）。在执行功能的多个领域，概念形成损害和躁狂发作次数有关（van Gorp 等 1998；Zubieta 等 2001），但是其他执行功能领域并没有发现与躁狂发作有关。曾有一项研究单独报道视觉记忆和躁狂发作有类似的相关性（Deckersbach 等 2004a）。

抑郁发作

Robinson 和 Ferrier（2006）回顾的近一半研究表明既往抑郁发

作与认知表现之间存在显著性关联。Robinson 等（2006）的 Meta 分析显示抑郁发作与认知的相关性比躁狂发作与认知的相关性弱。抑郁发作次数与执行功能（Clark 等 2002；Thompson 等 2005；Zubieta 等 2001）、语言学习（Clark 等 2002；Deckersbach 等 2004b）、视觉记忆（Deckersbach 等 2004a；Mac-Queen 等 2001）和空间工作记忆（Clark 等 2002）之间有相关性。

住院次数

大多数研究表明双相障碍患者住院次数越多，认知测试结果越差。Rubinsztein 等（2000）描述了视觉记忆测验与住院次数之间有相关性，然而 Martinez-Aran 等（2004b）报道住院次数和语言记忆之间有相关性。Thompson 等（2005）报道了住院次数和几个神经心理领域之间有相关性，包括词语流畅性、空间记忆、精神运动速度和执行功能。相反，Zubieta 等（2001）描述了躁狂发作住院与执行功能之间一个更为具体的相关性。此外，Clark 等（2002）报道抑郁发作住院与某些认知任务的表现呈相关性。很有可能住院的次数是个体发作严重程度以及病程的间接测量指标。

发病年龄

曾有一项研究指出双相障碍发病年龄越晚，精神运动速度和执行功能越差（Martinez-Aran 等 2004a）。其他研究并未发现发病年龄与认知表现之间的关系（Deckersbach 等 2004a，2004b；El-Badri 等 2001；Zubieta 等 2001）。

老化过程

很多老年双相障碍患者伴有神经科的危险因素或疾病。虽然鲜有研究把注意力放在老年双相障碍的神经心理学上，但现有的研究提出老年人认知退化的纵向评估（Dhingra 和 Rabins 1991），以及老年人比年轻人认知损害更为严重（Savard 等 1980）。Gildengers 等（2004）指出与年龄和受教育程度匹配的健康对照组相比，一半以上稳定期的老年双相障碍患者神经心理学评估有缺陷，尤其是在需要持续注意的任务和工作记忆的执行控制方面。Martino 等（2008）观察到与健康对照组相比，20 例老年双相障碍患者表现精神运动速度迟缓、语言记忆较差和严重的执行能力受损。同样，Young 等（2006）比较了 70 例老年双相障碍患者（平均年龄 68.9 岁）与 37 名未患双相障碍的老年人（平均年龄 74.8 岁），发现双相障碍患者简易智力检查量表（MMSE）（Folstein 等 1975）总分和 Mattis 痴呆量表起始 - 持续言语（initiation-perseveration）和记忆分量表（Jurica 等 2001）得分较低，并且与躁狂症状无关。相反，Depp 和 Jeste（2004）未能发现显著的总体认知损害，在他们的研究中，仅有 6% 的老年人在 Mattis 痴呆量表的评分低于常用的临界分。

双相障碍老年患者的痴呆患病率没有引起足够的重视。在双相障碍住院患者中，合并痴呆的发生率差异较大，3% 到 25% 不等（Broadhead 和 Jacoby 1990；Himmelhoch 等 1980；Ponce 等 1999；Stone 1989）。通过比较老年单相和双相抑郁住院患者和年轻情感障碍住院患者，Burt 等（2000）发现在延迟回忆这一项老年患者得分较低。老年双相障碍患者的认知评分比单相患者低（Savard 等 1980）。相反在收容所的患者中，慢性情感障碍的患者与精神分裂症患者相比，神经心理测查损害较严重，表现为 MMSE 得分低，单词表学习、延迟回忆、造句和命名上更差（Harvey 等 1997）。另一个有趣的结果是 Kessing 和 Andersen（2004）的研究发现，单相抑郁的痴呆发生风险高于双相障碍。单相抑郁患者每发作住院一次，痴呆的发生率平均增加 13%，而双相障碍每发作住院一次，痴呆的发生率平均增加 6%。还需要进一步的研究来观察双相障碍患者的认知下降是否比正常老年人的预期要明显，因为有些研究者没有发现首发和复发的双相障碍患者的认知状态有显著差异（Nehra 等 2006）。

从临床治疗的角度来看，个体认知功能急剧恶化，正如急性精神状态改变，标志着需要一些恰当的躯体和神经病学检查以识别痴呆或谵妄的潜在可逆病因。一般来说，这需要一套完整的神经科检查、电解质检查、全血细胞计数、甲状腺功能检查、血清维生素 B_{12} 和叶酸水平检查、毒理学筛查、快速等离子和 HIV 检查（如果存在危险因素)、神经影像学和重金属筛查(如患者存在外周神经病变或已知毒物暴露)。在我们对新近观察到的老年双相障碍患者的认知功能下降是与年龄相关,还是由双相障碍本身引起做出结论之前,临床医生必须注意其他认知损害潜在的神经精神病因学(见本书第12章)。

临床医生同样也必须考虑到抑郁本身往往伴有认知损害主诉,并且尽量确保在寻找注意力、记忆力和信息处理问题的潜在原因之前排除抑郁症的可能性。在临床上,抑郁症患者更倾向于出现淡漠或漠不关心,而非刻意隐瞒意识到自己存在认知损害(如拒绝回答问题,认为问题愚蠢或不相关,或拒绝完成测试)

我们鉴别到底是老年抑郁引起的认知损害,还是年龄相关的认知减退是非常困难的。我们来看下面的一个案例。

案例 1

患者,男性,78岁,退休教授,诊断双相障碍Ⅱ型、高血压病、心肌梗死后植入冠状动脉支架、慢性肾功能不全和慢性间断性酒精滥用,因为抑郁前来咨询。他既往做过两次电休克治疗(ECT),一次是4个月之前,另一次是4年前抑郁发作时。目前患者服用双丙戊酸钠750mg/d,安非他酮缓释剂300mg/d。他举止显得无助。通过他的描述判断,他有典型的抑郁特征,伴有自主神经症状。精神检查发现他情感迟钝,语音低,语调平,讲话断断续续,经常叹气,有泛化但轻度的精神运动性激越,无震颤或局灶性神经系统体征。近期及目前没有轻躁狂表现,没有自杀倾向,也没有明确的幻觉和妄想。他的思维过程明显存在思维中断、思维松弛和赘述,反复叙述自己困境的相关忧虑(持续言语)。患者定向力不完整,注意力不集中,但回答测试中有关保持持久性注意力和短时 - 长时记忆的问题时,他总说“我不知道”。患者 MMSE 26 分,甲状腺功能正常,肌酸水平为 1.9mg/dl,丙戊酸水平是 62μg/ml。

在这个案例中,患者并没有企图隐瞒记忆力或注意力问题,高级的认知功能大体保留（如注意力），比较符合当前的重性抑郁症。双丙戊酸钠神经毒性作用可能性不大，因为患者血清丙戊酸治疗量水平较低，且没有局灶性神经系统体征。心血管疾病和酒精滥用史会加重脑血管供血不足，增加痴呆的易感性。对可能合并结构性脑损害的老年人进行双侧 ECT 治疗，将导致潜在的认知后果，因为长期酒精使用和高血压给鉴别诊断带来了额外的混杂因素。患者持续言语提示前额叶变化，反映了抑郁或大脑微血管病变。如果患者伴有严重的忧郁症，则无法鉴别其双相抑郁是否合并潜在的痴呆。治疗可考虑兴奋剂增效，但鉴于心血管风险，禁忌该治疗。因为担心将来认知功能恶化，患者拒绝 ECT 治疗的建议，所以调整了治疗方案：合并奥氮平 2.5mg/d 作为双丙戊酸钠的增效，用来治疗激越和情绪问题，同时给予拉莫三嗪 12.5mg/d（以双丙戊酸钠联合治疗的药代动力学评价和肾功能不全为依据调整剂量），用来治疗注意力和抑郁症状。

药物治疗：广泛的思考

在老年双相障碍患者治疗中尚未有发表的特别是针对传统心境稳定剂和相关的药物疗法对认知影响的研究。美国所有上市的非典型抗精神病药（包括利培酮、奥氮平、喹硫平、阿立哌唑、齐拉西酮和氯氮平）都被 FDA 认定在治疗痴呆相关的精神病性症状过程中有增加猝死的风险；风险源于各种可能性，包括心脑血管事件、食管运动功能障碍和跌倒。然而，因为大多数老年痴呆患者之前脑血管供血不足或冠心病的患病率就很高，所以很难确切地说非典型抗精神病药物的影响导致了整个风险。目前 FDA 没有批准任何一种药物用于治疗老年痴呆伴有的精神病性症状（无论是否有双相障碍），提示临床医生在选择治疗方案时要谨慎，并且充分考虑风险和获益。

一般来说，临床医生必须认识到，在肾功能不全的患者中，所有经肾代谢的药物需要减少剂量。服用锂盐的老年人，如果有营养不良或者钠摄入减少，或锂盐、噻嗪类利尿剂、血管紧张素Ⅱ受体抑制剂、四环素类和非甾体类抗炎药合用（锂盐相对禁忌证），会有增加血锂浓度的风险。虽然长期使用锂盐在少数个体与终末器官效应（尤其是肾功能不全）有关，但锂盐暴露的时间长短与认知下降无直接的关系。值得注意的是，在一项为期 6 年的纵向研究中，Engelsmann 等（1988）观察到锂盐治疗患者的神经心理测查表现稳定，无认知功能退化。作为一个单独的问题，临床医生还应该认识到急性锂盐中毒（如过量）之后锂盐的神经毒性（包括认知紊乱）会持续存在很长时间，甚至血清锂浓度测不到了还继续存在，因为高浓度的血锂会在中枢神经系统中蓄积。

从药物安全的角度看，老年痴呆患者使用丙戊酸钠治疗激越症状的结果不尽相同（Porsteinsson 2006 年综述）。一些研究称如果阿尔兹海默病患者使用丙戊酸钠剂量高于 1000mg/d，可能会增加氮质血症的脑病风险（Beyenburg 等 2007）且耐受性差（主要是嗜睡）（Profenno 等 2005）。一篇 Cochrane 综述基于当时的知识并没有推荐双丙戊酸钠治疗痴呆相关的激越，但呼吁对该领域进一步研究（Lonergan 等 2004）。

对于老年躁狂患者，无论是使用锂盐还是双丙戊酸钠，相关研究都很少，主要局限在病例系列研究或开放性回顾报道。一项急性躁狂发作的回顾性研究发现，血清锂盐水平≥ 0.8mEq/L 时有效率较高，丙戊酸盐水平高于 65μg/ml 并低于 90μg/ml 时双丙戊酸钠抗躁狂效果最理想（Chen 等 1999）。目前发表的数据并没有显示锂盐、双丙戊酸钠和其他具有心境稳定剂作用的抗惊厥药物（如卡马西平、拉莫三嗪）对认知有不良影响，尤其是老年双相障碍的患者。

正如在第 8 章介绍的，胆碱能受体前体如多奈哌齐和利斯的明以及抗谷氨酸能药物加兰他敏都显现出显著（虽然不大）的改善痴呆患者整体认知功能的作用。这些药物对老年人比较安全，针对认知功能损害可能有一定价值。正如第 8 章提到的，精神兴奋剂有时对注意障碍有效。此外，临床医生经常使用精神兴奋剂作为老年人动力缺乏的抑郁症的联合治疗（如哌甲酯起始剂量 2.5mg/d，然后每天增加 2.5mg，直到滴定有效，每日 1 次或 2 次。鉴于该药会导致心率增快，既往有冠心病史的患者应请心脏科医生会诊）。没有证据提示服用传统的心境稳定剂的双相障碍患者使用兴奋剂有诱导躁狂发作的风险（Lydon 和 El-Mallakh 2006），即使没有对照试验，在双相障碍伴有认知减退的老年人中还是应该谨慎采用这个治疗策略。

药物的认知不良反应：纵向思考

锂盐、抗抑郁药、苯二氮䓬类药物、抗精神病药和抗胆碱能药在实验条件下会影响精神运动速度和记忆。从双相障碍患者神经心理功能损害的观点来看，药物治疗的影响仍不明确。此外，药理学变量对神经心理测查结果的影响很难评估，因为大多数双相障碍患者都是联合治疗，剂量也不同。关于精神科药物对双相障碍的不良反应和治疗效果的相关性，在本书第 7 章和第 8 章已经详细回顾。

长期使用抗精神病药物治疗至少会部分改善注意缺陷，提高短时语言记忆（Cassens 等 1990；Spohn 和 Strauss 1989）。虽然有长期的认知改善，但服用高剂量抗精神病药和抗胆碱能药会引起神经心理测查结果较差（Donnelly 等 1982）。目前的综述提示传统抗精神病药不仅不会导致认知损害，还能稍微改善认知（Green 1998）。如第 8 章提到，大部分抗精神病药研究（无论是传统还是非典型的）都是集中在精神分裂症患者，并且有些作者得出结论说是疾病本身对信息加工水平影响更大，而不是抗精神病药治疗的结果。同样在双相障碍的案例中，证据表明也有可能是疾病本身导致的认知损害，而不是长程或短程药物治疗的结果。

其他因素

双相障碍患者中的物质滥用率较高，这明显会加重病程，导致认知损害。Van Gorp 等（1998）发现与不伴有酒依赖的双相障碍患者和健康对照组相比，伴有酒依赖的双相障碍患者前额叶功能（威斯康星分类卡片测验）和语言记忆（加利福尼亚言语学习测验）损害较大。可能的解释是酒精会影响定势转换和分类任务，以及记忆功能。然而他们也指出有酒精滥用的双相障碍患者病情更为严重，共病组病程延长会导致更严重的认知损害。记忆功能同样会受到睡眠紊乱的影响（Cipolli 1995），睡眠紊乱在双相障碍患者中很常见，即便在稳定期也存在。对健康年轻志愿者进行睡眠剥夺后，可观察到其语言学习受损（Drummond 等 2000）。

针对以生理症状（如食欲减退、睡眠障碍）为主要特征的抑郁症患者，研究者也进行了记忆功能研究，但是并未明确抑郁症状和记忆功能之间的关联（Kalska 等 1999）。我们应该控制苯二氮䓬类药的作用，因为其会导致顺行性遗忘、白天过度镇静或者反弹性失眠（Vogel 1992）。

其他临床变量的影响，如自知力、快速循环、药物治疗的依从性、共病情况都应该加以评估。其他相关研究领域还包括评估病前人格特征。

小结

双相障碍患者的认知功能评估很有意义，因为它会潜在影响患者的社会心理功能。虽然功能较差很早就会影响一些临床变量如精神病性症状和抑郁，最近的研究仍然提示认知损害和社会心理功能差有显著的关联性（Laes 和 Sponheim 2006；Martinez-Aran 等 2004a，2004b，2007；Zubieta 等 2001）。

临床病程迁延也会对认知功能产生不良影响，像发作次数增加（尤其是躁狂发作）、病程长、住院次数增加都与认知损害相关。因此，预防复发对减轻双相障碍患者认知功能的不良影响非常重要。这些结果强化了一个神经退行性假设——认知损害可能反映双相障碍疾病进展的结果。正因如此，临床医生应该努力优化治疗方案，并对患者及其家属进行心理健康教育，改善疾病的临床进程。有持续认知障碍的双相患者接受认知康复也会有益处，这样不仅提高认知功能，也能提高整体功能，但需要更多的研究以确定最有效的治疗策略。

然而，从神经发育的角度看，在某种程度上，有些认知损害可能在发病前就已经存在，而且仅仅是在双相障碍患者的一个亚组中存在。遗传易感性和疾病相关因素（如发作次数、亚综合征表现或急性情感症状群）对双相障碍患者的认知进程影响仍然未知。评估双相障碍认知损害的进展需要纵向研究，这是为了明确认知损害的稳定性和进程，而这受到遗传和疾病相关因素的影响。不管怎样，早期诊断和预防性治疗对缓解和改善认知功能从基线水平的下降是很重要的。

老年双相障碍患者发生认知损害的原因较多，包括神经发育异常、多次发作、心脑血管疾病、共病物质滥用或物质依赖、药物不良反应等其他因素。为了更好地了解双相障碍如何影响老年患者的认知水平，以及双相障碍是否是痴呆的危险因素，还需要更多的研究。

要点

- 多种因素与双相障碍患者的认知功能有关，最显著的是遗传、精神病性症状、情感症状、物质滥用、病程、发作次数（尤其是躁狂发作次数）。
- 躁狂和抑郁多次发作与认知损害相关。然而，双相障碍反复发作是否与认知损害进行性加重有关仍不确定。一些研究认为终生情感障碍发作次数越多，最终发展为痴呆的风险越高。
- 综上所述，现有数据提示双相障碍的高危人群（包括有家族史人群）需要密切监测双相障碍的早期征象。在疾病的早期干预中，对患者及其家属进行有关的疾病心理教育有助于有效预防复发，间接减缓认知损害的进程。

参考文献

Abas MA, Sharakian BJ, Levy R: Neuropsychological deficits and CT scan changes in elderly depressives. Psychol Med 20:507–520, 1990

Albus M, Hubmann W, Wahlheim C, et al: Contrasts in neuropsychological test profile between patients with first-episode schizophrenia and first-episode affective disorders. Acta Psychiatr Scand 94:87–93, 1996

Altshuler L: Bipolar disorder: are repeated episodes associated with neuroanatomic and cognitive changes? Biol Psychiatry 33:563–565, 1993

Altshuler LL, Gitlin MJ, Mintz J, et al: Subsyndromal depression is associated with functional impairment in patients with bipolar disorder. J Clin Psychiatry 63:807–811, 2002

Altshuler LL, Post RM, Black DO, et al: Subsyndromal depressive symptoms are associated with functional impairment in patients with bipolar disorder: results of a large, multisite study. J Clin Psychiatry 67:1551–1560, 2006

Bauwens F, Tray A, Pardoen D, et al: Social adjustment of remitted bipolar and unipolar outpatients. Br J Psychiatry 159:239–244, 1991

Beyenburg S, Back C, Diederich N, et al: Is valproate encephalopathy under-recognised in older people? a case series. Age Ageing 36:344–346, 2007

Broadhead J, Jacoby R: Mania in old age: a first prospective study. Int J Geriatr Psychiatry 5:215–222, 1990

Brown ES, Rush AJ, McEwen BS: Hippocampal remodeling and damage by corticosteroids: implications for mood disorders. Neuropsychopharmacology 21:474–484, 1999

Burt T, Prudic J, Peyser S, et al: Learning and memory in bipolar and unipolar major depression: effects of aging. Neuropsychiatry Neuropsychol Behav Neurol 13:246–253, 2000

Carpenter WT, Strauss JS: The prediction of outcome in schizophrenia, IV: eleven year follow-up of the Washington IPSS cohort. J Nerv Ment Dis 179:517–525, 1991

Cassens G, Inglis AK, Appelbaum PS, et al: Neuroleptics: effects on neuropsychological function in chronic schizophrenic patients. Schizophr Bull 16:477–499, 1990

Cavanagh JTO, van Beck M, Muir W, et al: Case-control study of neurocognitive function in euthymic patients with bipolar disorder: an association with mania. Br J Psychiatry 180:320–326, 2002

Chen ST, Altshuler LL, Melnyk AA, et al: Efficacy of lithium vs. valproate in the treatment of mania in the elderly: a retrospective study. J Clin Psychiatry 60:181–186, 1999

Cipolli C: Symposium: cognitive processes and sleep disturbances: sleep, dreams and memory: an overview. J Sleep Res 4:2–9, 1995

Clark L, Iversen SD, Goodwin GM: Sustained attention deficit in bipolar disorder. Br J Psychiatry 180:313–319, 2002

Cornblatt BA, Winters L, Erlenmeyer-Kimling L: Attentional markers of schizophrenia: evidence from the New York High Risk Study, in Schizophrenia: Scientific Progress. Edited by Schulz SC, Taminga CA. New York, Oxford University Press, 1989, pp 83–92

Cornblatt BA, Lenzenweger MF, Dworkin RH, et al: Childhood attentional dysfunctions predict social deficits in unaffected adults at risk for schizophrenia. Br J Psychiatry Suppl 161:59–64, 1992

Correll CU, Penzer JB, Lencz T, et al: Early identification and high-risk strategies for bipolar disorder. Bipolar Disord 9:324–338, 2007

Daban C, Martinez-Aran A, Torrent C, et al: Specificity of cognitive deficits in bipolar disorder versus schizophrenia: a systematic review. Psychother Psychosom 75:72–84, 2006

Decina P, Kestenbaum CJ, Farber S, et al: Clinical and psychological assessment of children of bipolar probands. Am J Psychiatry 140:548–553, 1983

Deckersbach T, McMurrich S, Ogutha J, et al: Characteristics of non-verbal memory impairment in bipolar disorder: the role of encoding strategies. Psychol Med 34:823–832, 2004a

Deckersbach T, Savage CR, Reilly Harrington N, et al: Episodic memory impairment in bipolar disorder and obsessive-compulsive disorder: the role of memory strategies. Bipolar Disord 6:233–244, 2004b

Deicken RF, Peques MP, Anzalone S, et al: Lower concentration of hippocampal *N*-acetylaspartate in familial bipolar I disorder. Am J Psychiatry 160:873–882, 2003

Depp CA, Jeste DV: Bipolar disorder in older adults: a critical review. Bipolar Disord 6:343–367, 2004

Dhingra U, Rabins PV: Mania in the elderly: a 5–7 year follow-up. J Am Geriatr Soc 39:581–583, 1991

Dittmann S, Seemüller F, Schwarz MJ, et al: Association of cognitive deficits with elevated homocysteine levels in euthymic bipolar patients and its impact on psychosocial functioning: preliminary results. Bipolar Disord 9:63–70, 2007

Donnelly E, Murphy D, Goodwin F, et al: Intellectual function in primary affective disorder. Br J Psychiatry 140:633–636, 1982

Drummond SP, Brown GC, Gillin JC, et al: Altered brain response to verbal learning following sleep deprivation. Nature 403:605–606, 2000

El-Badri SM, Ashton CH, Moore PB, et al: Electrophysiological and cognitive function in young euthymic patients with bipolar affective disorder. Bipolar Disord 3:79–87, 2001

Engelsmann F, Katz J, Ghadirian AM, et al: Lithium and memory: a long-term follow-up study. J Clin Psychopharmacol 8:207–212, 1988

Fava GA: The concept of recovery in bipolar disorders. Psychother Psychosom 65:2–13, 1996

Fava GA: Conceptual obstacles to research progress in affective disorders. Psychother Psychosom 66:283–285, 1997

Fava GA: Subclinical symptoms in mood disorders: pathophysiological and therapeutic implications. Psychol Med 29:47–61, 1999

Ferrier IN, Stanton BR, Kelly TP, et al: Neuropsychological function in euthymic patients with bipolar disorder. Br J Psychiatry 175:246–251, 1999

Folstein MF, Folstein SE, McHugh PR: "Mini-Mental State." A practical method for grading the cognitive state of patients for the clinician. J Psychiatr Res 12:189–198, 1975

Gildengers AG, Butters MA, Seligman K, et al: Cognitive functioning in late-life bipolar disorder. Am J Psychiatry 161:736–738, 2004

Green MF: Schizophrenia From a Neurocognitive Perspective: Probing the Impenetrable Darkness. Needham Heights, MA, Allyn & Bacon, 1998

Harkavy-Friedman JM, Keilp JG, Grunebaum MF, et al: Are BPI and BPII suicide attempters distinct neuropsychologically? J Affect Disord 94:255–259, 2006

Harvey PD, Earle-Boyer EA, Wielgus MS, et al: Encoding, memory and thought disorder in schizophrenia and mania. Schizophr Bull 12:252–261, 1986

Harvey PD, Leff J, Trieman N, et al: Cognitive impairment in geriatric chronic schizophrenic patients: a cross-national study in New York and London. Int J Geriatr Psychiatry 12:1001–1007, 1997

Himmelhoch JM, Neil JF, May SJ, et al: Age, dementia, dyskinesias, and lithium response. Am J Psychiatry 137:941–945, 1980

Jaeger J, Berns S: Neuropsychological management, treatment and rehabilitation of psychiatric patients, in Assessment of Neuropsychological Functions in Psychiatric Disorders. Edited by Calev A. Washington, DC, American Psychiatric Press, 1999, pp 447–480

Jaeger J, Berns S, Loftus S, et al: Neurocognitive test performance predicts functional recovery from acute exacerbation leading to hospitalization in bipolar disorder. Bipolar Disord 9:93–102, 2007

Johnson MH, Magaro P: Effects of mood and severity on memory processes in depression and mania. Psychol Bull 101:28–40, 1987

Johnstone EC, Owens DGC, Frith CD, et al: Institutionalization and the outcome of functional psychoses. Br J Psychiatry 146:36–44, 1985

Judd LL, Akiskal HS, Schettler PJ, et al: The long-term natural history of the weekly symptomatic status of bipolar I disorder. Arch Gen Psychiatry 59:530–537, 2002

Jurica YJ, Leitten CL, Mattis S: Dementia Rating Scale-2: Professional Manual. Lutz, FL, Psychological Assessment Resources, 2001

Kalska H, Punamaki RL, Makinen-Pelli T, et al: Memory and metamemory functioning among depressed patients. Appl Neuropsychol 6:96–107, 1999

Kessing LV: Cognitive impairment in the euthymic phase of affective disorder. Psychol Med 28:1027–1038, 1998

Kessing LV, Andersen PK: Does the risk of developing dementia increase with the number of episodes in patients with depressive disorder and in patients with bipolar disorder? J Neurol Neurosurg Psychiatry 75:1662–1666, 2004

Laes JR, Sponheim SR: Does cognition predict community function only in schizophrenia? a study of schizophrenia patients, bipolar affective disorder patients, and community control subjects. Schizophr Res 84:121–131, 2006

Lonergan ET, Cameron M, Luxenberg J: Valproic acid for agitation in dementia. Cochrane Database of Systematic Reviews, Issue 2, Article No:CD003945. DOI: 10.1002/14651858.CD003945.pub2, 2004

Lydon E, El-Mallakh RS: Naturalistic long-term use of methylphenidate in bipolar disorder. J Clin Psychopharmacol 25:516–518, 2006

MacQueen GM, Young LT, Galway TM, et al: Backward masking task performance in stable, euthymic out-patients with bipolar disorder. Psychol Med 31:1269–1277, 2001

Martinez-Aran A, Vieta E, Colom F, et al: Cognitive dysfunctions in bipolar disorder: evidence of neuropsychological disturbances. Psychother Psychosom 69:2–18, 2000

Martinez-Aran A, Penadés R, Vieta E, et al: Executive function in patients with remitted bipolar disorder and schizophrenia and its relationship with functional outcome. Psychother Psychosom 71:39–46, 2002

Martinez-Aran A, Vieta E, Colom F, et al: Cognitive impairment in euthymic bipolar patients: implications for clinical and functional outcome. Bipolar Disord 6:224–232, 2004a

Martinez-Aran A, Vieta E, Reinares M, et al: Cognitive function across manic or hypomanic, depressed, and euthymic states in bipolar disorder. Am J Psychiatry 161:262–270, 2004b

Martinez-Aran A, Vieta E, Torrent C, et al: Functional outcome in bipolar disorder: the role of clinical and cognitive factors. Bipolar Disord 9:103–113, 2007

Martinez-Aran A, Torrent C, Tabares-Seisdedos R, et al: Neurocognitive impairment in bipolar patients with and without history of psychosis. J Clin Psychiatry 69:233–239, 2008

Martino DJ, Igoa A, Marengo E, et al: Cognitive and motor features in elderly people with bipolar disorder. J Affect Disord 105:291–295, 2008

McDonough-Ryan P, DelBello M, Shear PK, et al: Academic and cognitive abilities in children of parents with bipolar disorder: a test of the nonverbal learning disability model. J Clin Exp Neuropsychol 24:280–285, 2002

McKay AP, Tarbuck AF, Shapleske J, et al: Neuropsychological function in manic-depressive psychosis. Br J Psychiatry 167:51–57, 1995

Morice R: Cognitive inflexibility and pre-frontal dysfunction in schizophrenia and mania. Br J Psychiatry 157:50–54, 1990

Nehra R, Chakrabarti S, Pradhan BK, et al: Comparison of cognitive functions between first and multi-episode bipolar affective disorders. J Affect Disord 93:185–192, 2006

Ponce H, Kunik M, Molinari V, et al: Divalproex sodium treatment in elderly male bipolar patients. Journal of Geriatric Drug Therapy 12:55–63, 1999

Porsteinsson AP: Divalproex sodium for the treatment of behavioural problems associated with dementia in the elderly. Drugs Aging 23:877–886, 2006

Profenno LA, Jakimovich L, Holt CJ, et al: A randomized, double-blind, placebo-controlled pilot trial of safety and tolerability of two doses of divalproex sodium in outpatients with probable Alzheimer's disease. Curr Alzheimer Res 2:553–558, 2005

Prohaska ML, Stern RA, Nevels CT, et al: The relationship between thyroid status and neuropsychological performance in psychiatric outpatients maintained on lithium. Neuropsychiatry Neuropsychol Behav Neurol 9:30–34, 1996

Reichenberg A, Weiser M, Rabinowitz J, et al: A population-based cohort study of premorbid intellectual, language, and behavioral functioning in patients with schizophrenia, schizoaffective disorder, and nonpsychotic bipolar disorder. Am J Psychiatry 159:2027–2035, 2002

Robinson LJ, Ferrier IN: Evolution of cognitive impairment in bipolar disorder: a systematic review of cross-sectional evidence. Bipolar Disord 8:103–116, 2006

Robinson LJ, Thompson JM, Gallagher P, et al: A meta-analysis of cognitive deficits in euthymic patients with bipolar disorder. J Affect Disord 93:105–115, 2006

Rocca CC, Macedo-Soares MB, Gorenstein C, et al: Verbal fluency dysfunction in euthymic bipolar patients: a controlled study. J Affect Disord 107:187–192, 2008

Rubinsztein JS, Michael A, Paykel ES, et al: Cognitive impairment in remission in bipolar affective disorder. Psychol Med 30:1025–1036, 2000

Savard RJ, Rey AC, Post RM: Halstead-Reitan Category Test in bipolar and unipolar affective disorders. J Nerv Ment Dis 168:293–303, 1980

Selva G, Salazar J, Balanzá-Martínez V, et al: Bipolar I patients with and without a history of psychotic symptoms: do they differ in their cognitive functioning? J Psychiatr Res 41:265–272, 2007

Spohn HE, Strauss ME: Relation of neuroleptic and anticholinergic medication to cognitive functions in schizophrenia. J Abnorm Psychol 98:367–380, 1989

Stone K: Mania in the elderly. Br J Psychiatry 155:220–224, 1989

Taylor Tavares JV, Clark L, Cannon DM, et al: Distinct profiles of neurocognitive function in unmedicated unipolar depression and bipolar II depression. Biol Psychiatry 62:917–924, 2007

Thompson JM, Gallagher P, Hughes JH, et al: Neurocognitive impairment in euthymic patients with bipolar affective disorder. Br J Psychiatry 186:32–40, 2005

Torrent C, Martinez-Aran A, Daban C, et al: Cognitive impairment in bipolar II disorder. Br J Psychiatry 189:254–259, 2006

Toulopoulou T, Quraishi S, McDonald C, et al: The Maudsley Family Study: premorbid and current general intellectual function levels in familial bipolar disorder and schizophrenia. J Clin Exp Neuropsychol 28:243–259, 2006

Tremont G, Stern RA: Use of thyroid hormone to diminish the cognitive side effects of psychiatric treatment. Psychopharmacol Bull 33:273–280, 1997

Trichard C, Martinot JL, Alagille M, et al: Time course of prefrontal lobe dysfunction in severely depressed in-patients: a longitudinal neuropsychological study. Psychol Med 25:79–85, 1995 van Gorp WG, Altshuler L, Theberge DC, et al: Cognitive impairment in euthymic bipolar patients with and without prior alcohol dependence. Arch Gen Psychiatry 55:41–46, 1998

Vieta E, Gastó C, Martínez de Osaba MJ, et al: Prediction of depressive relapse in remitted bipolar patients using corticotrophin-releasing hormone challenge test. Acta Psychiatr Scand 95:205–211, 1997

Vieta E, Martínez-de-Osaba MJ, Colom F, et al: Enhanced corticotropin response to corticotropin-releasing hormone as a predictor of mania in euthymic bipolar patients. Psychol Med 29:971–978, 1999

Vogel G: Clinical uses and advantages of low doses of benzodiazepine hypnotics. J Clin Psychiatry 53:19–22, 1992

Winters KC, Stone AA, Weintraub S, et al: Cognitive and attentional deficits in children vulnerable to psychopathology. J Abnorm Child Psychol 9:435–453, 1981

Young RC, Murphy CF, Heo M, et al: Cognitive impairment in bipolar disorder in old age: literature review and findings in manic patients. J Affect Disord 92:125–131, 2006

Zubieta JK, Huguelet P, O'Neil RL, et al: Cognitive function in euthymic bipolar I disorder. Psychiatry Res 102:9–20, 2001

第12章

给医生的总结与评估建议

Joseph F．Goldberg，M.D.
Katherine E．Burdick，Ph.D.

双相障碍认知损害相关的研究热点已经从基础医学（尤其是遗传学和功能性神经解剖学）扩展到病理学诊断和鉴别诊断，最后到临床实践操作。在本书中，我们将基于临床和经验的观察及推荐，与来自认知神经科学的相关科研推论及应用整合起来，使临床医生能从一个综合的角度来了解双相障碍中的认知功能。虽然双相障碍认知神经科学的临床相关性给人的第一印象没有那么明显，或者看起来只是纯粹的学术，但对认知损害的忽视或误诊，会从各个方面影响疾病的管理与治疗，同时也会影响患者的生活质量和社会功能。

在这最后一个章节，我们站在临床实践的角度，从前面章节中的最基本内容提取主要条目，以供临床医生评估和治疗双相障碍的儿童、青少年、成年或者老年人，开始前，我们先强调几个关键点。

- 认知损害很常见，在大多数双相障碍患者的急性期均可观察到这种损害。尤其值得注意的是，注意、语言记忆和执行功能的特异性损害将贯穿所有的心境状态，在缓解期也持续存在。
- 我们从单卵双生子及双相障碍患者未患病的一级亲属中，研究双相障碍认知损害的遗传学。作为一种策略，分子遗传学研究也逐渐转向了神经认知功能变量，将双相障碍个体亲属中的功能基因遗传特质连接起来。
- 双相障碍认知损害的范围和强度主要涉及注意力，语言记忆和执行功能。双相障碍患者的认知损害并不像精神分裂症那样全面、彻底并具有致残性。双相障碍Ⅰ型或Ⅱ型患者均会出现认知损害，并持续贯穿至疾病的任何阶段，包括稳定期。认知损害并不取决于患者是否存在精神病性症状，但与不伴有精神病性症状病史的患者相比，伴有精神病性症状的双相障碍患者会表现出更严重的语言记忆损害。少数研究表明在锂盐和神经阻滞剂暴露后容易出现不自主运动障碍的双相障碍患者认知损害发生较多，提示神经阻滞剂不良反应和认知损害可能涉及共同的易感脑区（Waddington 等 1989）

- 目前尚未发现任何亚型的双相障碍在整体认知功能或神经认知各领域上存在种族和性别的差异。
- 已证明双相障碍个体的认知功能不存在纵向、进行性加重的趋势，这与经典的 Kraepelin 早发型痴呆的构想不一样。然而，多次发作病史（尤其是躁狂发作）可能与认知下降有关。此外，我们目前还不清楚经过多次、迁延性情感障碍发作后，其神经毒性作用或神经退行性过程的潜在影响，同时长期未经治疗存在症状的双相障碍病后的认知损害后遗症，我们还有很多情况不十分清楚。
- 抑郁症状的改善至少与部分认知领域的改善呈相关性，但是情感或焦虑症状与认知的关系很复杂，独立监测和评估显得十分重要。
- 单独的症状像注意迟钝（inattentiveness）或者注意力分散不具备特异性诊断，需要前后关联性评估，并与双相障碍的其他情感和精神运动性表现相结合。
- 认知损害在何种程度上合理归因于药物还是疾病的特异性现象，我们无法臆断，这需要仔细评估，并在治疗初期掌握哪种精神药物更可能对特异性认知领域产生不良影响，或在某些高度易感性的患者中产生影响。
- 已经发现一些精神药物具有神经保护或者神经营养作用（例如锂盐、丙戊酸钠），这有助于将其潜在的神经毒性作用降至最低，而神经毒性作用被认为是反复情感障碍发作的结果，但神经保护药物能在多大程度上降低甚至逆转双相障碍患者与疾病相关的认知下降，其价值有待评估，有关研究甚少。

评估

双相障碍患者出现认知损害时，他们有何种认识程度，往往由于某些因素而各异，如自知力以及对抑郁、焦虑或其他形式的精神病理学症状与认知损害鉴别的能力。例如，我们团队发现大约3/4的双相障碍患者在完成任务的时候发现认知损害的症状（主要在语言学习和记忆领域）。然而，患者主观报告认知损害和客观的认知损害没有什么相关性，他们倾向于夸大某些领域的认知问题，而实际上并没有客观损害（Burdick等2005），这与Martinez-Aran（2005）关于成年人的报道结果类似。在青少年后期的双相障碍I型的稳定期门诊患者，Robertson等人（2003）发现具有可疑注意缺陷/多动障碍的受试者存在进行性主观注意损害的主诉，但缺乏直接、客观、基于任务完成测量的注意损害。类似结果提示临床医生必须严格并系统性地评估患者关于认知或其他心理过程的自评症状，并考虑患者可能没有准确解释自身认知、感知或者情绪体验的临床意义。

临床医生应当注意出现以下情况，提示双相障碍患者可能存在认知损害的潜在风险：①症状的复杂性或不典型性；②恰当的、传统的治疗方法治疗情感或精神病性症状效果不理想；③虽然情感、焦虑或精神病性症状明显缓解，但是工作、学业或者社会功能损害依然存在；④患者及其主要的亲属发现其日常认知能力任务相关问题（如付账、使用说明书、记忆任务），与其智力和能力不相符；⑤患者主诉主观认知问题。

认知主诉的管理取决于认真评估，尤其将可能的医源性影响和疾病的特异性注意问题鉴别开来。正如上述所说，主诉主观认知功能下降的患者可能确实存在客观的神经认知损害，反过来，可能其他类型症状被他们解释为认知性质；因此，临床医生必须超出认知主诉层面范围进行评估。临床医生有时可能会推测主观认知主诉反映了精神药物的不良反应，本书第7章提到：药物所致的认知问题很少见，除了那些由抗胆碱能药物、苯二氮䓬类药物、锂盐或者抗惊厥药（尤其是托吡酯）导致的认知损害。对于全科医师来说，关键的是明确何种情况下患者的认知主诉本质上可能为精神病理学的问题，如未经治疗的抑郁症、躁狂症、焦虑障碍、神经症或物质滥用。表 12-1 总结了在把认知损害归因于双相障碍本身之前，我们应考虑的其他病因学问题。

对于新发的与年龄不相符的认知损害（如本书第 11 章所列出的），提示可能有全身性疾病的躯体症状或体征（如体重减轻、头痛），或提示持续严重毒物的接触史（包括酒精或其他神经毒性物质）的患者，我们需要考虑做一些躯体或神经科学检查，作为全面评估的一部分。

认知主诉的精神科病因

如全书所示，患者会把认知损害误解为情感障碍的表现（见本书的第 7 章案例 1），同样，精神病性症状也会被误认为认知损害。对于临床医生来说，识别后者的这些例子，对评估情感、焦虑或者精神病性症状至关重要，因为患者可能将其误解为记忆或注意问题。其他认知损害的原因，如酒精或者药物滥用往往会被忽视，这也是造成精神疾病症状或记忆和注意损害的原因。

假性痴呆这一概念（Salzman 和 Shader 1978）的提出，最初用来描述类似皮质下痴呆的散在性认知问题，它与老年人抑郁有关，容易误诊为原发性痴呆；最近人们一直在争论抑郁发作期间伴有认知损害的老年人最终直接发展为痴呆的风险是否会增加（Reifler 2000）。到目前为止，由于大多数双相障碍患者在 30 岁前发病，50 岁以后的新发病例相对罕见（Perlis 等 2004），我们预期双相障碍相关的认知问题也会在早年出现；因此，如果进入中老年后新发认知问题，无论是否伴有双相障碍病史，都需要单独进行评估，以除外痴呆发病的可能性。

表12-1 双相障碍患者认知主诉的不同病因

- 头部外伤
- 新药最初的治疗——特别是抗胆碱能或镇静药物或类固醇药物。主要的精神科药物包括锂、丙戊酸钠、卡马西平、托吡酯、苯二氮䓬类和可能的抗精神病药（见本书第 7 章）
- 毒物暴露（如重金属）
- 酒精或药物滥用 / 依赖，包括急性中毒或戒断状态
- 阿尔茨海默病或其他痴呆（如皮克病、路易体痴呆、酒精性痴呆）前驱阶段的轻度认知功能损害
- 内科疾病（如感染、肿瘤、血管炎）和与痴呆无关的脑血管灌注不足（如继发于肺部疾病的缺氧）
- 睡眠剥夺
- 抑郁
- 焦虑
- 精神病
- 应激和痛苦（distress）

临床评估方法

临床医生应合理应用各个认知领域的基本评估方法，并应当理解用于评估较高整合功能的标准化问题的误差检测意义，如注意、记忆和执行决策功能。临床医生应该考虑到认知领域的层面；比如给一个感觉抑制或注意受损的患者评估记忆和执行功能可能没什么意义。临床医生还必须考虑到情感、焦虑或精神病性症状的表现在检测过程中会影响认知功能完成情况（如第 5 章中所描述的）。如果患者存在明显的抑郁时，完成测验的积极性和主观能动性较低，会给测验结果带来偏倚。显著精神运动迟滞的抑郁症患者也会导致在许多高级认知领域的计时性测验中表现不佳（如言语流畅性测验），得分在损害范围之内，实际上言语流畅性并未受损。即使智商测验也因心境状态而结果存在差异，尤其是在操作智商（PIQ）测验中，几个条目需要快速反应，得分取决于正常反应速度［如韦氏成人智力量表第 3 版，区组设计分测验（Wechsler 1997）需要计时，并根

据受试者的反应时间计分]。

临床医生不应该仅仅因为患者存在情感症状而不做神经心理评估，甚至神经心理医生也有义务辨别患者测验的结果与抑郁情绪状态一致还是不一致，并基于鉴别诊断的经验性知识进行恰当的归因。因此，分享任何对神经心理医生有价值的信息，以确保对每一个具体的病例进行充分的评估，对于临床医生来说非常关键。

如果评估时处于急性发作期，或心境障碍症状可能引起至少一部分认知测验评分损害的情况下，我们往往推荐隔一段时间重复认知测查（一般是首次测查后至少 6 个月后），或心境症状缓解后再次评估。如果可行的话，这种系列评估的形式是理想的，因为它们将捕捉到同一个体不同时间情绪依赖的认知损害特征。但是重复叠加的评估会产生偏倚（即患者对测查的材料和环境的熟悉程度不断提高，而表现越来越好）。在精神病患者中，正规的神经心理评估一般至少隔 6 个月再进行，以保证数据判读充分。此外，如果已提前安排了重复的测查，采用其他可利用的任务形式（版本不同，但心理测量学效果相等），可将练习熟悉效应降至最低程度。

精神科医生和其他精神卫生工作者应该常规对大体认知功能进行全面评估［如给痴呆患者进行简易智力状况检查（MMSE）（Folstein 等 1975）］，测验的实施无须正规培训。一般来说 MMSE 提供了全面的认知评估，并能可靠地用于追踪不同时间段认知功能的显著变化（如痴呆患者在多个领域认知功能进行性下降），或对全面神经心理评估的需要进行筛选。然而重要的是，双相障碍患者一般进行 MMSE 或者痴呆量表 -2（Junica 等 2001）都检测不到大体认知损害的类型。为了识别并量化不同神经认知损害的性质，较全面的评估工具是必要的。这些测试用于筛查或对更全面地评估认知损害至关重要。大多数情况下，一旦患者转诊而来，神经心理医师将选择当下合适的工具和测量方法。这种评估方法在临床中很常用，因而成套测验能够适合于任何环境和患者。

最近精神分裂症的研究取得进展，即研发出一个统一的成套测验，为精神分裂症患者量身制定的对各领域的功能进行简短而综合性评估（通过 NeuroCog 试验，简易精神分裂症认知评估量表，在 http：//www.neurocogtrials.com/instrument.htm 上可获得）。同一个团队正在开发一个类似的成套测验，用于情感障碍患者（简易情感障碍认知评估）。

表 12-2 总结了一些常用的自评问卷，用来指导患者对认知功能的自我评价。这些测量方法的敏感性和特异性差别很大，如果不结合临床直接的评估很难解释获得的背景信息和辅助材料，包括深入阐明问题的访谈。因此，它们不应替代基于正规操作的认知功能评估。

正规的神经认知测验

正如本书第 1 章中所描述的，神经心理评估包括一整套测验和（或）来源于测量心理学、认知心理学和行为神经科学的程序。它们通过对其行为结果提供关于所谓的高级功能（如语言、记忆、智力）的信息。在某些方面，神经心理学评估是大型、正规化的认知状况测查。传统的认知状况测查是有益的，但是（简短并且覆盖的功能范围有限）有一定局限性（有约 50% 的假阴性率，关于患者具体应该做什么或不应做什么不能提供任何信息）。

神经心理学测查的目的是在最广泛的意义上评估大脑 - 行为的关系，包括在临床人群中发生的改变，例如在智力 / 信息加工、人格、情感（感觉、动机）和行为控制 / 自我调节方面。因此，神经心理学成套测验一般在充分的深度上分析各种功能和认知领域，具有一定的信度，正如第一章所描述的那样，受教育水平以及人格和情感功能的评价都包括在内。病理心理学会影响认知测查结果，因此并非所有的神经心理学家都在神经心理评估的背景下进行“心理”测试，而在推荐转诊的精神科人群更为普遍，包括“神经认知”和“心理”测查，神经心理测试包括正规的人格分析，使用标准化测查如明尼苏达多项人格测试，使用投射检测法如洛夏墨迹测验（Rorschach Inkblot Test）或者主题统觉测验（Thematic Apperception

Test）（Hilsenroth 等 2003），目的在于识别潜意识的思维 / 信念和意向。此外在常规治疗过程中，如果很难鉴别患者是否存在特异性情感 / 精神病性症状或者明显的认知损害，采用神经心理学和心理测验相结合的检查是很有益的，下列案例值得考虑。

表12-2　常用的认知功能评估自评问卷

工具	描述
36 项医疗结局研究量表 - 简短版（Medical Outcomes Study Short Form 36）（Leidy 等 1998）	一般健康状况评估，包括认知分量表（自评）。该量表广泛用于多发内科疾病患者，具有较好的信度和效度
A-B 神经心理学评估表（A-B Neuropsychological Assessment Schedule）（Brooks 等 2001）	评估患者对抗癫痫药物认知不良反应的看法，有明确的信度和标准效度，包括认知功能多个领域的 24 个条目，评分从 0（没问题）到 3（有严重问题）
认知减退问卷（Cognitive Failures Questionnaire）（Broadbent 等 1982）	确认近 6 个月常见认知错误的出现频率（如放错钥匙）。既往研究证明这对短暂的认知功能下降并不敏感，但用于探查一段时间内较为稳定的改变最佳。总分是效度最好的变量，而特定分量表效度并不明确
患者自我功能评估（Patient's Assessment of Own Functioning）（Chelune 等 1986）	自评量表，包括 5 个分量表，评估不同认知领域，总分与 5 个分量表得分高度相关
认知损害量表（Cognitive Difficulties Scale）（McNair 和 Kann 1983）	39 条 Likert 式问卷，针对记忆和总体认知主诉。以脑外伤患者中的使用为基础，因素分析研究源于 7 个经过效度验证的分量表：注意力不集中、日常生活能力、前瞻记忆、长时程记忆、定向力、语言和精细运动控制

案例 1

患者，女性，32 岁，双相障碍 I 型，情感症状缓解已经持续 2 个月，稳定期采用拉莫三嗪 + 利培酮的治疗方案。在精神科随访期间，她情绪稳定，情感反应协调，但其精神科医生发现她对问题的反应异常迟钝。鉴于她有精神障碍史，医生担心她由于内部刺激的过度关注可能出现思维障碍、思维中断或者注意力不集中。患者否认任何新发或复发的妄想或幻觉，否认抑郁情绪、快感缺乏和淡漠，否认疲劳、睡眠障碍以及白天困倦。患者意识到自己注意力不集中，不能执行多个任务，阅读和交谈时无法保持注意力集中。为了明确信息加工问题的性质和程度，及其潜在的非认知的精神病理学症状，医生要求做神经心理学和心理测查。

神经认知测查除了在诊断上的应用，也有神经心理评估的潜在价值，有助于评估患者适应状况及其功能的能力，人们对它越来越感兴趣，特别在精神科领域。因此，神经认知成套测验的结果有助于明确认知矫正或职业治疗的作用，以及了解心理治疗的范围和性质。总之，神经心理评估应该被视为神经系统检查、脑电图、核磁共振成像或计算机断层扫描的补充程序（如基于局部神经系统征象的表现可能提示哪一个部位出现问题）。然而，神经心理测试能够在缺乏明确的神经系统体征或神经影像学结果的情况下发现认知损害，这是完全有可能的，并且这些指征同样具有重要的治疗和管理意义。

神经心理测查的结果需要总结患者在特定认知领域测查的表现（如本书第1章所描述的）。它们一般不包括单个测查的原始分数，因为原始分数本身的参考价值有限；神经心理学家在解释结果时，需要结合患者的其他来源的资料（病史、访谈、目前情况、测试过程中的行为），结果的效度往往取决于多方面的信息整合。一个成熟的神经心理学报告应对结果进行详细解释，包括从精神病学、神经病学、家族史以及人格问卷或投射测验的结果等各个方面。

如果临床医生介绍患者去做神经心理评估，没有必要做特殊的测查，因为测查者的一部分作用是基于临床信息做出的决策。然而更重要的是，转诊医生所描述的感兴趣的临床问题都会尽可能的详细并明确。下面几个神经认知测查的案例可能有益。

• 患者，男，32岁，双相障碍Ⅰ型和轻度抑郁，因为难以执行复杂的指令操作一直不能维持工作，医生怀疑他存在执行功能损害。

- 患者，女，41 岁，大学毕业，双相障碍Ⅱ型，有意识丧失的脑外伤史，目前情绪稳定，没有精神病性症状，她长期工作能力较差，并在首次访谈过程中出现持续言语，医生考虑她存在前额叶皮质损害。
- 患者，男，28 岁，双相障碍Ⅱ型，否认当前有情感症状，但主诉长期注意力下降，注意力不能集中，描述自己为“患 ADD（注意缺陷障碍）的海报男孩（注：一部电影的名称）”。没有明确的儿童期注意和行为问题史，以及物质滥用史，但是患者担心自己是未确诊和未经治疗的 ADD 而工作效率低下。
- 患者，男，59 岁，双相障碍Ⅰ型，合并广泛性焦虑障碍，他主诉日常生活中记忆力下降越来越明显，在近几个月里，妻子证实他“越来越心不在焉”。怀疑可能有轻度认知损害和早发痴呆。

推荐做神经心理学测查的时机

很多案例表明神经心理学测查特别有益，总结如下：

- 如果患者的神经科检查发现异常体征，希望了解更多与之相关的认知、人格及行为表现的疾病。
- 如果希望更好地了解已知损伤（脑外伤、外科手术、卒中）在神经行为方面的后遗症。
- 如果怀疑由于慢性疾病导致的大脑功能下降（如糖尿病、高血压、HIV 感染、癫痫和酒精中毒）。
- 如果怀疑神经退行性疾病、痴呆或慢性意识模糊状态以及要求综合性评估有助于鉴别诊断和监测。
- 如果想关注特殊治疗的效果以及想要的数据有助于监测（例如抗胆碱能药物对记忆的效果）。
- 如果希望除外病前的认知损害如学习障碍，注意缺陷 / 多动障碍或精神发育迟滞。
- 如果患者在适应能力、人格上有显著改变，或突然发生记忆力障碍。

正式的神经认知测查需要确立一个基线标准，以便与将来退化性表现进行监测比较。评估的目的是明确一个基线或随访监测（监测发作时和发作间歇期的价值），如果是首发躁狂、抑郁或精神病性症状的精神障碍患者应该考虑神经心理学检测。

药理学方面的考虑

药物影响认知的解释需要在评估其他躯体和精神科疾病后加以考虑。正如本书第 7 章所讨论的，用于治疗双相障碍的精神科药物引起认知问题的潜在风险不同。临床医生应该特别注意认知主诉的出现与当前治疗方案的改变之间的病程关系，包括最近是否增加剂量，是否加了其他药物（如抗胆碱能药物或者苯二氮䓬类药物），药代动力学和药效学因素会延迟药物的新陈代谢或引起神经毒性（如服用碳酸锂的患者使用利尿剂或非甾体类抗炎药物）。从理论上说，在服用苯二氮䓬类药或类似镇静催眠药、抗胆碱能药物或其他可能对注意、反应时间或整体完成任务有不良影响的药物，认知测试应至少 8 小时后进行。

如第 7 章所提到的，大多数精神药物的潜在副作用往往与初始剂量快速加量有关，并可通过逐渐滴定至最终稳态剂量将副作用最小化。我们预测使用某种具体药物导致认知维度损害，也有助于处方医生评估医源性影响的可能性，并站在理论的角度建议患者换药或改变药物剂量，而不是反对改变治疗策略。

正如第 8 章中所描述的，支持使用联合治疗来抵消由精神药物带来的认知或镇静效应的资料有限。FDA 并未批准任何药物用于这一目的，但未经临床试验认可的使用对个别案例有价值，特别是经过了临床试验的文献支持。例如，像精神兴奋剂苯丙胺盐或新药如莫达非尼是在双相障碍或精神分裂症患者研究较好；在当前没有躁狂或精神病发作的情况下使用显示是安全的；但必须仔细评估潜在的滥用风险。总之，怀疑药物引发的注意、记忆或相关的认知过程问题，如果不随时间或剂量调整而缓解，则需要重新评估治疗的风险和获益；还需要努力遏制具有镇静效应的处方药，把混杂因素的原因和影响降到最小，直到假定的药物副作用得到解决。

未来研究方向

认知神经科学的进展开始进入既往未知的领域，该领域最终能够解释注意、学习、记忆、运动和思维、情感的过程。尽力总结双相障碍的内表型，需要依靠患者及其未患病的家族成员的认知和行为测查结果。早期分子遗传学研究表明，神经认知损害对探查双相障碍的风险基因及阐明其潜在生物学机制是一个有用的内表型工具，这些基因会影响疾病的易感性。在认知任务执行过程中的脑成像只是一种评估模式；动态的信息更多地来自于重复认知任务期间的神经影像；或对视觉和听觉刺激适应期间，或在涉及情绪加工（Hozel 等 2007）和正念冥想（Ivanovski 和 Malhi 2007）的学习范式期间动用边缘系统和海马的神经影像学。心理治疗或药物治疗前后的皮质边缘系统环路的脑结构改变，进一步支持不同的认知通路结构性重塑的潜力（Kennedy 等 2007；Linden2006；Roffman 等 2005）。

认知矫正策略最初源于脑外伤患者，改编后适用于精神分裂症患者的操作，也有希望应用在双相障碍患者，但他们的认知损害在广泛性以及严重程度方面与精神分裂症不同（Burdick 等 2006）。我们需要发展临床研究，将这类技术用于双相障碍患者可见的各种认知功能损害。这些技术可能涉及康复策略包含背景的处理（Brambilla 等 2007）、操作监控和信号调整（MacDonald 等 2000）或其他治疗皮质边缘系统功能失调的策略。

精神药理学试验直到最近才开始测查除了原发性精神病理学症状（如情感症状）之外的影响因素，例如工作和社会功能障碍，包括认知。至今很少这样的研究主要依靠自评方法评估认知，它可能确实捕捉到我们感兴趣的领域，或编码和操作信息的重要领域。如果把评估注意、语言记忆和执行功能的正规神经认知测查结合起来

(这些认知领域是双相障碍认知损害的核心领域)，将来的治疗干预试验可能对双相障碍患者日常功能的药物治疗靶点，提供较为综合并有意义的评估。

参考文献

Brambilla P, MacDonald AW III, Sassi RB, et al: Context processing performance in bipolar disorder patients. Bipolar Disord 9:230–237, 2007

Broadbent DE, Cooper PF, FitzGerald P, et al: The Cognitive Failures Questionnaire (CFQ) and its correlates. Br J Clin Psychol 21:1–16, 1982

Brooks J, Baker GA, Aldenkamp AP: The A-B Neuropsychological Assessment Schedule (ABNAS): the further refinement of a patient-based scale of patient-perceived cognitive functioning. Epilepsy Res 43:227–237, 2001

Burdick KE, Endick CJ, Goldberg JF: Assessing cognitive deficits in bipolar disorder: are self-reports valid? Psychiatry Res 136:43–50, 2005

Burdick KE, Goldberg JF, Harrow M, et al: Neurocognition as a stable endophenotype in bipolar disorder and schizophrenia. J Nerv Ment Dis 194:255–260, 2006

Chelune GJ, Heaton RK, Lechman RAW: Neuropsychological and personality correlates of patients' complaints of disability, in Advances in Clinical Neuropsychology, Vol 3. Edited by Goldstein G, Tarter RE. New York, Plenum Press, 1986, pp 95–126

Folstein MF, Folstein SE, McHugh PR: "Mini-Mental State." A practical method for grading the cognitive state of patients for the clinician. J Psychiatr Res 12:189–198, 1975

Hilsenroth MJ, Segal DI, Hersen M (eds): Comprehensive Handbook of Psychological Assessment, Vol 2: Personality Assessment. New York, Wiley, 2003

Hölzel BK, Ott U, Hempel H, et al: Differential engagement of anterior cingulate and adjacent medial frontal cortex in adept meditators and non-meditators. Neurosci Lett 421:16–21, 2007

Ivanovski B, Malhi GS: The psychological and neurophysiological concomitants of mindfulness forms of meditation. Acta Neuropsychiatrica 19:76–91, 2007

Jurica PJ, Leitten CL, Mattis S: Dementia Rating Scale-2: Professional Manual. Lutz, FL, Psychological Assessment Resources, 2001

Kennedy SH, Konarski JZ, Segal ZV, et al: Differences in brain glucose metabolism between responders to CBT and venlafaxine in a 16-week randomized controlled trial. Am J Psychiatry 164:778–788, 2007

Leidy NK, Palmer C, Murray M, et al: Health-related quality of life assessment in euthymic and depressed patients with bipolar disorder: psychometric perfor-

mance of four self-report measures. J Affect Disord 48:207–214, 1998
Linden DE: How psychotherapy changes the brain—the contribution of functional neuroimaging. Mol Psychiatry 11:528–538, 2006
MacDonald AW III, Cohen JD, Stenger VA, et al: Dissociating the role of the dorsolateral prefrontal and anterior cingulate cortex in cognitive control. Science 288:1835–1838, 2000
Martinez-Aran A, Vieta E, Colom F, et al: Do cognitive complaints in euthymic bipolar patients reflect objective cognitive impairment? Psychother Psychosom 74:295–302, 2005
McNair D, Kahn R: The Cognitive Difficulties Scale, in Assessment in Geriatric Psychopharmacology. Edited by Crook T, Ferris S, Bartus R. New Canaan, CT, Mark Powley and Associates, 1983, pp 137–143
Perlis RH, Miyahara S, Marangell LB, et al: Long-term implications of early onset in bipolar disorder: data from the first 1000 participants in the Systematic Treatment Enhancement Program for Bipolar Disorder (STEP-BD). Biol Psychiatry 55:875–881, 2004
Reifler BV: A case of mistaken identity: pseudodementia is really predementia. Am J Geriatr Soc 48:593–594, 2000
Robertson HA, Kutcher SP, Lagace DC: No evidence of attentional deficits in stabilized bipolar youth relative to unipolar and control comparators. Bipolar Disord 5:330–339, 2003
Roffman JL, Marci CD, Glick DM, et al: Neuroimaging and the functional neuroanatomy of psychotherapy. Psychol Med 35:1385–1398, 2005
Salzman C, Shader RI: Depression in the elderly, I: relationship between depression, psychologic defense mechanisms, and physical illness. J Am Geriatr Soc 26:253–260, 1978
Waddington JL, Brown K, O'Neill J, et al: Cognitive impairment, clinical course and treatment history in out-patients with bipolar affective disorder: relationship to tardive dyskinesia. Psychol Med 19:897–902, 1989
Wechsler D: Wechsler Adult Intelligence Scale, 3rd Edition. San Antonio, TX, Harcourt Assessment, 1997